Christoph Wortberg
Kein Vergessen

Hauptkommissarin Katja Sand ermittelt im Fall der ermordeten Rentnerin Selma Kiefer, deren Körper grausam verstümmelt wurde. Hat ihr gewalttätiger Exmann sie getötet, um einer drohenden Verurteilung wegen Körperverletzung zu entgehen? Katja bittet Dr. Alexander Hanning um Hilfe. Der Psychoanalytiker schließt auf einen Täter mit einem gestörten Verhältnis zu seinem Körper und seiner Sexualität. Seine Analyse führt Katja zu dem kürzlich entlassenen Serienmörder Franz Bichler. Hat er seine Serie wieder aufgenommen? Dann wird der ehemalige Chirurg Professor Thomas Goldt tot aufgefunden, auf die gleiche Art geschändet wie Selma Kiefer. Aber als Mann passt er nicht in Bichlers Mordmuster. Auf der Suche nach einer Verbindung der Opfer stößt Katja auf einen Abgrund aus ärztlicher Selbstherrlichkeit. Und plötzlich ergeben die Verstümmelungen der beiden Toten einen ganz neuen, grausamen Sinn.

*Christoph Wortberg* studierte Philosophie, Germanistik und Geschichte. Er ist ausgebildeter Schauspieler. Verschiedene Rollen am Theater und im Fernsehen, u. a. als Frank Dressler in der ›Lindenstraße‹, daneben Hörbuchsprecher. Seit vielen Jahren Drehbuchautor, u. a. für für den Kölner ›Tatort‹, sowie Autor von Jugendromanen. Christoph Wortberg lebt in Köln.

Christoph Wortberg

# KEIN VERGESSEN

Katja Sands zweiter Fall

Kriminalroman

dtv

Von Christoph Wortberg
sind bei dtv außerdem erschienen:
Kein Entkommen
Kein Erbarmen

Dieser Band ist unter dem Titel
›Trauma – Kein Vergessen‹ 2021 bei dtv erschienen.

MIX
Papier aus verantwortungsvollen Quellen
FSC® C019821

Ungekürzte Ausgabe 2023

Umschlaggestaltung: zero-media.net, München
Umschlagmotiv: JACLYN SOLLARS/Arcangel Images
Satz: Fotosatz Amann, Memmingen
Gesetzt aus der Minion
Druck und Bindung: Druckerei C.H.Beck, Nördlingen
Printed in Germany · ISBN 978-3-423-21850-4

*The woods are lovely, dark and deep,*
*But I have promises to keep,*
*And miles to go before I sleep,*
*And miles to go before I sleep.*

Robert Frost: *Stopping by Woods*
*on a Snowy Evening*

Erster Teil

# ER

All die Jahre, in denen alles wie hinter einem Schleier lag. Als wären deine Augen seit dem ersten Tag deines Lebens mit Trübheit überzogen. Mit deinen winzigen Händen hast du versucht, sie aus deinen Augen herauszureiben, und sie nur tiefer hineingerieben. Also hast du damit aufgehört. Hast still und reglos in deiner Wiege gelegen und deine übrigen Sinne geschärft. Dein Hören, dein Riechen, dein Schmecken. Alles wurde überdeutlich, jeden Tag ein wenig mehr. Die Stimmen deiner Eltern, wenn sie dir Kindergeschichten vorlasen, der Geruch ihrer Körper, wenn sie dich in ihren Armen wiegten, der Geschmack ihrer Küsse, wenn sie dich in dein Gitterbett legten und dir eine gute Nacht wünschten. Ihre Stimmen klangen trügerisch, ihr Geruch war vergiftet, ihre Küsse schmeckten nach Verrat.

Du hättest so gerne erfahren, wo das alles herkam und was es bedeutete, aber du hast keine Erklärung bekommen. Nicht damals, nicht später. Deine Eltern haben dich alleingelassen mit deinen nicht gestellten Fragen. Die Welt hat dich alleingelassen.

Dann hast du die Narbe entdeckt. Oberhalb deiner Scham. Eine winzige gerötete Linie, verhärtete Haut, die Finger deiner Kinderhand strichen darüber hinweg, ein Gebirge aus verwachsenem Gewebe, wenige Zentimeter lang, jede Berührung wie ein kleiner elektrischer Schlag.

Was ist das, hast du deine Mutter gefragt, was hab ich da? Nichts, hat sie gesagt, gar nichts. Bloß ein Messer, mit dem du dich geritzt hast. Ein dummer Unfall. Du hast ihr geglaubt. Und es vergessen.

Du bist größer geworden. Dein Körper ist gewachsen, du kamst in die Schule. Und immer hast du versucht, deiner Verlassenheit zu entkommen, deine Einsamkeit zu vergessen, dein Anderssein zu unterdrücken. Die wenigen Freunde, die du gewinnen konntest, galten dir als Beweis, dass du nicht allein warst. Du dachtest: Alles ist gut. Was hättest du auch sonst denken sollen?

Hier und da gab es noch immer diese Momente der Fremdheit, diese überwältigenden Augenblicke des Verlorenseins. Aber das waren nur kurze, schmerzhafte Stiche in deiner Brust, dann war es wieder vorbei.

Du hast dir eingeredet, ein Kind unter anderen Kindern zu sein, fröhlich und ausgelassen wie sie. Du hast dich ihnen angepasst, bist unsichtbar geworden zwischen ihnen, hast dich unter ihnen aufgelöst.

Aber dann begann dich dieser Albtraum aus dem Schlaf zu reißen, einmal, zweimal, immer wieder und immer derselbe.

Du liegst auf einem Bett mit Rollen, dein Körper ist festgeschnallt, deine Hände ertasten kaltes Metall. Du weißt nicht, wie alt du bist, drei Monate oder sechs Jahre, du bist Neugeborenes und kleines Kind zugleich.

Sie schieben dich durch einen Flur. Ihre Gesichter sind hinter Masken verborgen, ihre Körper stecken in grünen Kitteln. Sie starren dich an. Du weichst ihren Blicken aus, versuchst dich mit den Augen an den Leuchtstoffröhren über dir festzuhalten. Das Licht blendet dich, dir wird schwindlig. Ihre Schritte auf dem Linoleumboden verursachen ein quietschendes Geräusch, genau wie die Rollen unter deinem Bett.

Du wirst in einen Aufzug geschoben. Die Wände sind mit matt schimmernden Metallplatten verkleidet. Du kannst das Schließen der Türen hören, ein leichter Ruck, dann geht es abwärts, ein Stockwerk, vielleicht zwei, hinunter in die Hölle.

Ein Raum, der mehr ein Saal ist, gleißend hell, das Licht

brennt dir weiße Flecken in die Augen. Du liegst jetzt auf einem stählernen Tisch. Ihre Hände auf deinem Körper, eine Nadel, die dir in den Arm sticht, eine transparente Kunststoffmaske, die dir auf Mund und Nase gepresst wird. Dein hilfloser Versuch, das Atmen einzustellen, um nicht einzuatmen, was da durch einen Schlauch in die Maske strömt. Aber dein Atemreflex ist stärker als dein Wille. Also atmest du doch ein, wieder und immer wieder, bis das grelle Licht und die gekachelten Wände eins werden, bis sich die Gesichter über dir auflösen, ineinander verschwimmen, bis alles verschwimmt und du das Bewusstsein verlierst.

Das denkst du jedenfalls. Aber dann begreifst du, dass du gar nicht bewusstlos bist. Du hast einfach nur deinen Körper verlassen. Du schwebst jetzt über ihnen, schaust verwundert auf sie herab, wie sie über dich gebeugt dastehen mit ihren Masken und den grünen Kitteln, sie streichen eine rostrote Flüssigkeit auf deinen entblößten Bauch. Du siehst das alles, aber du fühlst nichts.

Die Klinge eines Skalpells blitzt auf, schneidet dich in zwei Teile. Stählerne Spreizer ziehen dein klaffendes Inneres auseinander, Klammern auf blutenden Gefäßen.

Du betrachtest das Massaker unter dir, als hätte es nichts mit dir zu tun. Du bist ganz nah und unendlich weit entfernt, kein Du mehr und also kein Ich, nur stummes Staunen.

Das Skalpell tanzt über das rote Schlachtfeld, bis es sein Ziel erreicht hat. Zwei, drei präzise Schnitte, dann ist es vorbei. Eine Zange fährt in dich hinein, sucht Halt in deinem blutigen Leib, findet, was sie gesucht hat, und zieht es langsam heraus. Du starrst auf das, was die Zange aus dir herausgezogen hat, und weißt: Das da, dieses blutende kleine Etwas aus Fleisch, Knorpel, Gewebe, das bin ich. Alles, was ich je war und je hätte werden können.

Auch wenn du nicht verstehen kannst, was da gerade mit dir

passiert, ist dir in diesem Moment eines ganz klar: dass du ab jetzt eine offene Wunde sein wirst, für immer zerschnitten, auf ewig verstümmelt.

Im selben Moment verwandelt sich deine Fühllosigkeit in Schmerz und Trauer, die du nicht abstreifen kannst. Tief, brennend und alles verzehrend. Du reißt deinen Mund auf. Du schreist, wie du noch nie geschrien hast. Aber dein Schrei bleibt stumm, verhallt ungehört in dieser Hölle aus Blut und Licht und glänzendem Metall.

Jedes Mal an dieser Stelle des Traumes bist du aufgewacht, schweißnass und verwirrt. Der Schmerz, die Zange, dein Schrei. Du wusstest nicht, was das Skalpell aus dir herausgeschnitten hat, was die Zange ins gleißende Licht befördert hat, du wusstest nur: Es gibt mich nicht mehr.

# I

Vor ein paar Tagen hat es geschneit. München liegt unter einer weißen Hülle. Die Gehsteige freigekehrt, mit Split bestreut. Die großen Straßen in der Innenstadt geräumt, der Schnee an den Rändern zu Haufen zusammengeschoben. Weiter draußen, in den Villengegenden der Wohlhabenden, in Bogenhausen, Grünwald oder Harlaching, bedeckt der Schnee noch immer den Asphalt, knirscht unter den Reifen der Autos oder den Sohlen der Anwohner, die ihre Hunde ausführen. Der Winter ist da.

Der Altbau, in dem Katja Sand mit ihrer Tochter Jenny lebt, liegt in der Sternstraße im Lehel, zwischen Prinzregentenstraße und Julianstraße. Weite Räume, hohe Decken, weiß lackierte Kassettentüren. Ein honigfarbener Parkettboden, der knarzt, wenn man darübergeht. Ein Geräusch, das sich nach zu Hause anhört.

Das Lehel ist eine teure Gegend. Wer hier lebt, hat es geschafft. Seit dem Tod ihres Vaters gehört das Haus Katjas Mutter. Mit ihrem Gehalt als Hauptkommissarin bei der Münchner Mordkommission könnte Katja sich eine solche Wohnung sonst niemals leisten.

Sie liegen zusammen auf dem Sofa im Wohnzimmer, unter einer Wolldecke, warm und behaglich. Katja und Jenny, eine Mutter und ihre fünfzehnjährige Tochter. Der Fernseher läuft, sie schauen gemeinsam eine Serie. Sonntagabend, der Ausklang eines gemeinsam verbrachten Wochenendes.

Katja schließt die Augen, lässt sich davontreiben, die Stimmen der Schauspieler im Fernseher sind jetzt ganz weit weg. Jennys Kopf in ihrer Armbeuge, der Duft ihrer Haare, jung und frisch, sie würde am liebsten ewig so liegen bleiben.

Ein Summen vom Couchtisch holt sie zurück in die Wirklichkeit. Jennys Hand schnellt unter der Decke hervor, aber ihr Arm ist zu kurz. Sie muss sich aufrichten, um das Handy zu erreichen. Ihr Ellenbogen presst sich schmerzhaft in die Rippen ihrer Mutter, Katja schreit leise auf.

»Entschuldige, Mama.«

»Nichts passiert«, sagt Katja. »Alles gut.«

Sie erhascht einen Blick auf das Display. Eine WhatsApp-Nachricht. Der Name des Absenders versetzt ihr einen Stich: Nichts ist gut!

Jenny legt das Smartphone zurück auf den Couchtisch, schaut hinüber zum Fernseher. Sie wirkt aufgewühlt, will sich aber nichts anmerken lassen. Eine belanglose Unterbrechung, nichts weiter. Keine Erklärung, kein Kommentar. Als wäre alles wie vorher, die Decke warm und behaglich über sie gebreitet. Aber die Innigkeit zwischen ihnen ist verschwunden. Wie weggeblasen, von einer Sekunde zur anderen.

»Alles okay?«, fragt Katja.

»Alles super«, sagt Jenny.

Eine Lüge. Katja kann es spüren.

»Was ist los mit dir?«

»Nichts.«

»Jetzt komm schon.«

»Können wir bitte weiterschauen?«

»Wer war denn das?«

»Niemand!«

Katja weiß, dass es besser ist, nicht weiter darauf herumzureiten. Die letzten Monate waren nicht leicht. Was passiert ist, hat ihnen beiden wehgetan. Aufgebrochene Wunden, Vertrauen, das sich in Fremdheit verwandelte. Es hat lange gedauert, zu ihrer alten Verbundenheit zurückzufinden, noch immer ist sie zerbrechlich.

Jetzt kann von Verbundenheit keine Rede mehr sein. Sie liegen da, unter der Wolldecke, starren schweigend auf die bewegten Bilder vor sich.

Die Schauspieler gehen Katja auf die Nerven. Puppenhafte Bewegungen, aufgesagte Dialoge, die Kulissen wie aus Pappe. Eine künstliche Handlung in einer künstlichen Welt.

Als endlich der Abspann läuft, drückt sie auf den roten Knopf der Fernbedienung. Schweigen macht sich zwischen ihnen breit, lähmende Sprachlosigkeit.

Das Warten auf das Zerplatzen des Knotens, denkt Katja, genau wie in einem Verhör. So wie sie es gelernt hat. Erst auf der Polizeischule, später im Job. Die Situation kontrollieren, ohne dass der Verdächtige es merkt. Geduldig sein, den längeren Atem haben. Abwarten, bis das Gegenüber die Stille nicht mehr erträgt.

Sie muss nicht lange warten.

Jenny löst sich aus ihrer Umarmung und setzt sich auf. »Das war Papa«, sagt sie leise.

Papa! Ein Wort, an das Katja sich nicht gewöhnen kann. Jedes Kind hat ein Recht auf seinen Vater. Für Jenny gab es keinen. Fünfzehn Jahre lang musste sie auf ihn warten. Immer wieder ist Katja ihren drängenden Fragen ausgewichen. Bis die Fragen seltener wurden und schließlich ganz aufhörten.

Sie hat sich den Grund für ihr Ausweichen schöngeredet. Sie wollte Jenny vor der Wahrheit beschützen und hat doch nur sich selbst beschützt. Ein Verschweigen, das eine Lüge war. Das Märchen vom unbekannten Vater. Bis schließlich alles aufgeflogen ist.

Katjas Mutter war mit Jenny für ein paar Tage an den Gardasee gefahren. Das *Delfino* in Sirmione. Dasselbe Hotel, in dem Katja und sie früher ihre Urlaube verbracht hatten. Maria und

Luigi, Spaghetti Vongole oder selbst gemachte Gnocchi. Rund geschliffene Kiesel am Strand, das Zirpen der Grillen im Gras. Der junge Francesco aus Parma, seine Hand auf ihrer Brust, ihr erster Kuss.

Jahre danach war Katja mit Peter da gewesen. Ihre große Liebe, der Traum einer gemeinsamen Zukunft. Aber alles war anders gekommen als geplant, der Traum war zerplatzt. Keine Hochzeit, keine gemeinsame Familie, kein gemeinsames Haus. Schwanger mit Jenny, hatte Katja sich von ihm getrennt. Überraschend und ohne jede Erklärung.

Und dann, fünfzehn Jahre später, auf der Terrasse des *Delfino*, hat Luigi sich bei Jenny nach Peter erkundigt. Völlig arglos, im Glauben, dass Katja ihn damals geheiratet hat. Plötzlich war da dieser Name. Und mit dem Namen tauchte der so schmerzlich vermisste Vater wie aus dem Nichts auf. Jenny löcherte ihre Großmutter so lange, bis sie das Geheimnis preisgab: Peter Schäfer, ein ehemaliger Kollege von Mama, Mordermittler wie sie, der damals München verlassen hatte und jetzt in Augsburg lebte.

Jenny war heimlich aus dem *Delfino* verschwunden und mit dem Zug nach Augsburg gefahren, um ihren Vater kennenzulernen. Katja hatte versucht, das Treffen zu verhindern. Und sich am Ende neben Jenny auf der Terrasse von Peters Haus wiedergefunden, während seine Frau Alina Pflaumenkuchen servierte und ihre beiden kleinen Kinder im Pool plantschten.

Peter hatte Jenny zu einem gemeinsamen Urlaub nach Südfrankreich eingeladen. Das Ferienhaus seiner Schwiegereltern in der Nähe von Nizza. Jenny war begeistert gewesen, aber die Sache war schiefgelaufen. Weinend hatte sie ihre Mutter in München angerufen. Katja war zu ihr geflogen, mit einem Mietwagen waren sie nach Spanien weitergefahren.

Eine Mutter und ihre Tochter, zwei Wochen in den Pyrenäen,

sie waren sich so nahegekommen wie selten zuvor. Der Versuch, die Vergangenheit von ihren Schatten zu befreien. Das Glück in Jennys Augen, die endlich einen Vater hatte, die Stiche in Katjas Brust.

»Was wollte er denn?«, fragt sie mit derselben gespielten Beiläufigkeit, mit der sie in Verhören Tatverdächtige aus der Reserve lockt. Sie hasst sich dafür. Das hier ist ihre Tochter.

»Er will wissen, ob ich schon mit dir geredet habe«, sagt Jenny.

»Worüber?«

Jenny weicht ihrem Blick aus, schaut auf ihre Hände. Dasselbe Muster wie in Katjas Verhören. Der Wunsch, sich zu erleichtern, die Angst vor den Konsequenzen.

»Worüber?«, wiederholt Katja ihre Frage.

»Weihnachten«, sagt Jenny.

Katja ist verblüfft. »Er will wissen, ob du schon mit mir über Weihnachten geredet hast?«

»Ja.«

»Wie kommt er denn darauf?«

Jenny zögert mit der Antwort. »Er hat mich vor ein paar Tagen angerufen.«

»Und?«

»Wir haben gequatscht. Über Alina und die Kinder. Wie's ihnen geht und so. Belangloses Zeug. Was man eben so redet am Telefon.«

»Ein Vater und seine Tochter«, entfährt es Katja. Unkontrolliert, ohne vorher zu überlegen. Sie merkt, dass sie bitter klingt. Der Neid auf eine Vertrautheit, von der sie ausgeschlossen ist.

»Bist du eifersüchtig, Mama?«

Ja, bin ich, denkt Katja. Jenny braucht einen Vater, aber Katja gönnt ihn ihr nicht. Nicht diesen Vater, den sie mehr geliebt hat als jeden anderen Mann. Was sie nie zugeben würde.

Also fragt sie: »Worauf sollte ich eifersüchtig sein?«

»Dass ich mit ihm telefoniere. Dass wir quatschen, miteinander reden. Dass er mir was bedeutet.«

»Ich dachte, wir hätten das längst geklärt.«

»Dachte ich auch.«

Nichts ist geklärt, denkt Katja. Alles läuft in die falsche Richtung. Ich kenne die richtige und biege trotzdem immer wieder falsch ab. Von einer Sackgasse in die nächste.

Sie weiß, dass es besser wäre, nicht weiterzubohren, aber das kann sie nicht.

»Und das war alles?«, fragt sie.

Jenny zögert mit der Antwort.

»Also nicht alles«, sagt Katja.

»Nein«, sagt Jenny. »Es ging um Heiligabend. Er würde sich freuen, wenn wir ihn und Alina und die Kinder besuchen würden, du und ich.«

»Er will Weihnachten mit uns feiern?«

»Es war nur ein Vorschlag, nicht mehr. Einfach so eine Idee.«

Einfach so eine Idee, denkt Katja. Der Gedanke ist ihr so vollkommen fremd, dass sie nicht weiß, was sie dazu sagen soll. Das Schlimme daran: Wahrscheinlich hat Peter sich nichts dabei gedacht. Oder, schlimmer noch: Er hat nur an sich gedacht. Telefoniert mit Jenny und stellt sich vor, wie er den Weihnachtsmann spielt, für seine zwei kleinen Kinder und die neue große Tochter.

Seine Frau weiß bestimmt noch gar nichts davon. Vielleicht plant er, sie damit zu überraschen, ohne jede Rücksicht auf ihre Gefühle oder die von Katja. Kann sein, dass er einen auf moralisch macht: Sie gehört zu mir, Schatz, wie die beiden Kleinen, sie ist meine Tochter. Oder er appelliert an ihre Großzügigkeit: Weihnachten ist nur einmal im Jahr, Liebes!

Peter Schäfer, der schon immer alle begeistert hat, die er begeistern wollte. Der Menschen fangen kann wie kein zweiter. Und sie dann für seine Zwecke benutzt.

Katja unterdrückt den Groll, der in ihr aufsteigt. Wer seinem Kind jahrelang den eigenen Vater verschweigt, hat kein Recht darauf, sich einzumischen.

»Und was sagst du dazu?«, fragt sie.

»Weiß nicht«, sagt Jenny. Und nach einer kurzen Pause: »Außerdem sind wir ja beide eingeladen.«

Sie will nicht zwischen Peter und mir stehen, denkt Katja, ich soll ihr die Entscheidung abnehmen.

Heiligabend war immer ein Tag nur für sie beide. Selbst Katjas Mutter muss sich schon seit Jahren mit einem Weihnachtsessen am ersten Feiertag abfinden. Heute ist der dritte Advent. Wenn sie Peters Vorschlag zustimmt, wird Jenny die Tage zählen, wenn sie ablehnt, wird das ganze Fest versaut sein. »Ich finde, das kommt alles ganz schön plötzlich«, sagt sie. »Und ziemlich spät.«

»Du willst also nicht«, erwidert Jenny.

»Das habe ich nicht gesagt.«

»Das musst du nicht sagen, das merke ich auch so.«

Katja fühlt sich in der Falle. Ein dunkler See voller Strudel und Untiefen, und sie schwimmt mit Ausflüchten und Halbwahrheiten auf der Oberfläche herum. Versteckt sich hinter ihrer Direktheit, spielt Offenheit vor und hütet doch nur ihr Geheimnis. Die Grenze, die keiner überschreiten darf, nicht mal sie selbst.

»Ich hab nicht Nein gesagt.«

»Aber gemeint.«

Jenny hat sich zu ihr umgedreht, funkelt sie wütend an, ihr Gesicht keinen Meter von Katjas entfernt. Ihre grünen Augen, das lange braune Haar. Ihre klaren Züge, die nichts verstecken können. Im Gegensatz zu Katja, die gelernt hat, zu verbergen, was sie fühlt. Die ihren Job nicht machen könnte, wenn es anders wäre.

Auf dem Esstisch die Schale mit den Vanillekipferln, die sie am

Nachmittag gemeinsam gebacken haben. Daneben der Adventskranz mit den drei brennenden Kerzen, die vierte noch unberührt. Alles war gut. Die Harmonie eines späten Sonntagabends im Dezember. Sie hat sich gefühlt wie damals, als Jenny noch klein war und es nur sie beide auf der Welt gab, eine Mutter und ihre Tochter, eine glückliche kleine Familie. Jetzt ist Peter dazugekommen.

Auch wenn er eine eigene Familie hat, kommt es ihr vor, als würde er ständig dabei sein, auch jetzt. Als würde er zwischen ihr und Jenny sitzen, auf dem skandinavischen Sofa, das sie im Internet ersteigert und neu bezogen hat, unter seinen Füßen der Kelim, den sie von einer Urlaubsreise mitgebracht hat, um die Hälfte heruntergehandelt in einem Basar im tunesischen Sousse. Jenny trug an dem Tag ihr Lieblingskleid aus gestreifter Baumwolle, weiß und blau, ein dreijähriges Kind, das immer alles anfassen wollte, die Haare von der Sonne ausgebleicht.

»Wir müssen uns deswegen nicht streiten«, sagt Katja und fühlt sich plötzlich müde und ausgelaugt. Sie will doch nur, dass Jenny glücklich ist, nicht mehr und nicht weniger. Sie hat geglaubt, die Sache mit Peter würde sich schon irgendwie regeln. Aber sie hat sich nicht geregelt. Er steht zwischen ihnen, die ganze Zeit, und sie kann ihrer Tochter nicht erklären, warum er zwischen ihnen steht, weil das alles zerstören würde.

»Du weichst mir aus«, sagt Jenny, »immer weichst du mir aus.«

»Das stimmt nicht.«

»Doch, Mama. Seit ich denken kann.«

»Ich möchte nur ein bisschen Zeit, um drüber nachzudenken. Heiligabend ist doch nicht irgendein Tag.«

»Und schon wieder eine Ausrede«, sagt Jenny traurig. Von Wut keine Spur mehr.

»Es ist eine Menge passiert im letzten halben Jahr.«

»Oma hat kein Problem damit. Und Papa auch nicht.«

»Dann bin ich wohl die Einzige.«

Wieder so ein falscher Satz, auch wenn er stimmt. Ein Satz, der sich nach Selbstmitleid anhört, obwohl er nicht so gemeint ist. Katja bereut ihn sofort.

»Jetzt hör mal zu«, sagt Jenny, und die Wut kehrt in ihr Gesicht zurück. »Du hast mir fünfzehn Jahre lang verschwiegen, wer mein Vater ist. Du hast ihn einfach verlassen, ohne jeden Grund. Aus deinem Leben geworfen, von einem Tag zum anderen. Und ich war in deinem Bauch und konnte nichts dagegen machen. Und dann war ich auf der Welt, und er durfte keinen Kontakt mit mir haben und ich nicht mit ihm. Was nicht schwer war, weil ich ja gar nichts von ihm wusste. Weil du es so wolltest. Und Oma hast du gezwungen, dieses verdammte Spiel mitzuspielen.«

»Ich weiß, dass ich Fehler gemacht hab.«

»Fehler? Das waren keine Fehler, Mama, du hast es komplett versaut. Mein ganzes Leben!«

Ein Urteil, das sich wie eine Hinrichtung anfühlt. Das alles zwischen ihnen infrage stellt. Nicht nur eine Entscheidung war falsch, alle waren falsch. Nicht nur ein Teil ist schiefgelaufen, alles ist schiefgelaufen.

»Ich verstehe ja, dass du sauer bist, aber es fällt mir nicht leicht, mit all dem klarzukommen.«

Jenny springt auf, außer sich, den angespannten Körper merkwürdig verdreht. »Merkst du eigentlich, was du da tust? Es geht hier nicht um dich, kapierst du das nicht? Es geht um mich!«

»Ja, ich weiß.«

»Und um Papa. Um ein kleines bisschen Normalität. Mehr nicht. Aber selbst dieses kleine bisschen ist schon zu viel für dich.«

Sag's ihr, denkt Katja, jetzt und hier. Sag ihr, was wirklich passiert ist damals, na los, erzähl ihr einfach die ganze Geschichte.

Aber das tut sie nicht. Schweigt stattdessen und ballt die Hände unter der Decke zu Fäusten. Und lässt diesen kostbaren Moment vollkommener Aufrichtigkeit ungenutzt verstreichen, wie sie schon so oft ähnliche Momente ungenutzt hat verstreichen lassen.

»Du lebst gar nicht mit mir zusammen, Mama, du lebst nur in dir selbst«, sagt Jenny in die Stille zwischen ihnen. Kein Angriff mehr, eher eine nüchterne Feststellung. »In dich zurückgezogen. Versteckt. Wie in einem Schneckenhaus.«

Katja spürt ihr Gesicht entgleisen, ihre Wangen, den Mund. In ihrer Brust ein unerträglicher Druck. Sie beneidet Jenny um ihre einfachen, klaren Gedanken, die den Dingen um so vieles näherkommen als die hohlen Phrasen, mit denen sie ihr die Welt zu erklären versucht.

»Schlaf gut, Mama«, sagt Jenny.

»Bleib hier. Bitte!«

»Ich hab morgen 'ne Matheklausur.«

»Also gut«, sagt Katja und merkt, wie ihre Stimme im Hals kratzt. »Heiligabend in Augsburg. Du und ich und Papa mit seiner Familie.«

Jenny schaut sie an, die Augenbrauen zusammengezogen, ein stummes Mustern, ihre Miene enttäuscht. »Du verstehst überhaupt nicht, was ich dir sage, oder?«

Mehr als du ahnst, denkt Katja, und viel mehr, als mir lieb ist.

Wieder ist da dieses Schweigen zwischen ihnen, ein tiefer Graben voller Verletzungen. All die Missverständnisse, das Unausgesprochene. Aber auch der gemeinsame Wunsch, dass alles gut wird.

»Hat eine ziemlich dicke Schale«, sagt Katja.

»Was?«

»Das Schneckenhaus, in dem ich lebe.«

»Jeder lebt in einem«, sagt Jenny, die Lippen zu einem kaum merklichen Lächeln verzogen. Ein Friedensangebot.

»Du auch?«, fragt Katja.

»Ich bin deine Tochter. Wo sollte ich sonst leben?«

»Komm her«, sagt Katja und streckt ihre Arme aus.

Jenny zögert. »Eins muss klar sein«, sagt sie. »Papa gehört jetzt dazu.«

»Ich weiß«, sagt Katja.

»Du musst das akzeptieren, ich kann nicht die ganze Zeit darum kämpfen.«

»Ich geb mir Mühe, das verspreche ich dir.«

Jenny beugt sich zu ihr herunter und umarmt sie. Und Katja hält sie fest, die Nase vergraben in ihren Haaren, sie weiß, dass sie zu fest zudrückt, aber sie kann nicht anders. Sie schließt die Augen. Der Duft nach Jugend, das Gefühl, ihre Tochter nie wieder loslassen zu wollen. Bis sie ein Handy klingeln hört und alles wieder vorbei ist.

»Das ist deins«, sagt Jenny und löst sich aus der Umarmung.

»Lass es klingeln«, sagt Katja.

»Ich wette, das ist Rudi.«

»Und wenn schon.«

»Es ist nach elf, Mama. Der würde nicht anrufen, wenn's nicht dringend wäre.«

»Seit wann entscheidet mein Assistent, was dringend ist?«

»Mach schon, es liegt auf dem Esstisch.«

Katja schlägt die Decke zurück, schält sich aus den Sofakissen, geht rüber zum Tisch. Sie schaut auf das Display, verzieht das Gesicht.

»Wette gewonnen«, sagt Jenny grinsend.

»Die hätte jeder gewonnen«, sagt Katja und nimmt das Gespräch entgegen.

»Was willst du?«, fragt sie gereizt in ihr Handy.

»Advent, Advent, ein Lichtlein brennt.«

Dorfmüller liebt es, ab und zu den Scherzbold zu spielen. Heute scheint einer dieser Tage zu sein.

»Rufst du mich mitten in der Nacht an, um mir Reime aufzusagen?«

»Erst eins, dann zwei, dann drei, dann vier, dann steht das Christkind vor der Tür.«

»Lass das Gesülze, Rudi!«

»Ich bin das Christkind. Ich stehe vor deiner Tür und mein Wagen im Halteverbot.«

Doch nicht einer dieser Tage!

»Willst du damit sagen …?«

»Von wollen kann nicht die Rede sein. Bleibt mir bloß nichts anderes übrig.«

»Scheiße!«, sagt Katja.

»Ganz deiner Meinung«, sagt Dorfmüller.

# 2

Dorfmüllers goldfarbener 77er Granada mit dem schwarzen Vinyldach steht mit laufendem Motor in zweiter Reihe, die Warnblinkanlage ist eingeschaltet. Katja schiebt sich zwischen zwei parkenden Autos hindurch auf die Beifahrerseite, steigt ein.

»Da bist du ja«, sagt er, seine fast zwei Meter Körpergröße hinter dem Lenkrad zusammengefaltet.

»Da bin ich«, sagt sie und schlägt die Tür zu. Und verzieht im selben Moment angewidert das Gesicht. Im Wagen herrscht eine unerträgliche Hitze, Dorfmüller hat die Heizung voll aufgedreht. Dazu ein penetranter Geruch, der ihr den Atem verschlägt. Irgendwas zwischen Waschmittel und verdorbenem Obst. »Was zum Teufel ist das?«

»Lavendel-Limone«, sagt Dorfmüller und deutet auf den Duftbaum an seinem Rückspiegel. »Wollte mal was Neues ausprobieren.«

»Auf meine Kosten?«

»Ist noch immer mein Wagen.«

»Kein Grund, mich zu foltern.«

»Jetzt bleib auf dem Teppich. Entspann dich.«

Rudi und seine Duftbäume! Pfirsich-Sherry, Orange-Myrrhe. Er bezieht sie aus dem Ausland. Woher genau, verrät er nicht. Ist auch besser so, denkt Katja. Würde sie den Hersteller kennen, würde sie dem Spuk sofort ein Ende bereiten.

Er schaltet die Warnblinkanlage aus und fährt los. Katja kurbelt die Scheibe herunter, hält die Nase in den Wind, atmet tief durch.

»Und schön wieder hochkurbeln«, sagt Dorfmüller. »Aber ganz schnell!«

»Nix da«, erwidert Katja. »Das Fenster bleibt offen.«

»Soll ich mir den Tod holen? Draußen ist es unter null!«

»Nicht mein Problem.«

»Wie gesagt: mein Wagen.«

»Dann häng das Scheißding ab.«

»Ich denke nicht dran.«

»Und ich denke nicht dran, freiwillig zu ersticken.«

»Das ist Erpressung!«

»Überlebensinstinkt, nichts weiter.«

Der Fahrtwind fährt ihr durch die Haare, die Kälte kriecht ihr in den Körper. Sie wünscht sich zurück in die Behaglichkeit ihrer Wohnung, Jenny und sie, aneinandergeschmiegt unter einer Wolldecke.

Nachgeben kommt nicht infrage. Sie schaut zu Dorfmüller hinüber. Er scheint das genauso zu sehen. Unbeholfen klemmt er seine Oberschenkel unter das Lenkrad, der Granada gerät ins Schlingern. Was ihn nicht im Mindesten zu stören scheint. Die Lippen zu einem schmalen Strich zusammengepresst, steuert er den Wagen jetzt nur mit den Knien, während seine riesigen Hände nach dem Reißverschluss seines Parkas greifen. Ein Bundeswehrmodell mit kleinen Deutschlandfahnen auf den Ärmeln, das er trägt, seit Katja ihn kennt, tagaus, tagein, im Winter wie im Sommer. Was daran liegt, dass er ständig friert. In jeder Jahreszeit.

»Willst du uns umbringen?«, fragt Katja.

»Ich will nicht umgebracht werden«, sagt Dorfmüller. »Nicht in meinem eigenen Auto, nicht von dir, und heute Nacht schon gar nicht!«

Seine Augen wandern zwischen Straße und Reißverschluss hin und her, bis er die Metallkrampen endlich in den Schieber eingefädelt hat und ihn zornig nach oben zieht. Bis zum Kinn.

Dann legt er die Hände zurück aufs Lenkrad. Der Granada stabilisiert sich.

Katja hat gewonnen, das Gesicht ihres Assistenten bleibt grimmig. Wenn einer stur ist, dann Dorfmüller. Vor mehr als zwei Jahren hat er sich von Einbruch/Diebstahl in die Mordkommission versetzen lassen. So skeptisch sie ihm gegenüber anfangs war, so wenig kann sie sich inzwischen ihre Arbeit ohne ihn vorstellen.

Sie schaut hinaus in die Nacht. Wenn man der Wettervorhersage glaubt, wird der Schnee nicht lange liegen bleiben. Temperaturen um die fünf Grad, Regen statt Sonne, grauer Himmel statt weiße Weihnachten.

Dorfmüller sagt auch weiterhin kein Wort.

»Bist du jetzt beleidigt?«, fragt Katja.

Die Frage ist überflüssig, natürlich ist er beleidigt.

»Bitte«, sagt sie, »dann musst du eben beleidigt sein.«

Das fahle Licht der Straßenlaternen streicht über den goldfarbenen Granada, die Straßen sind leer, nur vereinzelt kommen ihnen Autos entgegen. Scheinwerfer, die im Vorbeifahren über Dorfmüllers scharf geschnittenen Kopf huschen. Die lichten Stellen unter seinen braunen Haaren, obwohl er erst Anfang dreißig ist, in seinem Gesicht noch immer dieser eingeschnappte Ausdruck.

Die Kälte im Wagen ist inzwischen unerträglich. Also gut, denkt Katja, Kompromiss. Sie kurbelt die Scheibe nach oben, aber nicht ganz. Offen genug, um nicht zu erfrieren, geschlossen genug, um nicht zu ersticken.

»Wo müssen wir hin?«, fragt sie.

»Pasing«, sagt Dorfmüller.

»Was ist passiert?«

»Die in der Zentrale haben gesagt, wir sollen uns warm anziehen.«

»Ich bin warm angezogen. Genau wie du.«

»Die beiden Kollegen von der Streife, die als Erste am Tatort waren, haben gesagt, sie hätten so was noch nie gesehen.«

»Heißt?«

»Der eine hat gekotzt, der andere hat angefangen zu heulen.«

Katja denkt an das, was sie im Laufe ihrer jahrelangen Arbeit als Mordermittlerin schon alles zu sehen bekommen hat. Sie hat nicht ein einziges Mal gekotzt und geheult auch nicht. Aber sich jedes Mal gefragt, wie sie die Bilder, die sich unfreiwillig in sie eingebrannt haben, wieder aus ihrem Kopf kriegt.

Den Schmutz, die Gewalt, das Elend.

Der Anblick eines Toten lässt die Zeit einfrieren. Eine stehen gebliebene Uhr, ein für immer angehaltenes Leben. Es ist nicht der Tod selbst, den man sieht, es ist die Sekunde davor, dieser allerletzte Moment des Übergangs ins Nichts. Das Erschrecken, die Angst, das Verlöschen. Eine vollkommene Einsamkeit. Man schaut auf den fremden Toten vor sich und ist erleichtert, dass man nicht selbst da liegt. Man redet sich ein, dass das Leben weitergeht, und weiß doch, dass man irgendwann selber sterben wird. Und hofft, dass der Moment des eigenen Sterbens ein friedlicher sein wird, begleitet und getröstet von den Menschen, die man liebt.

Jeder Mord ist ein Tod ohne Abschied, denkt Katja, für den Ermordeten genauso wie für die Hinterbliebenen.

»Wissen wir schon was über das Opfer?«, fragt sie.

»Eine alte Frau«, erwidert Dorfmüller. »Rentnerin. Alleinstehend.«

»Wer hat sie gefunden?«

»Eine Nachbarin. Hat sich über die offen stehende Wohnungstür gewundert.«

»Und warum die heftige Reaktion der Kollegen?«

»Weiß ich nicht«, sagt Dorfmüller. »Werden wir sehen.«

Wieder schaut Katja hinaus in die Nacht. Die unbestimmte Ahnung, in der Wohnung der Toten etwas Fürchterlichem zu begegnen. Die unerklärliche Sorge, dass auch sie, genau wie die Kollegen, erschüttert sein wird beim Anblick der Leiche. Sie weiß, dass es unmöglich ist, sich innerlich auf das vorzubereiten, was man an einem Tatort antreffen wird. Weil es jedes Mal ganz anders ist als erwartet. Sie kennt das, sie hat es schon unzählige Male erlebt. Aber diesmal ist das Gefühl stärker als sonst.

Dorfmüller steuert den Granada am Hauptbahnhof vorbei in die Landsberger Straße und weiter über die Agnes-Bernauer-Straße in Richtung Westen. Vorbei an einer Sportanlage und dem Westbad und weiter geradeaus in die Gräfstraße. Zweihundert Meter vor ihnen auf der rechten Seite sieht Katja zwei Streifenwagen, in zweiter Reihe geparkt. Dahinter ein dunkelgrüner Alfa Spider mit beigefarbenem Verdeck. Leah Levy ist also schon da.

Sie steigen aus. Katja hat den Eindruck, dass es draußen wärmer ist als im Granada. Sie merkt, wie durchgefroren sie ist.

Das Haus ist in den 1970er-Jahren gebaut worden. Vier Stockwerke und das Dachgeschoss. Sozialer Wohnungsbau, die üblichen Dreizimmerwohnungen, irgendwas um die siebzig Quadratmeter. Eine kleine Küche, ein innen liegendes Bad und nach hinten raus ein Balkon. Groß genug, um sich nicht gescheitert fühlen zu müssen, zu klein, um sich einzureden, irgendetwas erreicht zu haben. Eines dieser Häuser, in denen man als Mieter jahrzehntelang wohnen bleibt und sich und den Nachbarn Zufriedenheit vorspielt, ein kleines Glück.

»Zweiter Stock«, sagt der uniformierte Beamte, dem Dorfmüller seinen Dienstausweis entgegenhält.

Sie betreten das Haus. Hinter der Eingangstür eine Reihe Briefkästen, daneben die in Folie eingeschweißte Hausordnung und eine Liste mit Notfallnummern. Im Durchgang zur Hoftür steht ein Kinderwagen mit einem Sitzsack aus Lammfell, daneben lehnt ein Schneeschieber. Die Wände sind in einem verwaschenen Hellblau gestrichen, billige Lackfarbe auf Rauputz, das Treppengeländer ist mit schwarzem Kunststoff ummantelt.

Katja folgt Dorfmüller hinauf. Von oben hört sie das papierene Rascheln von Einwegoveralls.

»'n Abend Jungs«, sagt sie und nickt den beiden Kollegen der Spurensicherung zu, die an der Wohnungstür Fingerabdrücke abnehmen.

Keine sichtbaren Einbruchsspuren. Das Opfer muss den Täter freiwillig hereingelassen haben. Oder er besaß einen Schlüssel. Was bedeuten würde, dass die beiden sich gekannt haben.

Sie zieht ein Paar Latexhandschuhe und Papierüberzieher für ihre Schuhe aus der Tasche, streift sie sich über. Dorfmüller folgt ihrem Beispiel. Dann betreten sie die Wohnung.

Genau wie Katja gedacht hat: ein schmaler Flur, an dessen Ende das fensterlose Badezimmer liegt. In der Tür ein Lüftungseinsatz mit Lamellen aus Kunststoff. Zur Straße hin das Esszimmer, dahinter das mit einer Flügeltür abgetrennte Wohnzimmer. Hinten raus eine kleine Küche und das Schlafzimmer.

An der Wand pastellfarbene Strukturtapeten, ein blasses Gelb, ein zartes Beige, vertikale Streifen in einem wiederkehrenden Muster. Am Übergang zur Decke aufgeklebte Schmuckleisten. Falscher Stuck, der Wertigkeit vorgaukeln soll. Auf dem kleinen Garderobentisch aus Kirschholz eine Ladestation mit dem Festnetztelefon, daneben eine Handtasche, ein Paar wollene Damenhandschuhe, eine Strickmütze. Und ein Schlüsselbund mit einem hellgrünen Miniaturtennisball als Anhänger.

»Sie hat Tennis gespielt«, sagt Katja.

Dorfmüller nickt. »TC Pasing«, sagt er und deutet auf ein gerahmtes Foto, das über dem Tisch hängt: eine Gruppe lachender Frauen vor einem Vereinsheim. Alle über sechzig, in Tenniskleidung, Urkunden in den Händen. »›Spiel, Satz, Sieg‹«, liest er die Bildunterschrift vor. »›Danke für vierzig Jahre treue Mitgliedschaft‹.«

»Seit heute nicht mehr«, sagt Katja. »Und mit der Treue ist es auch vorbei.« Und nach einer Pause: »Du hast mir noch gar nicht ihren Namen genannt.«

»Selma«, sagt Dorfmüller. »Selma Kiefer.«

»Wer von denen ist sie?«, fragt Katja mit Blick auf das Foto.

Er greift nach der Handtasche auf dem Garderobentisch. Sie wirkt winzig in seinen riesigen Händen. Er öffnet sie, seine Finger gleiten suchend hinein, ziehen ein Portemonnaie mit Magnetverschluss heraus, braun und abgegriffen, und aus dem Portemonnaie einen Personalausweis. Er hält ihn neben das Foto an der Wand. »Die zweite von rechts«, sagt er.

Katja tritt näher an das Foto heran. Die zweite von rechts. Ein offenes Lächeln unter kurzen grauen Haaren, lebendige Augen, eine energische Nase. Burschikose Züge, irgendwie kantig. Durchaus weiblich, aber darunter eine auffallende Härte.

Eine Frau, die eine Menge durchgemacht hat, denkt Katja, eine, der nicht viel geschenkt worden ist im Leben.

»Wie alt?«

Dorfmüller sucht auf dem Ausweis nach dem Geburtsdatum. »Vierundsiebzig«, sagt er. »Seit einer knappen Woche.«

»Dann hat sie wenigstens noch ihren Geburtstag erlebt«, sagt Katja.

Sie schaut hinüber zum Schlafzimmer, aus dem zwei auf dem Boden kniende Frauenbeine in den Flur ragen. Schwarze Feinstrümpfe mit einer Laufmasche über der rechten Wade, der Saum einer weich fallenden, teuren Hose, hochhackige rote Schuhe, der Gummi darunter schief abgelaufen. Katja fragt sich, wie sie damit das Gaspedal und die Kupplung ihres Alfa Spider bedienen kann, von der Bremse ganz zu schweigen.

»Hallo, Leah«, sagt sie.

Die zu den roten Schuhen gehörende Doktor Leah Levy ist erstaunlich schnell auf den Beinen, nickt Katja und Dorfmüller zu. »'n Abend, ihr zwei.«

Sie ist eine dieser Frauen, deren Alter sich unmöglich einschätzen lässt. Sie könnte Mitte vierzig sein, aber genauso gut auf die sechzig zugehen. Ein zeitloses, waches Gesicht unter schulterlangen, sorgfältig gefärbten braunen Haaren. Die schlanken kleinen Hände stecken in Latexhandschuhen, an den Fingerspitzen klebt Blut. Über ihrer Hose trägt sie ein zweireihiges Jackett, darunter eine Seidenbluse, um den Hals eine Perlenkette. Was Katja verwundert. Sie hat Leah Levy noch nie Schmuck tragen sehen.

Die Rechtsmedizinerin bemerkt ihre Irritation und zuckt mit den Schultern. »Lohengrin«, sagt sie. »Der Anruf kam in der Pause nach dem zweiten Akt.«

»Gute Inszenierung?«

»Lausig. Aber die Sänger waren ausgezeichnet. Immerhin.«

Katja wundert sich erneut. Die Leah Levy, die sie kennt, interessiert sich eher für Jazz als für Opern. Gesellschaftliche Auftritte sind ihr ein Graus. Seit ihrer Rückkehr aus Tel Aviv, wo sie länger, als ihr guttat, eine kinderlose, unglückliche Ehe mit einem israelischen Proktologen geführt hat, gilt ihre Leidenschaft ausschließlich ihren Toten.

»Seit wann gehst du in die Oper?«

»Seit mein israelischer Scheidungsanwalt auf die Idee kam, eine Reise zu seinen deutschen Wurzeln zu unternehmen, und mich als Fremdenführerin durch die ›Hauptstadt der Bewegung‹ engagiert hat.«

»Ein Israeli, der freiwillig Wagner hört?«

»Wie gesagt: deutsche Wurzeln.«

»Dann hat dich der Anruf der Kollegen also gerettet?«

»Sagen wir so: Er kam mir nicht ganz ungelegen.« Sie steht mitten in der Tür, so als wollte sie den Blick auf den Fundort der Leiche verbergen.

Katja schaut über ihre Schulter: Teile einer Schrankwand, das Schlafzimmerfenster, eingerahmt von Vorhängen, dahinter die

Nacht. Selma Kiefer liegt auf dem Boden zwischen Bett und Schrank, das Gesicht zur Seite gedreht, die faltige Haut am Hals gespannt. Der Kragen einer weißen Bluse über dem Rundhalsausschnitt eines gelben Pulloves, Lammwolle oder Kaschmir, darunter ein Faltenrock, grün-blau kariert, hochgeschoben, der Saum und Teile des Satinfutters nach außen geklappt, bloßliegende Oberschenkel, übersät mit Besenreisern, ein Netz aus bläulichen Venen.

»Ich würde euch den Anblick gerne ersparen«, sagt Levy.

»Musst du nicht.«

»So was habt ihr noch nie gesehen.«

»Solange du da stehen bleibst, werden wir das nicht beurteilen können.«

Levy tritt zur Seite, gibt die Tür frei. Und mit der Tür den vollen Blick auf die Leiche.

Katja starrt auf den toten Körper von Selma Kiefer, ihren ganzen Körper, und damit auch auf all das, was sie bis jetzt nicht sehen konnte. Sie schließt die Augen. Ein Reflex. Sie will sich vor dem Anblick schützen. Ein Bild schießt ihr in den Sinn, ein Tatort von früher, Jahre her, sie kann sich nicht dagegen wehren: ein Müllcontainer am Ostbahnhof, darin der blutige Torso einer jungen Frau. Ohne Kopf, ohne Arme, ohne Beine. Das Werk eines Wahnsinnigen, ein nie gelöster Fall, der ihren Chef Reinhard Koller über Nacht ergrauen ließ.

Sie hat gehofft, nie wieder etwas Vergleichbares ansehen zu müssen. Jetzt weiß sie, dass ihre Hoffnung sie getrogen hat. Sie zwingt sich dazu, die Augen wieder zu öffnen.

Sie muss hinschauen. Sie hat keine Wahl.

# 3

Katja merkt, wie sich ihre Schultern verspannen, dann der Rest ihres Körpers. Sie spürt den Wunsch, sich einfach abzuwenden und den Tatort zu verlassen. Und weiß, dass das nicht möglich ist. Man muss sich der Toten annehmen, man darf sie nicht allein lassen, keinen von ihnen, unter keinen Umständen.

Also schaut sie weiter hin, bemüht, ihre Gefühle auszublenden. Sie darf sich davon nicht mitreißen lassen, sie kann sich das nicht leisten, nicht jetzt. Weil sie sonst übersieht, was wichtig ist. Weil ihr sonst das große Ganze entgeht und mit dem großen Ganzen die Details, die winzigen Puzzlesteine, die hoffentlich irgendwann einen Zusammenhang ergeben werden.

Sie muss einen Tatort inhalieren, ihn in sich aufnehmen. Ungefiltert, ohne den störenden Einfluss ihrer persönlichen Befindlichkeit. Sie muss das alles nicht verstehen, das kommt erst später, aber sie muss ein Gefühl dafür entwickeln. Für den Ort, die Bilder, die Gerüche.

Natürlich wird sie sich das alles auf den Tatortfotos noch einmal anschauen, wieder und wieder, aber das ist nicht dasselbe. Der erste Eindruck zählt, der erste Blick. Wo eine Leiche liegt. Das Umfeld, in dem sie liegt. Die Art, wie sie daliegt. Weil das Rückschlüsse zulässt. Auf den Hergang der Tat, auf das Motiv des Täters, auf die mögliche Verbindung zwischen ihm und seinem Opfer.

Selma Kiefers Unterleib ist vollkommen entblößt. Ihre Strumpfhose liegt neben ihrem rechten Oberschenkel. Darauf ihre Unterhose. Beigefarbenes Lycra mit Einsätzen aus Spitze.

Der Täter hat sie ihr ausgezogen und ordentlich zusammengefaltet. Auf ihrem Bauch ein Kranz aus ineinandergeflochtenen dornigen Zweigen.

Katja schaut auf das rot glänzende Dreieck zwischen den Beinen der Toten. Ein mehrere Zentimeter breiter Streifen herausgeschnittener Haut, das geschändete Geschlecht einer alten Frau.

Katja weiß nicht, was sie sagen soll. Sie hat keine Worte für das, was sie sieht. Auch Dorfmüller schweigt. Sie kann ihm ansehen, wie er mit sich kämpft, genau wie sie.

»Jetzt wisst ihr, was ich meine«, sagt Leah Levy nüchtern.

»Ja«, erwidert Katja. »Jetzt wissen wir es.«

»Also gut«, sagt Levy. »Fangen wir an.« Sie macht eine Pause, kniet sich erneut neben die Tote. »So, wie sie daliegt, den Körper der Tür zugewandt, muss der Täter sie vor sich her aus dem Flur ins Schlafzimmer getrieben haben. An ihrem Hinterkopf, oberhalb des ersten Halswirbels, hat sie eine Platzwunde.«

Sie kämmt mit den Fingern Selma Kiefers Haare nach oben, bis eine blutverkrustete Wunde sichtbar wird. »Entweder hat er sie geschubst, oder sie ist ins Stolpern geraten und gestürzt.« Sie zeigt auf einen kleinen Blutfleck auf der Tagesdecke, dort, wo sie über die Kante des Bettes fällt. »Dabei hat sie sich den Kopf blutig geschlagen. Sie ist benommen, was der Täter ausnutzt.« Levy deutet auf eine Einstichstelle am Hals der Toten, die von einem rötlichen, kreisrunden Kranz umgeben ist.

»Eine Spritze«, sagt Katja.

»Mit voller Wucht bis zum Anschlag in den Hals gerammt.«

»Deshalb das Hämatom rund um die Einstichstelle.«

Levy nickt. »Irgendeine tödlich wirkende Substanz, die zu einem Herzstillstand geführt hat. Genaueres kann ich euch sagen, wenn ich sie obduziert habe.«

Wieder schaut Katja auf den Körper der Toten, nüchterner als beim ersten Mal. Ihre Professionalität hat den ersten Schock überlagert. Selma Kiefers abgewandtes Gesicht, ihr hochgezogener Rock. Der geflochtene Kranz auf ihrem Bauch, ihr abgeschältes Geschlecht. Der Eindruck von Ordnung und Reinlichkeit. Als würde sich alles an seinem ihm zugewiesenen Platz befinden. So als hätte der Täter die Tote hergerichtet, ihren Körper inszeniert, sie »schön« gemacht. Selbst die Wunde zwischen ihren Beinen strahlt eine fast klinische Sauberkeit aus. Und nirgendwo Blut. Nicht an ihrem Unterleib, nicht an den Beinen, nicht auf dem Teppich unter ihr.

»Warum ist da nirgendwo Blut?«, fragt Katja.

»Gute Frage«, sagt Levy. »Ich tippe darauf, dass er gewartet hat, bevor er sich ans Werk gemacht hat. Ungefähr eine Stunde, bis das Blut in ihrem Körper geronnen war. Jedenfalls der korpuskuläre Teil und das Fibrin. Das Serum bleibt länger flüssig.«

»Auch davon ist rund um die Wunde nichts zu sehen.«

»Weil er sie anschließend gereinigt hat«, sagt Levy. »Riecht ihr das?«

Dorfmüller schnüffelt. »Alkohol oder so was.«

»Feines Näschen«, sagt Levy.

»Kannst du uns irgendwas zu dem Messer sagen, das er benutzt hat?«, fragt Katja.

»Ich tippe auf ein Skalpell. Eine Klinge aus gehärtetem Stahl. Äußerst scharf. Keinerlei Ausfransungen an den Schnittkanten. Vier Schnitte, sehr präzise. Das Anheben von Epidermis und Dermis mithilfe der Klinge, Durchtrennen von Nerven und Blutgefäßen und gleichmäßiges Abziehen von oben nach unten.«

»Warum tut jemand so was?«

»Dafür bin ich die falsche Adresse. Das musst du einen Fachmann fragen. Einen Psychiater. Einen, der sich mit so was auskennt.«

Die Abgründe der Seele, denkt Katja. Ein innerer Zwang. Die Umsetzung einer Vision, die den Täter so lange verfolgt hat, bis er sie in Wirklichkeit verwandelt hat. »Hat er sie vergewaltigt?«

»Kann ich ausschließen.«

»Was ist mit der Tatzeit?«

»Einsetzender Rigor mortis an den äußeren Extremitäten, aber nicht sonderlich ausgeprägt. Lange ist es nicht her. Zwei, zweieinhalb Stunden, höchstens drei. Wie spät ist es jetzt?«

Katja schaut auf ihre Uhr. »Halb eins.«

»Dann schätze ich, so gegen zehn. Plus minus die übliche Toleranz. Alles natürlich unter Vorbehalt.«

Katja stellt sich vor, wie der Täter der wehrlosen Selma Kiefer die Spritze in den Hals stößt, den Kolben herunterdrückt und sie anschließend wieder herauszieht. Wie sie sich trotz ihrer Benommenheit reflexartig an den Hals fasst, ohne zu begreifen, was da mit ihr geschieht. Wie sie ihren Mörder anstarrt, während die tödliche Substanz in ihrem Körper zu wirken beginnt. Wie sie hilflos nach Luft schnappt, einmal, zweimal, immer schneller. Bis ihr Herz ein letztes Mal schlägt und für immer stehen bleibt.

Katja malt sich aus, wie der Täter Selma Kiefers Unterleib entblößt, wie er erst ihre Strumpfhose und dann ihre Unterhose zusammenfaltet und neben sie legt. Wie er die Tote stumm betrachtet, während er immer wieder auf seine Uhr schaut und wartet, dass ihr Blut stockt. Wie er schließlich ein Skalpell zückt und den ersten Schnitt ansetzt. Wahrscheinlich genießt er das alles, vielleicht erregt es ihn sogar.

Sie spürt, wie sich ihr Bauch schmerzhaft verkrampft.

»Alles in Ordnung?«, fragt Dorfmüller.

»Und mit dir?«, fragt sie zurück.

Er verzichtet auf eine Antwort.

Sie beugt sich nach unten, dreht den Kopf der Toten zu sich. Es kostet sie Überwindung, das zu tun, aber es geht nicht anders, sie muss ihr ins Gesicht schauen, wenigstens einmal.

Selma Kiefers Augen sind geschlossen, die Lippen aufeinandergepresst, die Züge verkrampft.

»Was ist das?«, fragt Dorfmüller. Er deutet auf mehrere kreisrunde Male auf der Außenseite des rechten Oberschenkels der Toten.

Katja merkt auf.

»Ist mir auch schon aufgefallen«, sagt Levy. »Sieht aus wie die Narben ausgedrückter Zigaretten.«

»Aber nicht frisch, oder?«

Levy schüttelt den Kopf. »Verschiedene Stadien der Rötung, unterschiedliche Ausprägung der Verwachsungen im Narbengewebe. Muss schon länger her sein. Irgendwas zwischen einem und mehreren Jahren.«

»Also eine Wiederholung. Über einen längeren Zeitraum.«

»Ja«, sagt Levy. »Auf jeden Fall.«

»Hat sie sich die selber zugefügt?«

»So gravierende Selbstverletzungen? In ihrem Alter? Aus meiner Sicht mehr als unwahrscheinlich.«

»Und die Hämatome da?« Katja deutet auf verfärbte Stellen an der Innenseite von Selma Kiefers Oberschenkeln, im Zentrum grünlich, zu den Rändern hin gelblich auslaufend.

»Die sind relativ frisch«, sagt Levy. »Zwei, drei Wochen, nicht älter.«

»Folgen von Schlägen?«

»Von der Form her tippe ich eher auf Tritte.«

»Aber genau wie die Zigarettennarben nicht vom Täter.«

»Es sei denn, er hätte sie früher schon mal besucht. Was ich mir, ehrlich gesagt, nicht vorstellen kann. Wer Zigaretten auf meinen Oberschenkeln ausdrückt, den lasse ich nicht ein zweites Mal in meine Wohnung.«

»Danke dir«, sagt Katja.

»Keine Ursache«, erwidert Levy und beginnt ihre Utensilien zusammenzupacken.

Katja reißt sich vom Anblick der Leiche los und geht rüber zur Schrankwand. Der zum Flur hin gelegene Teil ist voll mit

Selma Kiefers Kleidung. Die übliche Trennung zwischen Regalen und Kleiderstangen. Ganz unten Schuhe. Dann Schubkästen voller Unterwäsche und Strümpfe. Aufgehängte Blusen, Kleider und Röcke. Ein paar Hosen. Darüber Bettwäsche und Laken, ganz oben ein Koffer und eine Reisetasche.

Katja öffnet die übrigen Schranktüren. Sämtliche Regalböden sind leer, genau wie die Abteilung mit den Kleiderstangen. Sie tritt ans Bett, schlägt die Tagesdecke auf. Zwei Matratzen, beide mit Laken bezogen, aber nur auf einer liegt Bettwäsche.

Es gab also einen Mann in ihrem Leben, denkt Katja. Die Frage ist nur: Warum und wie lange gibt es ihn schon nicht mehr?

# 4

Auch das Wohnzimmer ist tapeziert, genau wie der Flur. Hier wie dort Längsstreifen, nur die Farben sind andere. Ein helles Altrosa im Wechsel mit einem fahlen Grün. Dazu ein zweisitziges Sofa und ein dazugehöriger Sessel mit malvenfarbenen Stoffhussen. Ein Couchtisch aus Nussbaum. An der gegenüberliegenden Wand ein klassischer Wohnzimmerschrank, ebenfalls aus Nussbaum. Unten Türen mit brünierten Messinggriffen, oben Regale. Einige der Borde sind leer, auf die übrigen verteilen sich Tennispokale des TC Pasing, Schmuckteller in Ständern, ein paar Porzellanfiguren: ein Hirtenjunge mit Flöte, ein schwimmender Schwan, ein tanzendes Mädchen in einem Rokkokokleid. Daneben eine Handvoll Bücher. Die erwartbaren Frauenromane, kleine Fluchten in eine bessere Welt.

Sie öffnet die Schranktüren. Sauber beschriftete Aktenordner, die sie einen nach dem anderen herauszieht. Die Unterlagen einer Toten. Auch nach Jahren als Ermittlerin fällt es ihr nicht leicht, in die Privatsphäre eines Mordopfers einzudringen. Persönliche Dokumente, Rechnungen, Arztdiagnosen. Briefe von Versicherungen oder städtischen Behörden. Arbeitsnachweise, Rentenbelege. Das Auf und Ab einer jahrzehntelangen Existenz, zusammengefasst zwischen Pappdeckeln. Für Katja hat das etwas Erbärmliches an sich, als würde das gelebte Leben eines Menschen reduziert auf Zahlen und Floskeln. Und am Ende bleiben eine Abschlagszahlung an ein Elektrizitätsunternehmen oder die Jahresabrechnung für die Heizung –Danke für Ihr Vertrauen, mit freundlichen Grüßen.

Katja blättert sich durch Selma Kiefers abgeheftetes Leben. Alles ordentlich sortiert und gewissenhaft dokumentiert. Sie sucht nach Hinweisen auf einen Todesfall oder eine Scheidung. In Wahrheit sucht sie nach den Gründen für die Narben auf ihren Beinen, die Hämatome auf ihren Oberschenkeln.

Schließlich wird sie fündig. Ein Scheidungsurteil, einen Monat alt. Selma Kiefer, geborene Reichel, gegen Josef Kiefer, bis zu ihrer Trennung im Vorjahr gemeinsam wohnhaft in München Pasing, Gräfstraße 67, zweites OG. Er zwei Jahre älter als sie, beide Rentner, über vierzig Jahre miteinander verheiratet. Mit vorliegendem Urteil rechtskräftig voneinander geschieden. Gezeichnet: Stadlhuber, Richterin am Amtsgericht München, Abteilung für Familienverfahren.

Zwei Eheleute, beide über siebzig und im Ruhestand. Katja fragt sich, was nach einer so langen Ehe zu Trennung und Scheidung führt. Sie denkt an die Narben auf dem Körper der Toten. Sie kann den Geruch nach verbranntem Fleisch riechen. Wie viel kann ein Mensch aushalten?

Sie schaut durch die Flügeltür ins Esszimmer. Ein ovaler Tisch, vier Stühle, an der Wand dahinter ein Sideboard aus lackierter Esche. Darüber drei kolorierte Kupferstiche aus dem 19. Jahrhundert in dünnen Holzrahmen mit goldener Linierung: das alte München. Frauenkirche, Isartor, Feldherrnhalle.

Alles hier hat seinen Platz, denkt sie, auffallende Sauberkeit, kein bisschen Staub. Eine alte Frau, die versucht hat, mit ihrer Wohnung auch ihr Inneres in Ordnung zu halten.

Sie geht zum Sideboard, öffnet es. Akkurat gefaltete Tischdecken und gebügelte Stoffservietten. Flaschen mit Cognac, Kirschwasser oder Eierlikör, die meisten noch verschlossen. Geschenke vielleicht, vergessen oder unerwünscht. Oder einfach nur aufbewahrt für einen Anlass, der sich nie ergeben hat.

Ein stoffbezogenes Buch weckt ihre Aufmerksamkeit. Ein Fotoalbum. Sie legt es auf den Esstisch, setzt sich und beginnt es durchzublättern. Ein Leben im Schnelldurchlauf. Ein Kind mit seinen Eltern, ein Haus in ländlicher Umgebung, keine Brüder oder Schwestern. Ein junges Mädchen mit einem Abschlusszeugnis, ernst und verloren. Dann ein Gruppenfoto. Junge Krankenschwestern in weißer Tracht, in der Mitte eindeutig Selma, eine von ihnen und doch allein. Ein Krankenhaus in einer großen Stadt. Darunter sie und ein junger Arzt im Schwesternzimmer einer Station. Ein paar Seiten danach eine Aufnahme aus Rom, hinter Selma das Kolosseum, sie ist jetzt Mitte zwanzig, und endlich, zum ersten Mal, zeigt sie den Anflug eines Lächelns.

Dann, viele Seiten lang, nur die Klebestellen herausgerissener Fotos. Als hätte Selma Kiefer große Teile ihres Lebens aus sich herausreißen wollen. Keine Aufnahme ihrer Hochzeit, kein Bild ihres Mannes. Nur, inmitten von Leerstellen, Selma und ein schlafendes Baby auf ihrem Bauch, laut Bildunterschrift ihre Tochter Paula.

Danach wieder dieses seitenlange Nichts, die Trennblätter aus Pergamin rascheln zwischen Katjas Fingern hindurch. Bis auf den letzten Seiten wieder Selma zu sehen ist, allein, an Deck eines Kreuzfahrtschiffes, vor Mykonos, im letzten Sommer, wie dem darunterstehenden Datum zu entnehmen ist. Eine Reise nach der Trennung von ihrem Mann, in ihrem Gesicht ein aufgeräumtes Lächeln, erleichtert und froh.

Katja klappt das Album zu, schaut nachdenklich auf den Einband aus meliertem Stoff, legt es zurück und entdeckt dabei zwei gerahmte Fotografien, aufeinandergestapelt, mit der Bildseite nach unten. Sie nimmt sie heraus, betrachtet sie. Die eine zeigt ein etwa sechsjähriges Mädchen auf Selma Kiefers Schoß, eine Schultüte im Arm. Lange her, die Farben sind vergilbt. Mutter und Tochter, denkt Katja, am Tag von Paulas Einschulung. Auf der anderen ist eine junge Frau zu sehen, die Selma auffallend ähnelt. Eine wesentlich neuere Aufnahme der Tochter, noch unverblichen: Paula an einem Pool, Urlaub im Süden, im Hintergrund eine Hotelanlage.

Katja fragt sich, warum Selma Kiefer die Fotos in den Schrank verbannt hat, mit der Bildseite nach unten. Als hätte sie es nicht länger ertragen, sie um sich zu haben, als wäre mit dem Anblick dieser Fotos eine tiefe Verletzung verbunden.

Einer der Spurensicherer taucht in der Tür zum Flur auf. Die Kapuze seines Overalls hat er sich vom Kopf gezogen.

»Wir wären dann durch«, sagt er.

»Irgendwas Wesentliches?«, fragt Katja.

»Sieht nicht so aus.« Er zieht sich die Latexhandschuhe aus. »Fingerabdrücke an der Wohnungstür, ein paar Haare im Schlafzimmer, Hautschuppen. Ob sich darunter auch die DNA des Täters befindet, kann ich dir nicht sagen. Musst du die Analyse abwarten.«

»Nichts, das auf ein gewaltsames Eindringen hindeutet? Kratzspuren von einer durch den Türspalt gezogenen EC-Karte oder so was?«

»Negativ.«

»Trotzdem danke.«

»Immer wieder gerne.«

Er lächelt ihr müde zu und geht hinaus.

Katja weiß, dass es voreilig ist, Schlussfolgerungen zu ziehen. Trotzdem ist sie sich sicher, dass die Spurenanalyse nichts ergeben wird. Die Hautschuppen und die Haare werden Selma Kiefer zugeordnet werden, genau wie die Fingerabdrücke an der Tür. Der Täter hat keine Spuren hinterlassen. Er ist mit Bedacht vorgegangen, sorgfältig und überlegt.

Der Tatzeitpunkt ist klug gewählt. Sonntagabend, man bleibt zu Hause, die meisten Nachbarn lassen das Wochenende vor dem Fernseher ausklingen, genau wie Jenny und sie ein paar Stunden zuvor. Das Risiko, jemandem auf der Straße oder im Hausflur zu begegnen, ist äußerst gering.

Wieder fragt Katja sich, wie der Täter in die Wohnung gelangt ist. Selma Kiefer muss ihm freiwillig die Tür geöffnet haben. Entweder die beiden kannten sich, oder er besaß einen Schlüssel. Oder beides.

»Katja!«

Aus ihren Gedanken gerissen, blickt sie auf.

Dorfmüller ist hereingekommen, zieht sich einen Stuhl vom Esstisch heran, faltet seine zwei Meter Körpergröße darauf zusammen, klappt seinen Notizblock auf. »Ich hab mit der Nachbarin gesprochen, die sie gefunden hat«, sagt er. »Sandra Schilling, Mitte fünfzig, drittes OG links. Wohnt seit siebzehn Jahren im Haus. Gemeinsam mit ihrem Mann Ludwig. Normalerweise trägt er den Müll runter. Oder wie er das nannte: klassische Rollenverteilung. Ich hätte ihm am liebsten eine verpasst. Hatte vor nicht allzu langer Zeit einen Bandscheibenvorfall, deswegen spart er sich so weit wie möglich das Treppensteigen.«

»Also hat sie das übernommen.«

»Du sagst es. Und als sie mit dem leeren Mülleimer in der Hand wieder hochkommt, fällt ihr auf, dass die Wohnungstür von Selma Kiefer nur angelehnt ist. Sie klopft, aber niemand antwortet.«

»Sie kann nicht widerstehen und drückt die Tür auf.«

»Kleinbürgerliche Neugier, hinter Sorge versteckt«, vermutet Dorfmüller. »Endlich mal sehen, wie die Nachbarin so wohnt. Um sich anschließend mit ihrem Mann das Maul über sie zu zerreißen. Hat sie natürlich nicht gesagt, war ihr aber deutlich anzumerken.«

»Verstehe, der Psychologe in dir.«

»Du kannst dir deinen Sarkasmus ruhig sparen.«

»Komm zum Punkt, Rudi!«

»Da bin ich schon längst, kriegst du bloß nicht mit. Jedenfalls wurde ihre Neugier befriedigt. Nur eben anders als erwartet. Sie war fix und fertig, die ganze Zeit kurz vorm Heulen.«

»Hat sie dir was über die privaten Verhältnisse der Toten erzählt?«

»Nicht viel. Nur, dass sie bis vor Kurzem verheiratet war.«

»Das weiß ich schon.«

»Woher?«

»Ich hab ihre Scheidungsunterlagen gefunden.«

»Warum lässt du mich die Nachbarin befragen, wenn du eh schon alles weißt?«

»Jetzt entspann dich mal. Hast du sie nach häuslicher Gewalt gefragt?«

»Davon hat sie nichts mitkommen.«

»Was nur heißt, dass sie nichts davon weiß.«

»So sieht's aus«, sagt Dorfmüller. »Sie hat erzählt, sie und ihr Mann seien völlig überrascht gewesen, als Herr Kiefer ausgezogen ist. Und das mit der Scheidung hat sie auch nur erfahren, weil sie bei einer ihrer seltenen Begegnungen auf der Treppe vorsichtig nachgefragt hat.«

»Selma Kiefer war also nicht sonderlich mitteilsam.«

»Eher das Gegenteil«, erwidert Dorfmüller. »Oder, um es mit den Worten von Frau Schilling zu sagen: total verschlossen.« Er klappt seinen Notizblock zu.

»Hat sie dir was von einer Tochter erzählt?«, fragt Katja.

»Nur kurz erwähnt, dass es eine gibt. Aber die hat sie seit über einem Jahr nicht mehr hier gesehen.«

Seit der Trennung ihrer Eltern, denkt Katja. Die beiden gerahmten Fotos. In die Dunkelheit eines Sideboards aus Eschenholz verbannt. Mit der Bildseite nach unten. »Wann hat Frau Schilling die Wohnung betreten?«, fragt sie.

»Gegen zweiundzwanzig Uhr dreißig«, sagt Dorfmüller.

»Und da war Selma Kiefer schon tot?«

»Soweit sie das beurteilen konnte, ja.«

»Und anschließend hat sie den Notruf gewählt?«

Dorfmüller nickt. »Vom Festnetzanschluss im Flur aus.«

»Hat sie irgendwas gesehen? Den Täter, sein Auto, wie er weggfahren ist?«

»Fehlanzeige.«

»Wir müssen die übrigen Nachbarn befragen. Die ganze Straße!«

»Ich hab den Kollegen schon Bescheid gegeben«, sagt Dorfmüller. »Sie kümmern sich drum.«

Katja tritt ans Fenster. Sie versucht, hinaus in die Nacht zu schauen. Aber in der Reflexion der Scheibe sieht sie nur sich selbst und dahinter den am Tisch sitzenden Dorfmüller.

»Das alles ist total krank, Rudi!«, sagt sie leise.

»Ja«, erwidert er. »Sehe ich genauso.«

# 5

Ihre Schritte hallen über den Boden des Anstaltsflures. Vier rote Kacheln, vier beigefarbene, jeweils zu Quadraten zusammengefasst und in einem Schachbrettmuster verlegt.

Um sieben Uhr heute Morgen ist sie aus München losgefahren. Die A92 in Richtung Regensburg. Um Viertel vor neun kam sie an. Justizvollzugsanstalt Straubing, das sicherste Gefängnis Bayerns. Mehr als achthundert Strafgefangene, davon ein Viertel Mörder. An der Pforte wurde ihre Tasche durchsucht. Sie musste sich in eine Besucherliste eintragen und ihr Handy und ihre Dienstwaffe abgeben.

Es war eine Fahrt ins Ungewisse. Erst kurz vor der Ausfahrt Straubing hat sie nach mehreren vergeblichen Anrufen endlich den Anstaltsleiter erreicht, der keine zwei Minuten zuvor sein Büro betreten und offensichtlich schlechte Laune hatte. Ein persönliches Treffen mit einem der Häftlinge? Außerhalb der Besuchszeiten? Wieso liegt da kein offizieller Antrag vor? Und warum so kurzfristig? Aktuelle Ermittlungen in einem Mordfall, nun gut, aber da hätte man doch trotzdem den normalen Weg einhalten können. Und wenn der Mord erst in der vergangenen Nacht passiert ist, dann kann der betreffende Häftling mit dieser Sache doch überhaupt nichts zu tun haben.

Es hat ihr eine Menge Geduld und Schmeichelei abverlangt, den JVA-Leiter zu überreden. Er wurde erst umgänglicher, als die Sekretärin ihm seinen Morgenkaffee servierte. Katja konnte hören, wie er sich knapp bedankte, mit einem Löffel in der Tasse herumrührte und leise schlürfend einen Schluck nahm. Schließlich stimmte er ihrem Besuch zähneknirschend zu. Nicht ohne auf die großzügige Geste seines Entgegenkommens hinzuweisen. Was für ein selbstgefälliges Arschloch! Katja war froh, dass sie ihm nicht persönlich gegenübersaß, sonst wäre sie ihm ins Gesicht gesprungen.

Unmittelbar nach dem Auflegen, während des Einparkens auf dem Gefängnisparkplatz, rief Dorfmüller an.

»Wo bist du? Ich warte schon seit einer halben Stunde auf dich.«

»Muss was abklären. Wird noch eine Weile dauern.«

»Koller steht mir auf den Füßen. Er will dich unbedingt sprechen.«

»Sag ihm, dass ich gegen zwölf zurück bin.«

»Soll das ein Witz sein?«

Katja überging seine Bemerkung. »Ich möchte, dass du rausfindest, wo Selma Kiefers Tochter wohnt und was sie beruflich macht.«

»Du willst, dass ich sie über den Tod ihrer Mutter informiere?«

»Genau das.«

»Habe ich eine Chance, Nein zu sagen?«

»Hast du nicht.«

»Also die Arschkarte!«

»Tut mir leid, Rudi, aber einer muss es machen.«

Der JVA-Beamte, der sie durch die Anstalt begleitet, hat es nicht eilig. Breite Schultern, ein blassblaues Uniformhemd, gestärkt und mit Bügelfalten. Sein rötlich-braunes Haar ist akkurat geschnitten, der Nacken ausrasiert. Er schwitzt unter den Armen.

Sie denkt noch immer an das Telefonat mit Dorfmüller. Angehörigen eine Todesnachricht zu überbringen, ist für jeden Polizisten bedrückend. In diesem Fall ist es noch bedrückender. Rudi ist nicht zu beneiden.

»Es ist auffallend still bei Ihnen«, sagt sie zu dem Beamten.

»Liegt an der Uhrzeit«, erklärt er. »Die Häftlinge sind bei der Arbeit.« Druckerei, Wäscherei, Möbelfertigung. Es gibt eine Fülle von Werkstätten und Betrieben. Ein Euro neunundzwanzig Lohn pro Stunde, zehn Euro zweiunddreißig am Tag. Katja verzichtet darauf, sich den Monatslohn oder die Rentenansprüche der Häftlinge im Kopf auszurechnen.

Immer wieder werden sie von Gittertüren aufgehalten. Der Beamte schließt sie mit einem der zahllosen Schlüssel an seinem Bund auf. Unaufgeregt, routiniert, er macht das jeden Tag. Auf seiner glänzenden Stirn spiegelt sich die Deckenbeleuchtung, ein heller Fleck in einem farblosen Gesicht. »Sie sind von der Mordkommission in München, oder?«, fragt er.

»Ja«, sagt Katja und versucht, ihre wachsende Panik in den Griff zu kriegen. Sie spürt, wie sie die Kontrolle zu verlieren droht, in jeder Sekunde und mit jedem Schritt ein Stück mehr.

»Haben Sie ihn hier reingebracht?«

»Wen?«

»Hanning.«

Katja nickt fahrig. »Nicht direkt.«

»Hat so einen komischen Blick«, sagt der Beamte. »Wie der einen mit den Augen fixiert. Als ob er direkt in einen hineinschauen könnte.«

Wahrscheinlich kann er das wirklich, denkt Katja. Dr. Alexander Hanning, Psychoanalytiker und Bestsellerautor, Traumatherapeut mit internationaler Reputation, der zwei seiner Patienten getötet hat, um an die Wurzeln seines eigenen Traumas zu gelangen. Einer ihrer letzten Fälle, keine sechs Monate her. Seine Praxis in Oberföhring, gediegen und geschmackvoll. Konstante zwanzig Grad, überwacht von einer Klimaanlage. Katja fragt sich, ob er während ihrer gemeinsamen therapeutischen Sitzungen auch in sie hineingeschaut hat. In ihren persönlichen Abgrund, der sie seit Jahren zu verschlingen droht. Sie hat sich ihm gegenüber als Patientin ausgegeben und ihn mit ihrer eigenen Geschichte gelockt. So nah dran wie möglich, ohne den eigentlichen Kern zu offenbaren. Die beste Tarnung ist die Wahrheit. Sie hat ihn damit mehr belogen als mit jeder Lüge.

Als sich auf einem Schrottplatz in Oberschleißheim nördlich von München Dorfmüllers Handschellen um Hannings Handgelenke schlossen, hat sie sich geschämt. Hanning lag hilflos vor ihr auf dem Bauch, Täter und Opfer zugleich, sein blond gelockter Kopf mit den grauen Schläfen neben einer Öllache, die im fahlen Mondlicht schimmerte.

Nur Minuten vorher war sie dem Tod so nah wie nie gewesen, in einem rostigen Schrottauto, gelähmt durch das Mittel, das er ihr injiziert hatte. Sie hatten sich gegenseitig in die Falle gelockt. Um ein Haar hätte er gewonnen. Unfähig, sich zu rühren, hatte sie mitansehen müssen, wie er Benzin über die Motorhaube und das Dach goss. Das aufflammende Feuerzeug in seiner Hand, die Reinszenierung seines eigenen Traumas: der Vater, der die Mutter in ihrem Wagen verbrennt. Der verzweifelte Sohn, der ihr nicht helfen kann.

Nur das unerwartete Auftauchen von Dorfmüller hatte ihr das Leben gerettet. Er hatte sie aus dem brennenden Auto gerissen. Sekunden später war es in die Luft geflogen. Ohne sie.

Statt Erleichterung war da nur dieses unerklärliche Gefühl der Scham gewesen. Hanning lag gefesselt vor ihr. Und sie hatte Mitleid mit diesem Mann, der zwei Menschen getötet hatte.

Wir machen uns ständig etwas vor, denkt Katja. Reden uns die Dinge schön, um uns vor uns selbst zu retten.

»Bitte«, sagt der Beamte und schließt eine Tür auf.

Der Besuchsraum ist größer, als sie vermutet hat. Ein Dutzend separater Tische, an denen die Gefangenen ihren Angehörigen gegenübersitzen. Ohne Privatsphäre, ohne Intimität. Die vergitterten Fenster gehen hinaus auf den Gefängnishof. Jetzt ist der Raum leer. Nur sie und der Beamte, der bei dem Gespräch mit Hanning dabei sein wird. Für alle Fälle und weil die Vorschrift es so will.

»Er muss jeden Moment hier sein«, sagt er und setzt sich auf einen Stuhl neben der Tür.

»Ich habe Zeit«, erwidert sie, magisch angezogen von der Aussicht in den Hof. Sie schaut durch die Gitterstäbe, zögernd, voller Angst. Ihr gegenüber, kaum einen Steinwurf entfernt, mehrere Reihen von Zellenfenstern. Nebeneinander, übereinander. Unter jedem von ihnen, in großen Zahlen auf die Fassade gemalt, Zellennummern und Stockwerk. Totale Kontrolle, selbst von außen.

Zwei Männer mit lebenslangen Haftstrafen. Dem einen wird sie in ein paar Minuten gegenübersitzen, den anderen wird sie seit Jahren nicht los. Und jetzt steht sie da, an einem der Fenster des Besuchsraums, und verspürt den kranken Wunsch, einen Blick auf ihn zu erhaschen: auf diesen anderen, dessen Namen sie nicht aussprechen will, diesen anderen, der noch immer Macht über sie hat.

Sie versucht, sich auf die vor ihr liegende Begegnung mit Hanning zu konzentrieren. Der Grund, warum sie hier ist. Die ganze Nacht lang hat sie wach gelegen. Hat sich das Gehirn zermartet über die Frage, die sie schon Leah Levy am Tatort gestellt hat: Warum tut jemand so was? Levy hat sie an einen Fachmann verwiesen. Einen Psychiater. Einen, der sich mit so abartigem Zeug auskennt, wie sie das genannt hat. Natürlich ist Katja sofort Hanning eingefallen. Sie kennt ihn, sie hat ihn studiert, sie weiß um seine Fähigkeiten. Sein messerscharfer Verstand, die sachliche Art, mit der er die Dinge analysiert. Wenn einer ihr weiterhelfen kann, dann er. Aber dafür muss sie ihm Einblick in ihre Ermittlungen gewähren, ist gezwungen, ihm Dienstgeheimnisse zu offenbaren, die sie einem Außenstehenden nicht verraten darf. Wenn die Sache auffliegt, wird sie sich vor Koller dafür verantworten müssen. Und das wird nicht ihr größtes Problem sein.

Dazu kommt: Hanning kennt eben auch sie. Anders als Dorfmüller weiß er, dass ihre angebliche Legende im Sommer gar keine war. Dass alles, was sie während ihren beiden Sitzungen von sich preisgegeben hat, der Wahrheit entsprach.

Dorfmüller hätte das Risiko, das sie damit eingegangen war, niemals gebilligt. Deshalb hat sie es ihm bis heute verschwiegen. Und deshalb hat sie ihm vorhin am Telefon auch nicht gesagt, wohin sie unterwegs ist. Seit er ihr Assistent ist, versucht er, sie vor sich selbst zu beschützen. Sie ist ihm dankbar dafür, auch wenn sie weiß, wie viel sie ihm damit zumutet.

Sie schaut noch immer hinaus auf die gegenüberliegende Seite des Hofes, als sie hört, wie sich hinter ihr ein Schlüssel im Schloss dreht. Ihr Körper versteift sich, ihr Puls beginnt zu rasen. Das Öffnen der Tür, das Geräusch von Schritten, das Zufallen der Tür. Er ist da.

Langsam dreht Katja sich um.

# 6

Er trägt Häftlingskleidung. Eine blaue Hose, ausgeblichen in den Waschtrommeln der Anstaltsreinigung, darüber ein graues Sweatshirt. Sein Gesicht wirkt ausgemergelt, die Haut fahl, die Augen unter der Brille mit dem Goldrand liegen tief in ihren Höhlen. Als sie ihn das letzte Mal gesehen hat, waren nur seine Schläfen grau, jetzt ist auch der Rest seiner blond gelockten Haare von melierten Strähnen durchzogen. Trotz seines ungesunden Aussehens strahlt er noch immer Lebendigkeit aus. Neugier, die Lust am Denken, den Hunger nach Herausforderung.

Er schaut sie schweigend an. Sie soll den ersten Zug machen. Katja weiß: Er wird unter allen Umständen versuchen, die Kontrolle zu gewinnen. Über das bevorstehende Gespräch und damit über sie.

»Hallo, Dr. Hanning.«

»Hallo, Frau Sand.«

In seiner Stimme dieselbe Ruhe und Gelassenheit wie in seinem Strafprozess. Nachdem Katja dem Gericht die Todesangst geschildert hatte, in die er sie versetzt hatte, forderte der Vorsitzende Richter ihn zu einer Stellungnahme auf. Obwohl seine Verteidiger ihm nahegelegt hatten, sich auf sein Aussageverweigerungsrecht zu berufen, ergriff er das Wort. Er räumte nicht nur die ihm zur Last gelegten Morde an seinen Patienten August Hirschberger und Robert Fellner ein, er legte auch seine Tatmotive dar, nüchtern, präzise und analytisch. Als wäre er nicht der Angeklagte, sondern ein bestellter Sachverständiger, der dem Gericht die Ergebnisse eines psychiatrischen Gutachtens präsentierte.

Reue über seine Taten zeigte er nicht, er wies lediglich darauf hin, dass es nicht zu den Morden gekommen wäre, wenn er zu den Tatzeitpunkten gewusst hätte, was er später durch Katja über sich selbst erfahren habe: dass er als dreijähriger Junge adoptiert worden war, nachdem sein Vater ihn gezwungen hatte, mit anzusehen, wie seine Mutter bei lebendigem Leib verbrannte. Das Kind, das er damals gewesen sei, habe dieses extrem traumatisierende Erlebnis verdrängt. Die dadurch entstandene Leerstelle in seiner Erinnerung habe er auch als Erwachsener nie füllen können, jahrzehntelang sei er auf der verzweifelten Suche nach seiner wahren Identität gewesen.

Am Ende seiner Ausführungen war es im Gerichtssaal ganz still. Nach einem kurzen Innehalten wandte Hanning sich zu Katja und sprach sie direkt an. Er bedankte sich bei ihr. Durch sie habe er schließlich zum Kern seines Traumas vordringen können. Nur wegen ihr könne er jetzt endlich er selbst sein.

Für Katja hörten sich seine Worte wie die versteckte Liebeserklärung eines Vaters an seine Tochter an. Was er gesagt hatte und wie er es gesagt hatte, berührte sie. Sie war überwältigt. Und fühlte sich gleichzeitig bloßgestellt und benutzt. Als hätte er sie auf offener Bühne vergewaltigt.

»Bitte«, sagt sie jetzt zu ihm und deutet auf den Stuhl auf der anderen Seite des Tisches.

Ein kurzer Blick zu dem Beamten neben der Tür, dann kommt er auf sie zu, langsam, bedächtig. Er greift nach der Lehne des Stuhles, setzt sich. Er blickt sie schweigend an, um den Mund ein versonnenes Lächeln. Seine Augen hinter der Brille bohren sich in ihre. Unmerklich weicht sie zurück, ihre Schläfen beginnen zu pochen.

Er kann es wirklich, denkt sie, in andere hineinschauen. Durch die Oberfläche in die Tiefe, bis hinunter auf den Grund.

»Was?«, fragt sie und hört den gereizten Unterton in ihrer Stimme. Die Angst vor dem, was jetzt unausweichlich kommen wird.

»Die Scheune, von der Sie mir in unseren Sitzungen erzählt haben«, sagt er sanft. »Sie wissen schon. Wo steht die?«

Bleib ruhig, Katja, lass dich bloß nicht auf seine Spielchen ein. »Warum interessiert Sie das?«

Er antwortet nicht, weil er nicht antworten muss. Noch immer dieses Lächeln auf den Lippen, schaut er sie einfach weiter an, geduldig, abwartend, lauernd. Er weiß, dass sie ihren Widerstand nicht lange aufrechterhalten kann. Sie ist zu ihm gekommen, weil sie etwas von ihm will. Um etwas zu bekommen, muss sie ihm etwas geben.

»Westlich von München«, sagt sie ausweichend.

»Wo genau?«

Sie zögert. Das hier ist ihr Leben, nicht seins. Je mehr sie von sich preisgibt, desto mehr hat er sie in der Hand. Er will die Kontrolle, sie will sie nicht verlieren. »Ich glaube nicht, dass das irgendeine Rolle spielt.«

»Sie wissen, dass es sehr wohl eine Rolle spielt.«

»Außerhalb eines Dorfes«, sagt sie und spürt, wie ihr Widerstand nachlässt. »Am Rand eines Feldes, neben einer Viehweide. In der Nähe war ein Wald.«

Sein Lächeln friert ein. Etwas anderes legt sich darüber. Der Versuch, ein Bild in seinem Kopf zusammenzusetzen. Er schließt die Augen. »Verwittertes Holz«, sagt er leise. »Das Rauschen der nahen Bäume. Der Geruch nach gemähtem Gras und Dung. Mondlicht, das durch die Lücken zwischen den Brettern fällt.«

»Wieso Mondlicht?«, fragt sie. »Wer sagt Ihnen, dass ich in der Nacht dort war?«

Seine Augen öffnen sich wieder. Statt einer Antwort nimmt er seine Brille ab, lässt den Blick prüfend über die Gläser schweifen. »Sie haben nicht zufällig ein Taschentuch dabei?«

Katja durchsucht ihre Tasche, zieht ein Päckchen Papiertaschentücher heraus. »Sie können es behalten, wenn Sie wollen.«

»Danke«, sagt Hanning und beginnt, seine Brille zu putzen. Seine gepflegten Hände. Bläuliche Adern auf den schlanken Handrücken. Die Nägel sind kurz geschnitten und sorgfältig mit einer Feile in Form gebracht. »Es sind immer die Nächte«, sagt er und hält die Brille prüfend gegen das Licht, ehe er sie wieder aufsetzt. »Jedenfalls in unserer Erinnerung. Weil wir dazu neigen, unsere Ängste der Nacht zuzuschreiben. Wissen Sie noch, der Gang in den Keller, damals als Kind? Jeder von uns kennt das. In unserer Erinnerung führt die Treppe immer in den Keller, und wir werden wieder zu kleinen Kindern. Unser Herz klopft, die Hände schwitzen, der Kopf glüht. Wir wollen nicht da runter, aber wir müssen. Hinab in die Dunkelheit, dorthin, wo das Grauen lauert.«

Er stützt die Ellenbogen auf den Tisch, legt das Kinn auf seine übereinandergelegten Hände und mustert Katja.

Sie würde seinem Blick am liebsten ausweichen. Aber wenn sie das tut, hat sie verloren. Sie muss ihm standhalten, sie darf sich nicht von ihm provozieren lassen.

»Vielleicht ist es nicht ganz so einfach«, sagt sie so ruhig wie möglich und lehnt sich zurück. Der Versuch, gelassen zu wirken. Die Stuhllehne in ihrem Rücken, der schweißnasse Stoff der Bluse auf ihrer Haut.

Hanning lächelt erneut. »Doch, Frau Sand, ist es. Alle unsere Ängste sind nur Varianten der einen großen Angst. Spielarten. Teilaspekte.«

»Von welcher Angst reden Sie?«

»Von der, auf die sich alles zurückführen lässt. Die Angst, zurückgestoßen und verlassen zu werden, die Angst, nicht geliebt zu werden. Die Spielchen, die wir spielen, das ständige Ringen um Kontrolle, der ewige Kampf um Überlegenheit – alles nur Trugbilder. Das Gegenteil von Souveränität. Ein einziges großes

Ausweichen vor der Einsicht in die tiefe Einsamkeit unserer Existenz.«

Er redet über sich, aber er meint sie. Die ganze Zeit schon. Als wären sie eins. Er versucht sie einzuwickeln, aus der Reserve zu locken.

»Wir verlassen uns immer nur auf das, was wir sehen. Und übersehen dabei das Wesentliche. Das, was wir mit den Augen nicht sehen können. Eine Ahnung, ein Gefühl. Niemals greifbar, aber immer spürbar. Wir versuchen, es zu unterdrücken, wir leugnen es ab. Vor uns selbst, vor anderen. Und träumen davon, erlöst zu werden.«

»Und? Werden wir erlöst?«

»Nur, wenn wir die Treppe ganz hinuntergehen. Weiter und immer weiter.«

»Bis wohin?«

»Bis in den Keller. Über den Schmerz hinaus. Bis wir bei uns selbst ankommen und endlich frei sind.«

Er macht eine Pause. Als würde er seinen Worten beim Verklingen nachhören.

»Die Dinge haben sich umgedreht, Frau Sand. Mein ganzes Leben lang war ich in mir gefangen, auch wenn ich äußerlich frei war. Heute befindet sich mein Körper im Gefängnis, aber dafür ist mein Inneres endlich frei. Was mir tausendmal lieber ist als mein früherer Zustand. Mit äußerer Unfreiheit kann man sich arrangieren, mit innerer Unfreiheit nicht.«

»Und das heißt?«

»Dass Sie das Tor endlich öffnen müssen.«

»Und wenn ich das nicht will?«

»Sie wissen so gut wie ich, dass Sie das wollen. Sie sehnen sich geradezu danach.«

»Vielleicht weiß ich ja längst, was im Inneren auf mich wartet.«

»Aber nur mit dem Kopf. Und das nützt Ihnen nichts.« Hanning wirkt jetzt fast ein wenig enttäuscht. »Sie müssen es sehen, Frau Sand. Wirklich sehen. Nicht mit den Augen. Mit Ihrer ganzen Seele.«

»Eine Reinszenierung?«

Er winkt gelangweilt ab. »Vergessen Sie die Fachbegriffe. Tun Sie es einfach. Nicht, weil ich es Ihnen sage, sondern weil Sie es wollen und weil Sie es können. Ich weiß, dass Sie es können!«

Er fixiert sie mit seinem Blick, nagelt sie fest. Sie kann ihm nicht ausweichen. Also schaut sie durch ihn hindurch. Und sieht sich selbst. In der Scheune, in dieser Nacht vor vielen Jahren.

Sie reißt sich los von dem Bild. Sie will das alles nicht sehen, sie erträgt es einfach nicht. Verlagert den Fokus zurück auf Hanning. Sie spürt, dass er ihre Gedanken lesen kann, jedenfalls die Richtung, in die sie gehen. Sie muss dem Einhalt gebieten, ehe dieses Gespräch noch weiter aus dem Ruder läuft. »Ich bin nicht hergekommen, um mit Ihnen über mich zu sprechen.«

»Sie wollen mir lieber ausweichen? Ihre Entscheidung. Aber Ihnen muss klar sein, dass Sie damit vor allem sich selbst ausweichen.«

»Dann ist das eben so«, erwidert sie und wundert sich über die Entschlossenheit in ihrer Stimme. Sie wird sich nicht von ihm bezwingen lassen. Nicht hier und nicht jetzt.

»Also gut«, sagt er und lächelt. »Warum sind Sie hergekommen? An einem Montagmorgen um neun. Zwei Stunden Fahrt von München bis hierher, was bedeutet, dass Sie schon um sieben losgefahren sind. Es muss also sehr dringend sein.«

»Ja«, sagt sie. »Ist es.«

Er legt Daumen und Handballen zusammen, schlägt seine ausgestreckten Finger rhythmisch gegeneinander. »Ich bin gespannt.«

»Ein Mord«, sagt Katja. »Gestern am späten Abend. Eine Frau Mitte siebzig. In ihrer Wohnung.«

Hanning scheint überrascht zu sein, fast ein wenig verblüfft. Er faltet seine Hände, führt sie an den Mund, mustert Katja durch die goldumrandeten Gläser seiner Brille. »Sie wollen, dass ich Ihnen helfe?«

»Ich brauche Ihre Expertise.«

»Als Mörder oder als Analytiker?«

»Als Fachmann.«

»Ich verstehe«, sagt Hanning. »Es geht um das Warum.«

»Ja«, sagt Katja. »Genau darum geht es.«

Hanning lehnt sich in seinem Stuhl zurück, legt den Kopf in den Nacken. Sein Blick schweift scheinbar ziellos über die Decke, wandert dann zu einem der Fenster. Er schaut hinaus. So wirkt es zumindest. Katja weiß, dass er in Wahrheit in sich selbst hineinschaut. »Warum ich?«, fragt er. »Warum gehen Sie damit nicht zu einem der Psychiater da draußen? Gibt doch genug, die sich als Gutachter in entsprechenden Strafprozessen hervorgetan haben.«

»Weil ich Sie kenne, Doktor Hanning. Weil ich weiß, wie Sie denken.«

»Ach ja?«

»Und weil Sie mich kennen und wissen, wie ich denke.«

»Freut mich, dass Sie das so sehen.«

»Also?«, fragt Katja.

»Was habe ich davon?«, fragt Hanning zurück, den Blick weiter von ihr abgewandt und auf die gegenüberliegende Hofseite gerichtet. Noch immer lächelt er.

»Gar nichts«, sagt Katja.

»So wenig?«

»Oder so viel.«

»Wie kann nichts viel sein?«

»Alles eine Frage der Definition.«

»Gute Antwort.«

»Einfache Antwort«, erwidert Katja. »Eben weil wir beide wissen, wie der andere denkt.«

Er wendet sich wieder ihr zu. Gelassen, unaufgeregt. Das

Lächeln in seinem Gesicht wird breiter. »Dann erzählen Sie mal.«

Die erste Hürde ist genommen, denkt Katja, auch wenn dahinter noch weitere lauern. Hanning ist niemand, der sich ohne Gegenleistung auf so etwas einlässt. Sie kennt seine Forderung, auch wenn sie unausgesprochen bleibt: Sie selbst ist die Gegenleistung!

Nüchtern beginnt sie zu berichten. Beschreibt den Tatort, gibt die Tatumstände wieder, schildert detailliert den Anblick der Toten und das, was der Täter mit ihr gemacht hat. Das Setzen der tödlichen Spritze, das Abziehen der Haut vom Unterleib, das penible Reinigen der Wunde und schließlich: das Ablegen des geflochtenen Kranzes auf ihrem Bauch.

Der Beamte neben der Tür verzieht fassungslos das Gesicht. Das alles geht ihm sichtlich nah.

Hanning hingegen bleibt ungerührt. Unterbricht nicht, kommentiert nicht, lauscht einfach nur ihren Worten. Bis Katja ihre Ausführungen beendet hat. »Sie sagen, er hat ein Skalpell benutzt?«

»Ja.«

»Wie bei einer Operation?«

»Ja.«

Hanning lässt sich Zeit. Sitzt reglos da, überlegt, wägt ab. Katja kann ihm ansehen, wie es in ihm arbeitet, wie er versucht, in seinem Kopf aus den Bausteinen ihrer Erzählung ein Bild von Selma Kiefers Mörder zu entwerfen. »Ich denke, er sieht sich als Arzt, der einen chirurgischen Eingriff durchführt«, sagt er schließlich. »Deshalb das Skalpell. Danach die Reinigung. Ein symbolischer Akt, eine Art Ritual.«

Katja glaubt, sich verhört zu haben. »Wie bitte?«

»Lösen Sie sich von Ihren eingefahrenen Gedankenmustern. Denken Sie wie er, versetzen Sie sich in sein Inneres. Wonach sehnt er sich, was will er?«

»Ich weiß es nicht.«

»Vergessen Sie nicht, dass er sich als Arzt begreift. Was tun Ärzte?«

»Sie helfen.«

»Und weiter?«

»Sie retten Leben.«

»Ganz genau.«

Er macht eine Pause, bevor er weiterspricht, so als wollte er dadurch die Wirkung der folgenden Worte noch erhöhen.

»Er hat versucht, diese Frau zu retten, Frau Sand.«

»Indem er sie tötet?«

»Es geht ihm nicht um das Töten.«

»Worum dann?«

Sie ärgert sich über die Gereiztheit in ihrer Stimme. Sie weiß, dass er sich an ihrer Unbeherrschtheit ergötzt. Er will sie aus der Reserve locken. Gleichzeitig erwartet er eine würdige Gegnerin. Also muss sie so tun, als wäre sie eine. Eine, die sich im Griff hat. Und ihm die Bühne bietet, die er braucht.

Hanning lehnt sich in seinem Stuhl zurück, lächelt ihr amüsiert zu. »Sie wirken wahnsinnig angespannt, Frau Sand.«

»Ich bin auf der Suche nach einem Mörder.«

»Waren Sie bei der Jagd nach mir auch so ungeduldig?«

»Lassen Sie die Spielchen, Doktor Hanning. Also?«

»Also was?«

»Wenn es ihm nicht ums Töten geht, worum dann?«

Wieder betrachtet Hanning sie seelenruhig, fast schon überheblich. Er genießt die gespannte Erwartung in ihrem Blick, die Unruhe, die er in ihr auslöst. Er weiß um die Macht, die er in diesem Moment über sie hat. »Dieser Kranz auf dem Bauch der Toten, von dem Sie erzählt haben. Hatte der Dornen?«

»Ja.«

»Also eine Art Dornenkrone. Was löst das bei Ihnen aus? Woran denken Sie bei diesem Wort?«

»Ich weiß nicht … die Kreuzigung Jesu.«

Hanning nickt. »*Salvator mundi* – der Erlöser der Welt.«

»Sie glauben, dass der Täter sein Opfer ermordet hat, um es zu erlösen?«

»Genau das glaube ich.«

»Und wovon?«

»Ein physisches Leiden, eine schwere Krankheit. Krebs zum Beispiel.«

»Dazu hätte ich in den persönlichen Unterlagen der Toten etwas finden müssen.«

»Vielleicht spielt auch ihr Alter eine Rolle. Immerhin war sie über siebzig.«

Katja spürt Ablehnung in sich. Den Unwillen, sich auf die Gedankenwelt des Täters einzulassen. Den Wunsch, das hier schnell hinter sich zu bringen. »Also gut, er will sie erlösen«, sagt sie. »Von was auch immer. Aber wieso bringt er ihr dann diese schreckliche Wunde bei?«

»Wie kommen Sie darauf, dass es sich um eine Wunde handelt? Schauen Sie nicht von außen auf die Dinge, Frau Sand, schauen Sie dahinter!«

»Warum sagen Sie mir nicht einfach, was Sie dahinter sehen?«

»Das Abziehen der Haut ist ein Akt der Offenbarung. Alter und Vergänglichkeit werden überwunden. Um die darunterliegende Schönheit ans Licht zu bringen.«

»Für mich ist das einfach nur krank.«

»Weil Ihnen die Logik dahinter fremd ist. Aber Sie klären Morde ja auch lieber auf, als sie selbst zu begehen.«

»Im Gegensatz zu Ihnen.«

Ihre Bemerkung trifft ihn. Sein Lächeln friert schlagartig ein. Er sinkt in sich zusammen, der Rücken gebeugt unter dem Grau seines Sweatshirts. Mit einem einzigen Satz hat Katja ihn zurück in die Wirklichkeit seiner Haft befördert und die Rollen zwischen ihnen umgekehrt.

»Tut mir leid«, sagt sie. »Ich wollte Ihnen nicht zu nahetreten.«

»Ich bitte Sie«, erwidert er. »Wer austeilt, muss auch einstecken können.«

Die Verkrampfung in seinem Gesicht beginnt sich zu lösen, die gewohnte Energie kehrt in ihn zurück. Nur ein paar Sekunden, und er hat sich wieder im Griff.

»Es gab da vor Jahren diese Ausstellung«, sagt er. »*Körperwelten*. Plastinierte Leichen, herauspräparierte Organe, das Wunder der menschlichen Anatomie. Ein Riesenerfolg. Der Professor, der sich das ausgedacht hat, ist damit durch ganz Deutschland getourt.«

»Warum erzählen Sie mir das?«

Wieder dieses überlegene Lächeln. Der Genuss, ihr immer einen Schritt voraus zu sein. »Ich wette, Sie haben sich diese buchstäblich unter die Haut gehende Schau damals auch angesehen.«

»Ja, hab ich.«

»Und? Waren Sie beeindruckt?«

»War ich.«

»Fasziniert von der eigentümlichen Schönheit der Exponate?«

»Ja.«

»Und trotzdem weigern Sie sich anzuerkennen, dass es Ihrem Mörder um eben diese Schönheit ging?«

Katja weiß nicht, was sie darauf erwidern soll. Er öffnet Türen, hinter die sie nicht sehen will, treibt sie in Abgründe, in die sie nicht getrieben werden will.

»Wollen Sie noch mehr hören?«, fragt Hanning. Er klingt jetzt fast ein wenig belustigt. »Das Häuten hat noch eine andere Bedeutung. Ursprünglich galten Skalps bei bodenbauenden Völkern als Fruchtbarkeitssymbole. An lange Stangen montiert, fungierten sie als religiöse Ritualgegenstände, um die Ertragskraft der Felder oder die Fruchtbarkeit der Frauen positiv zu beeinflussen. Skalpiert wurde schon bei den Skythen in der Antike, bei den Azteken oder im südamerikanischen Chaco. Bei den nordamerikanischen Indianern galt der Skalp als Trophäe des Kriegers, der damit sein Prestige steigerte.«

»Der Skalp eines weiblichen Geschlechtes als Trophäe des Täters?«

»Ja.«

»Und wofür steht diese Trophäe?«

»Eine Anverwandlung«, erklärt Hanning. »Die Überkompensation eines Unterlegenheitsgefühls: Indem ich ihr Geschlecht an mich bringe, werde ich wie sie.«

»Der Täter sehnt sich danach, eine Frau zu sein?«

»Bewusst oder unbewusst.«

»Wie Phoenix aus der Asche«, denkt Katja laut nach. »Eine Art Wiedergeburt.«

»Kein schlechter Vergleich«, sagt Hanning und schaut sie durchdringend an. »Womit wir wieder bei Ihnen wären.«

»Wieso bei mir?«

»Was ist mit Ihrer Asche, Frau Sand?«

»Wie meinen Sie das?«

»Das wissen Sie doch.«

»Tue ich das?«

»Aber natürlich«, sagt Hanning. »Sie wollen doch selber dieser Phoenix sein, die Scheune am Waldrand endlich verbrennen, die Last hinter sich lassen, diesen ewigen Albtraum. Und dann geläutert aus den Resten des Feuers emporsteigen, ungezwungen, unbeschwert, endlich frei.«

Seine Sätze treffen sie bis ins Mark, jedes einzelne Wort. Die Betonungen, die Pausen dazwischen. Er fühlt sich von ihr gedemütigt. Weil sie ihm gezeigt hat, wer er wirklich ist. Nun will er dasselbe mit ihr tun. Um ein Gleichgewicht zwischen ihnen herzustellen. Um die Schmach auszugleichen, die sie ihm zugefügt hat.

Auf ihrer Oberlippe sammeln sich Schweißperlen, Schultern und Arme verkrampfen sich. Sie versucht, sich nichts anmerken zu lassen, obwohl sie weiß, dass ihm selbst die kleinsten Veränderungen an ihr nicht entgehen.

»Ich sagte doch: keine Gegenleistung, Doktor Hanning!«

»Sie sagten auch: alles eine Frage der Definition.«

Sein Lächeln hat jetzt fast etwas Überhebliches an sich. Er spielt seine Dominanz wie eine Trumpfkarte aus.

»Zurück zum Täter«, versucht Katja, das Thema zu wechseln. »Was macht er mit seiner Trophäe?«

»Er nimmt sie mit nach Hause, konserviert sie in Formalin«, sagt Hanning. »Ein Fetisch, der ihm schenkt, was lebende Frauen ihm nicht geben können: körperliche Erregung.«

»Vorgestellter Sex mit einer Frau, die tot ist?«

»Auch imaginierte Gefühle sind echte Gefühle, Frau Sand. Wir sind, was wir zu sein glauben.«

»Die Abgründe der Seele«, erwidert Katja leise.

»Für die wir uns beide interessieren. Beruflich und privat. Jeder auf seine Weise.«

»Ja«, sagt Katja. »Jeder auf seine Weise.«

Es bereitet ihr zunehmend Mühe, sich zu konzentrieren. Hannings Anspielungen auf ihre eigene Situation machen sie wütend. Er spielt mit ihr, und sie kann nichts dagegen tun. Zugleich verspürt sie den Wunsch, sich ihm zu offenbaren. Aber er ist eben nicht nur ein brillanter Psychoanalytiker und Traumatherapeut, er ist auch ein zweifacher Mörder, ein Mann, der einem seiner Patienten tatenlos beim Ertrinken und dem anderen beim Ersticken zugeschaut hat.

»Wird er es wieder tun?«, fragt sie.

»Davon können Sie ausgehen, Frau Sand.«

»Wonach soll ich suchen?«

»Nach einem Mann, der gerne ein Arzt wäre und noch nie eine funktionierende Liebesbeziehung mit einer Frau hatte.«

»Das ist alles?«

»Mehr als Sie erwarten konnten, finden Sie nicht?«

Katja steht auf. »Ich danke Ihnen, Doktor Hanning.«

Er ergreift ihre Hand und drückt sie. Sanft, beinahe zärtlich. »Jederzeit wieder«, sagt er. »Wann immer Sie mögen. Sie wissen ja, wo Sie mich finden.«

Katja nickt dem JVA-Beamten zu. Er schließt ihr die Tür auf.

Sie ist schon fast draußen, als Hannings Stimme sie innehalten lässt. »Ich soll Sie übrigens grüßen.«

Sie dreht sich zu ihm um. Er sitzt unbewegt da, den Blick vor sich auf die Tischplatte gerichtet.

»Von wem?«, fragt sie und hört das Zittern in ihrer Stimme.

Sein Blick hebt sich langsam, bis seine Augen ihre treffen. »Ein Mitgefangener, den ich kennengelernt habe«, sagt er beiläufig. »Ich soll Ihnen ausrichten, dass kein Tag vergeht, an dem er nicht an Sie denkt.«

Katja spürt, wie ihre Knie weich werden. Sie will sich am Türrahmen festhalten, aber sie greift ins Leere. Der Boden unter ihr gibt nach, sie sieht sich fallen. Ein Sturz ins Grenzenlose, eine alles verschlingende Angst.

# 7

Katja sitzt in ihrem Auto. Im Rückspiegel der Eingang der JVA. Das Portal mit dem aufgesetzten Wachturm, Stacheldrahtrollen auf Mauerkronen. Sie betrachtet ihre zitternden Hände auf dem Lenkradkranz. Ihr Herz schlägt wie verrückt, in ihrem Kopf herrscht Chaos. Verzweifelt versucht sie sich zu beruhigen.

Sie hat gewusst, dass die Begegnung mit Hanning sie aufwühlen würde. Aber sie war nicht vorbereitet auf die Wucht, mit der seine Worte sie trafen.

Und schlimmer noch: Was hat der andere, dessen Namen sie nicht aussprechen will, ihm über sie erzählt?

Sie zwingt sich dazu, die Frage beiseitezuwischen. Spekulationen bringen nichts. Sie muss sich auf ihren Fall konzentrieren. Auf das, was sie von Hanning bekommen hat. Einen Täter, der versucht, sein Opfer zu erlösen. Der das Geschlecht einer alten Frau häutet, um die darunterliegende Schönheit offenzulegen. Der sich mit der Trophäe seiner Tat selbst befriedigt, während er heimlich davon träumt, eine Frau zu sein. Der noch nie eine funktionierende Liebesbeziehung mit einer Frau hatte.

Aus der Luft gegriffene Annahmen, denkt Katja, reine Vermutungen, wenn auch von einem Fachmann. Hat sich der Einsatz gelohnt? Der Preis, den sie zahlen muss, ist schon jetzt zu hoch, der Ertrag lässt sich nicht abschätzen.

Sie erwischt sich bei dem Gedanken, dass die von Hanning erbetene Hilfe nur ein Vorwand war. Ein vorgeschobener Grund, um ihn wiederzusehen. Der Wunsch nach Befreiung, die Sehnsucht nach ihrer eigenen Erlösung.

Sie schaut auf ihre Uhr. Zehn Uhr zwanzig. Sie muss sich beeilen, wenn sie bis zwölf Uhr zurück sein will.

Die Tür zu Reinhard Kollers Büro steht offen. Der Leiter der Münchner Mordkommission sitzt an seinem Schreibtisch und telefoniert. Unter den kurz geschnittenen Haaren die Züge eines Adlers. Der Mund schmallippig, aber entschlossen. Er gilt als gnadenlos. Seine Ungeduld ist ebenso legendär wie seine Neigung zu Wutanfällen. Bei ihm dreht sich alles um Zeit. Jeder Tag ohne Ermittlungsfortschritte erhöht die Chance eines Täters, ungestraft davonzukommen. Deshalb treibt Koller die Kollegen unermüdlich zur Eile an. Je geringer die Ermittlungsfortschritte, desto mehr erhöht er den Druck. Die Kollegen schätzen ihn trotzdem. Weil er sich selbst dasselbe abverlangt wie ihnen. Vierundzwanzig Stunden am Tag, wenn es sein muss, auch länger.

Den Hörer zwischen Ohr und Schulter eingeklemmt, winkt er Katja herein. Redet dabei weiter ins Telefon, klopft mit einem Kugelschreiber ungeduldig auf die Platte seines Schreibtischs. Stimmt seinem unsichtbaren Gegenüber erst zu, um ihm anschließend zu widersprechen. Versucht, seine zunehmend schlechter werdende Laune im Zaum zu halten. Legt schließlich auf und schaut Katja gereizt an. »Wo zum Teufel hast du gesteckt?«

»Nächste Frage«, sagt Katja.

»Wie bitte?«

»War was Privates.«

Koller schaut sie ungläubig an. »Was Privates? Ist das dein Ernst? Keine zwölf Stunden, nachdem du an einem Tatort eine derart zugerichtete Leiche gefunden hast?« Er deutet auf die Tatortfotos vor ihm. Selma Kiefer, aus jeder erdenklichen Perspektive, von oben, von der Seite, als Totale und im Detail.

»Lass es gut sein, Reinhard, okay?«

»Nein«, regt er sich auf. »Ich lasse es nicht gut sein. Weißt du, was hier los ist? Die Pressemitteilung ist noch nicht raus, da hast du diese Radio- und Zeitungstrottel schon am Ohr. Wie die Geier. Versuchen, Dinge aus dir rauszukriegen, die du noch gar nicht weißt. Stellen Vermutungen an, ballern dich mit Spekulationen voll. Wollen dich auf irgendwas festnageln. Wenn du ihnen sagst, dass die Ermittlungen gerade erst angefangen haben, drehen sie den Spieß um und behaupten, du würdest Ergebnisse zurückhalten. Und wenn du sie dir endlich vom Hals geschafft hast, ruft dich der Staatsanwalt an, und der gleiche Mist geht von vorne los.«

Katja zuckt mit den Schultern. »Das übliche Kreuzfeuer«, sagt sie. »Ist doch nichts Neues.«

»Willst du mit mir tauschen?«, fragt Koller gereizt.

»Keine gute Idee«, sagt Katja.

»Ich hätte nichts dagegen.«

»Komm schon, du liebst das doch.«

»Mich von diesen hirnlosen Presseheinis vollquatschen zu lassen und anschließend einen aufgeregten Staatsanwalt einzufangen?«

»Was regt deinen Freund Marquart denn so auf?«

»Eine alte Frau, die eine Woche vor Weihnachten das Opfer eines Monsters wird, und du fragst, worüber er sich aufregt?«

»Er macht seinen Job, die Presse macht ihren.«

»Und ich muss meinen Kopf hinhalten, damit wir unseren machen können?« Er funkelt sie aufgebracht an.

Sie verzichtet auf eine Antwort, zieht sich einen der beiden Besucherstühle heran, setzt sich.

Koller wendet sich wieder den Tatortbildern aus Selma Kiefers Wohnung zu, betrachtet sie angewidert. »Was für eine kranke Scheiße!«, sagt er schließlich. Keine Spur mehr von Zorn. Nur noch Müdigkeit.

Katja weiß genau, was in diesem Moment in ihm vorgeht. Er

erinnert sich. So wie sie gestern. An einen Frauentorso in einem Müllcontainer, die Tote vom Ostbahnhof.

»Ich will so was nicht noch mal erleben«, sagt er.

»Ich auch nicht«, erwidert Katja.

»Einer der wenigen, die wir nie gefasst haben.«

»Ich weiß.«

»Ich hab mir das bis heute nicht verziehen.«

»Geht mir genauso.«

Koller starrt auf die Fotos auf seinem Schreibtisch. Selma Kiefers verdrehter Körper, ihr geschändeter Unterleib, ihr verkrampftes Gesicht. »Das wird uns nicht noch mal passieren«, sagt er. »Den Irren, der das hier getan hat, kriegen wir!«

»Rudi und ich tun, was wir können.«

»Dann sind wir uns ja einig«, entgegnet Koller, und es klingt nicht wie eine Übereinkunft, eher wie ein Befehl.

# 8

Dorfmüller sitzt an seinem Schreibtisch, als Katja hereinkommt. Den Parka hat er achtlos über die Lehne seines Bürostuhls geworfen, eine Rolle steht auf einem der Ärmel. Vor ihm liegen Selma Kiefers Ordner mit dem Scheidungsurteil und die Kopien zweier Ermittlungsakten.

»Und? Hat er sich gefreut, dich zu sehen?«, fragt er, den Kopf in die Hände gestützt, den Blick in die kopierten Akten vertieft.

»Was glaubst du?«, gibt Katja zurück und setzt sich auf ihre Seite der beiden zusammengestellten Schreibtische.

»Schätze, er ist sauer.«

»Wann ist er nicht sauer?«

»Diesmal hat er allen Grund dazu.«

»Was meinst du?«

»Na ja«, sagt Dorfmüller, »der Fall wird uns früher oder später um die Ohren fliegen. Das Opfer eine alte Frau, der Täter nicht ganz dicht, und das Ganze auch noch eine Woche vor Weihnachten.« Er blickt auf, fährt sich mit der Hand durch seine schütteren Haare. »Für die Medien ist so was ein Fest. Eins, das ganz schnell zu einem Schlachtfest werden kann. Außerdem ist die Staatsanwaltschaft garantiert nicht begeistert. Er wird Druck von oben bekommen. Und den wird er an uns weitergeben.«

Genau das, was Katja von Koller gehört hat. »Hast du dir Selma Kiefer vorgenommen?«

Eine überflüssige Frage. Natürlich hat er das. Hat herumtelefoniert und recherchiert. Zusammengetragen, was er über ihr Leben rauskriegen konnte: Geboren als Selma Maria Brecht

(»15. November, Sternzeichen Skorpion«) in Gablingen im Landkreis Augsburg, knapp fünftausend Einwohner, Faschingshochburg mit teilweise dunkler Vergangenheit (»1944 befand sich hier ein Außenlager des KZ Dachau«). Ihre Eltern betreiben im Ort eine Bäckerei (»Brechts Backstube«). Nach der mittleren Reife lässt sie sich zur Krankenschwester ausbilden (»Abschluss als Jahrgangsbeste«), anschließend ist sie bis Oktober 1981 im Universitätsklinikum Augsburg angestellt. Ende November Umzug nach München (»den Grund dafür kann ich dir nicht sagen«), wo sie zwei Jahre im Krankenhaus Neuperlach arbeitet. Seit August 1982 Mitglied im TC Pasing (»was wir ja schon wussten«), 1983 Heirat mit Josef Kiefer im Standesamt München in der Ruppertstraße (»natürlich im Mai, wann sonst?«), am 16. April 1984 Geburt der gemeinsamen Tochter Paula (»also ein Widder«). Im Oktober 1986 Wiederaufnahme ihrer beruflichen Tätigkeit im Krankenhaus Barmherzige Brüder in der Romanstraße, wo sie bis zu ihrer Rente angestellt bleibt.

»Warst ja richtig fleißig, Rudi«, sagt Katja.

»Einer muss es ja sein«, sagt Dorfmüller und versenkt sich wieder in seine Aktenlektüre.

»Ist der Spusibericht schon da?«

»Eben gekommen.«

»Und?«

»Keine Fingerabdrücke, keine Fußspuren. Nichts, was uns irgendwie weiterhelfen würde. Kann natürlich sein, dass die Auswertung möglicher Fremd-DNA noch irgendwas bringt, aber die Kollegen sind da wenig zuversichtlich.«

»Hat die Befragung der Nachbarn irgendwas ergeben?«

»Nichts.«

»Was ist mit den Mülltonnen vor dem Haus, den Papierkörben in der Umgebung?«

»Kein Skalpell, nirgends.« Er legt die eben fertig gelesene Aktenkopie zur Seite, zieht die nächste heran.

Er wirkt erschöpft, denkt Katja, wahrscheinlich hat er genauso schlecht geschlafen wie ich. Tiefe Augenringe, die Haut blasser als sonst, ein dunkler Bartschatten um sein Kinn.

»Ist dein Rasierer kaputt?«, fragt sie.

»Bin nicht dazu gekommen.«

»Siehst müde aus.«

»Nicht müder als du.«

Sie betrachtet ihn. Irgendwas stimmt nicht. »Was ist los mit dir?«

Statt einer Antwort fischt er einen Computerausdruck unter den Aktenkopien hervor, schiebt ihn zu ihr rüber. Google Maps, eine Landkarte mit einer eingezeichneten Route von München nach Straubing, hundertvierzig Kilometer, Fahrtdauer eine Stunde fünfunddreißig.

»Ich hab's ausgerechnet«, sagt er. »Du bist um sieben losgefahren und kurz vor neun angekommen. Wegen dem Berufsverkehr hat es ein paar Minuten länger gedauert. Eine Stunde Besuch, danach zurück und um zwölf wieder hier.« Und nach einer kurzen Pause: »Du hättest mich ruhig informieren können. Wenigstens das.«

»Damit du es mir ausredest?«

»Der Kerl hat vor nicht mal einem halben Jahr versucht, dich zu verbrennen. Schon vergessen?«

»Der Kerl ist ein Fachmann.«

»Und wir sind ein Team. Aber das siehst du ja offenbar anders!« Wütend greift er nach der nächsten Kopie.

Er macht sich Sorgen um mich, denkt Katja, und er hat recht damit. »Tut mir leid«, sagt sie.

»Mir auch.«

»Trotzdem kein Wort zu Koller. Das bleibt unter uns. Nur du und ich.«

»Schon klar.«

»Gut.« Sie wechselt das Thema. »Warst du bei Paula Kiefer?«

»Natürlich.«

»Und?«

»Arbeitet als Erzieherin in einer Kindertagesstätte in Blumenau.«

»Wie hat sie auf den Tod ihrer Mutter reagiert?«

»Merkwürdig.«

»Was heißt das?«

»Saß in einem Gruppenraum auf einem dieser Kinderstühle. Völlig reglos. Draußen vor dem Fenster die Kinder, die im Schnee spielen, und sie verzieht keine Miene. Ich erzähle ihr, dass ihre Mutter ermordet wurde, und sie ist kein bisschen verwundert. Als hätte sie mit so was gerechnet.«

»Wie bitte?«

»Und plötzlich, wie aus dem Nichts, sagt sie: Mein Vater war das nicht.«

»Das hat sie gesagt?«

»Wortwörtlich. Ich frage: Wie kommen Sie jetzt auf Ihren Vater? Darauf sie: Sie glauben doch, dass er das war, oder etwa nicht? Ich wieder: Wieso sollten wir das glauben? Worauf sie aufsteht und sagt: Ich muss wieder zu den Kindern. Ich bitte sie, mich in die Rechtsmedizin zu begleiten, um die Leiche zu identifizieren. Sie sagt: Heute Nachmittag. Ab zwei hab ich frei. Ich rufe Sie an. Und damit geht sie raus.«

»Das ist alles?«

»Das ist alles.« Und wieder wendet er sich seinen Kopien zu. Das Rascheln von Papier auf der Schreibtischunterlage, seine Finger, die über die Seiten streichen.

Seine demonstrative Konzentration auf die Akten macht Katja verrückt. »Was soll das, Rudi?«, sagt sie giftig. »Ich rede mit dir, und du liest.«

»Sekunde, bin gleich durch.«

»Was ist das überhaupt?«

»Eine Anzeige.«

»Eine Anzeige?«

»Kiefer gegen Kiefer.«

»Wie bitte?«

»Warum sagt Paula Kiefer das, was sie sagt?«, erwidert Dorfmüller und sortiert die Blätter vor sich zu einem Stoß. »Wieso glaubt sie, dass wir ihren Vater verdächtigen?«

»Die Narben auf den Beinen ihrer Mutter, die Tritte in ihren Unterleib.«

»Ganz genau«, sagt Dorfmüller und schiebt ihr die gesammelten Kopien zu. »Ich hab mich gefragt, ob das der Grund für die Trennung und die spätere Scheidung war. Also bin ich die Anzeigen der letzten Zeit durchgegangen. Alles, was mit häuslicher Gewalt zu tun hat.«

»Und wie ich hier lese, bist du fündig geworden«, sagt Katja, während sie die Papiere überfliegt.

»Bin ich«, sagt Dorfmüller. »Selma Kiefer hat ihn zweimal angezeigt. Das erste Mal vor etwas über einem Jahr.«

»Die Zigarettennarben?«

Dorfmüller schüttelt den Kopf. »Ein Schlüsselbeinbruch rechts. Sie musste operiert werden, lag zwei Wochen im Krankenhaus. Den Kollegen gegenüber hat sie ausgesagt, dass ihr Mann sie verprügelt hat. Was er natürlich abgestritten hat. Stattdessen hat er behauptet, sie sei im Bad ausgerutscht und gegen den Wannenrand gestoßen.«

»Aussage gegen Aussage.«

»Weshalb ihr Anwalt ihr geraten hat, die Sache auf sich beruhen zu lassen.«

»Hast du mit ihm gesprochen?«

»Vor zehn Minuten«, erwidert Dorfmüller. »Ewald Meindl. Pragmatischer Typ. Hat vor Gericht keine Chance gesehen und seiner Mandantin deshalb geraten, sich von ihrem Mann zu trennen. Und dem Ehemann hat er klargemacht, dass er besser sofort aus der gemeinsamen Wohnung auszieht, um zu verhindern, dass die Nachbarn die Wahrheit über ihn erfahren. Und zwar die ganze! Nicht nur, dass er seine Frau krankenhausreif geschlagen hat, sondern auch alles über seine abartige Neigung, Zigaretten auf ihren Oberschenkeln auszudrücken.«

»Verstehe«, sagt Katja. »Öffentliche Ächtung.«

Wieder nickt Dorfmüller. »Nicht gerade die feine Art, aber äußerst effektiv. Ein paar Tage später war Selma Kiefer ihren gewalttätigen Gatten jedenfalls los.«

Katja blättert durch die Kopien. »Und die zweite Anzeige?«

»Vor drei Wochen. Die Tritte in ihren Unterleib.«

»Wieder von ihm?«

Dorfmüller nickt. »Er war sauer wegen der Scheidung. Das mit dem Versorgungsausgleich hat ihm nicht geschmeckt.«

»Arschloch!«, sagt Katja.

»Laut Anwalt Meindl ist das noch milde ausgedrückt«, erwidert Dorfmüller. »Und diesmal hat er Selma Kiefer geraten, die Sache durchzuziehen und gerichtlich klären zu lassen.«

»Das heißt, gegen Josef Kiefer sind polizeiliche Ermittlungen wegen gefährlicher Körperverletzung anhängig?«

»Die zuständige Staatsanwältin hat Anklage erhoben«, sagt Dorfmüller. »Ihm drohte eine mehrjährige Haftstrafe. Was sich mit dem Tod seiner Ex-Frau natürlich erledigt hat.« Er zuckt resigniert mit den Schultern. »Wo kein Kläger, da kein Beklagter.«

Damit hat Kiefer ein klares Tatmotiv, denkt Katja. Aber reicht die drohende Aussicht auf eine Haftstrafe wirklich aus, um der Frau, mit der er mehr als vierzig Jahre zusammengelebt hat, erst eine tödliche Substanz zu injizieren und sie anschließend mit einem Skalpell zu schänden? Und wie passt das zu dem, was Hanning gesagt hat?

Dorfmüller deutet zur Kaffeemaschine. Die Glaskanne ist halb gefüllt, der Knopf neben der Heizplatte leuchtet rot. »Willst du einen? Eben frisch aufgesetzt.«

Katja schüttelt den Kopf. »Danke.« Sie reicht ihm die Kopien zurück.

Er legt sie beiseite. In seinem Blick Niedergeschlagenheit. Das Unvermögen, mit den Bildern der Toten in seinem Kopf klarzukommen.

»Hast du jemals was Vergleichbares gesehen?«, fragt sie.

»Nein«, sagt er leise.

»Bringt einen ziemlich ins Schleudern, oder?«

»Kann man so sagen.« Er macht eine Pause, bevor er zögernd weiterspricht. »Als ich gestern Nacht gehört hab, dass der eine Kollege beim Anblick der Leiche gekotzt und der andere geheult hat, war ich einfach nur neugierig. Ich dachte, so was passiert mir nicht. Als ich Selma Kiefer dann da liegen sah, in ihrem Schlafzimmer, hab ich die Kollegen plötzlich verstanden.«

»Ging mir nicht anders«, sagt Katja.

»Ich hab mich geschämt. Verrückt, oder?«

»Keine Sorge, Rudi, wir schnappen ihn. Ganz egal, ob ihr Ex-Mann dahintersteckt oder ein anderes durchgeknalltes Arschloch.«

»Klar«, sagt Dorfmüller. »Auf jeden Fall!«

»Ich glaube, ich nehme mir doch einen Kaffee«, sagt Katja und steht auf. »Du auch?«

»Gerne«, sagt Dorfmüller.

Sie gießt zwei Tassen Kaffee ein. Schwarz, ohne Milch und Zucker. So wie sie beide es am liebsten mögen.

»Was machen wir jetzt?«, fragt er.

»Kaffee trinken«, sagt sie und stellt die gefüllten Tassen auf seinen Schreibtisch. »Und dann nehmen wir uns Herrn Kiefer vor.«

# 9

Katja ist gespannt auf Selma Kiefers Ex-Mann. Häusliche Gewalt hat viele Gesichter. In der Regel versteckt sie sich. Die meisten Männer, die ihre Frauen schlagen, sehen harmlos aus. Brave Familienväter, die sich fünf Tage in der Woche in langweiligen Jobs abrackern und für ihre Kinder nur das Beste wollen. Unverstandene Seelen, die sich machtlos und ungerecht behandelt fühlen. Herumgestoßen und erniedrigt von gehässigen Vorgesetzten, ausgebootet von ehrgeizigen Kollegen. Unzufrieden mit sich selbst und überfordert von einer Welt, die immer schneller und unübersichtlicher wird. Männer, die das Tempo um sie herum nicht mitgehen können und sich auf der Verliererseite sehen. Die Angst haben, aufzubegehren, und die Schuld für ihr Unglück immer bei anderen suchen. Die sich von der Verantwortung erdrückt fühlen, die andere ihnen angeblich aufbürden. Sie verprügeln ihre Frauen und meinen sich selbst damit. Sie schlagen zu und schämen sich. Mit jedem Schlag ein bisschen mehr. Und sagen in Gedanken zu ihren Frauen: Ich habe alles getan, und du hast nichts getan, und deshalb bestrafe ich dich!

Im Verlauf ihres beruflichen Lebens ist Katja schon vielen dieser Männer begegnet. Bei Befragungen oder Verhören, in ihrem privaten Umfeld. In ihren Augen die immer gleiche Hilflosigkeit, das immer gleiche Selbstmitleid: Das eigentliche Opfer bin ich!

Dann gibt es die anderen. Die Sorte Männer, denen es Befriedigung verschafft, Gewalt auszuüben. Die sich selbst aufwerten, indem sie andere erniedrigen. Die schon als Kind gelernt haben, jeden Zweifel an sich selbst zu unterdrücken. Die nichts an sich heranlassen, was ihr so mühsam aufgebautes Selbstbild infrage stellen könnte. Es geht ihnen um Kontrolle. Die Ohnmacht ihrer Frauen bestätigt ihnen die eigene Macht. Weil sie keine Gefühle für sich selbst haben, ist ihnen Mitleid fremd. Sie fühlen sich nicht schuldig. Sie schlagen zu und denken: Beschwer dich nicht, du bist selbst schuld. Und weil du selbst schuld bist, verdienst du die Prügel!

Josef Kiefer lebt in einer Wohnanlage in der Nähe der U-Bahn-Station Harthof. Mehrstöckige Häuser mit Flachdächern. Gelbe Fassaden, rostrote Balkone, deprimierend in ihrer Gleichförmigkeit.

Katja hat sich geweigert, in Dorfmüllers Granada mitzufahren. Kein Lavendel-Limone, nicht heute, Rudi! Die ganze Fahrt über hat er keinen Ton gesagt. Auch jetzt, während sie ihren Wagen rückwärts in eine Parklücke steuert, schaut er nur wortlos aus dem Beifahrerfenster. Über irgendetwas brütet er.

Erst als sich sein hagerer Körper aus dem Auto windet, beginnt er zu reden. »Was hat er gesagt?«, fragt er.

»Wer?«

»Hanning. Dein Besuch im Knast.«

»Er glaubt, dass es jemand war, der ein Problem mit Frauen hat.«

»Haben die Hälfte aller Männer.«

»Einer, der möglicherweise noch nie eine Liebesbeziehung hatte.«

»Josef Kiefer hat vierzig Ehejahre hinter sich. Damit fällt er durchs Raster.«

»Oder Hanning irrt sich.«

»Glaubst du das?«

»Ich hoffe es.«

Sie schlägt die Fahrertür zu, drückt den Verriegelungsknopf auf dem Zündschlüssel. Dorfmüller wirft ihr über das Autodach einen besorgten Blick zu.

»Was?«, fragt sie.

»Ich möchte, dass du mir etwas versprichst.«

»Nichts, was ich nicht versprechen kann.«

»Lass Hanning in Zukunft raus aus der Sache.«

»Er ist ein Fachmann, Rudi.«

»Vor allem ist er gefährlich.«

»Und ich bin schon groß.«

»Ich meine es ernst, Katja!«

»Ich auch.«

»Wir kriegen diesen Fall auch ohne ihn gelöst. Hundertprozentig.«

Den Fall vielleicht, denkt Katja. Aber was ist mit mir?

»Wie war die Hausnummer noch mal?«, fragt sie, um das Thema zu beenden.

»Siebzehn«, sagt Dorfmüller und deutet auf einen der gegenüberliegenden Hauseingänge.

Sie überqueren die Straße. Kalter Wind, der ihnen unter die Mäntel fährt. Kaum noch Blau in der zunehmenden Bewölkung, der Himmel zieht sich zu. Am Morgen war es noch schön, in Kürze wird es schneien.

Katja überprüft die Namensschilder, drückt auf eine der Klingeln.

»Ja?«, meldet sich eine Männerstimme aus der Gegensprechanlage, brüchig und unsicher.

»Herr Kiefer?«, fragt Katja.

»Wer ist denn da?«

Sie stellt sich und Dorfmüller vor und bittet darum, hereinkommen zu dürfen. Ein kurzes Gespräch, ganz harmlos. Nur ein paar Fragen, nichts weiter.

Die Gegensprechanlage knackt. Katja zählt die Sekunden. Einundzwanzig, zweiundzwanzig, dreiundzwanzig. Endlich summt der Türöffner.

Während sie mit Dorfmüller die Treppen hinaufgeht, fragt sie sich, welchem der beiden Typen Kiefer entspricht. Sie stellt ihn sich ungepflegt vor, heruntergekommen, fleischig und aufgedunsen. Nachlässig gekleidet, jetzt, da er alles verloren hat und ihm alles egal geworden ist.

Als sie ihn drei Treppenabsätze später vor sich sieht, weiß sie, dass sie sich getäuscht hat. Der Mann, der in seiner halb geöffneten Wohnungstür steht, entspricht nicht ansatzweise ihrer Erwartung. Sechsundsiebzig Jahre alt, akkurat geschnittene graue Haare, die früher blond gewesen sein müssen, ein schmales, glatt rasiertes Gesicht. Helle Haut, dünne Lippen, ein energisches Kinn. Sein Adamsapfel ist auffallend groß.

Über einem karierten Hemd eine sandfarbene Freizeitweste mit aufgesetzten Taschen. Darunter eine dunkle Hose. Konservativer Schnitt mit weiten Beinen. Die Füße stecken in ledernen Hausslippern, vielleicht ein Geschenk seiner ehemaligen Frau zu Weihnachten oder zum Geburtstag, ein Überbleibsel aus der Zeit, als noch alles in Ordnung war. Jedenfalls aus seiner Sicht.

»Ich würde gerne Ihre Ausweise sehen«, sagt er knapp. Hinter seiner aufgesetzten Höflichkeit schimmert Feindseligkeit durch. Katja fallen die von jahrelangem Rauchen bräunlich verfärbten Zähne auf.

Sie hält ihm ihren Dienstausweis entgegen, Dorfmüller ebenfalls.

Kiefer lässt sich Zeit mit der Begutachtung, bevor er widerwillig zur Seite tritt und sie hineinlässt.

Katja blickt sich in der kleinen Wohnung um. Eine schmale Küche, ein durchschnittlich großes Wohnzimmer, ein fensterloses Bad. Der Boden ist mit Laminat in einem dunklen Brauntón belegt, die Fußleisten sind aus Kunststoff, mit Staub überzogen.

Die spärliche Einrichtung wirkt provisorisch, zusammengekauft aus Gebrauchtmöbellagern oder Discountern. Teile einer Küchenzeile ohne Oberschränke, daneben eine Waschmaschine, die geöffnete Trommel mit schmutziger Wäsche gefüllt. In einer Ecke ein Staubsauger. Ein Tisch, zwei Stühle. Die Wände und Fenster sind nackt. Keine Bilder, keine Vorhänge.

Im Wohnzimmer ein Schrank und eine durchgesessene Schlafcouch. Darauf eine Bettdecke, ein Kopfkissen, ein zusammengefaltetes Laken, alles ordentlich übereinandergelegt. Auf einem Beistelltisch ein Fernseher, auf der Fensterbank leere Bierflaschen.

Josef Kiefer steht da und schaut seine Besucher stumm an.

Katja versucht ihn einzuschätzen. Er wirkt wie ein Fremdkörper in seiner eigenen Wohnung. Seine gepflegte Erscheinung passt nicht zu der Trostlosigkeit um ihn herum und verstärkt sie gleichzeitig. Ein alter Mann in seinem selbst inszenierten Elend auf der Suche nach Halt.

Sie fragt sich, wie man freiwillig eine solche Umgebung ertragen kann. Andererseits ist diese Wohnung der perfekte Ort, um seine Wut zu konservieren. Den Zorn auf die Welt und die Frau, der man das alles zu verdanken hat. Die einen rausgeworfen hat aus seinem geordneten Leben und mitten hineingestoßen in diese unverdiente Verbannung.

Noch immer sagt Josef Kiefer kein Wort.

Katja spürt das Kalkül dahinter. Dorfmüller und sie sollen merken, wie unwillkommen sie sind. Er will, dass sie so schnell wie möglich wieder verschwinden.

»Wollen Sie uns keinen Platz zum Sitzen anbieten?«, fragt sie.

»In der Küche sind zwei Stühle«, entgegnet er. »Mehr habe ich nicht.«

Katja nickt Dorfmüller zu, der sein übliches Lächeln aufgesetzt hat, freundlich, verbindlich, geduldig. Er verlässt das Wohnzimmer und kommt kurz darauf mit den beiden Stühlen zurück. Katja und er setzen sich, Kiefer bleibt weiter stehen. Abwartend, lauernd und noch immer schweigend.

»Wollen Sie sich nicht auch setzen?«, fragt Katja.

»Ich dachte, Sie hätten nur ein paar Fragen.«

»Vielleicht auch ein paar mehr«, sagt Katja. »Je nachdem.« Sie deutet auf das Sofa.

Kiefer mustert sie.

Sie hält seinen kalten Augen stand. Ihr Blick sagt: Ich habe alle Zeit der Welt. Sie ist sich sicher, dass er nachgeben wird. Seine Kniegelenke knacken leise, als er sich schließlich setzt. Arthrose, vermutet Katja, die Unbarmherzigkeit des Alters. »Also, Herr Kiefer«, sagt sie. »Es geht um Ihre geschiedene Frau.«

»Natürlich«, erwidert Kiefer. »Worum sonst?«

Katja antwortet nicht. Schaut ihn einfach nur abwartend an. Noch behält er die Fassung, aber sie kann seine Anspannung fühlen.

»Das ist alles nur erfundenes Zeug«, sagt er. »Lauter haltlose Verleumdungen.«

»Was denn für Verleumdungen?«, fragt sie. Als hätte sie keinerlei Ahnung, was er meint. Dabei wissen sie beide, wovon er redet. Und er weiß, dass sie es weiß, genau wie Dorfmüller, der seelenruhig auf seinem Stuhl sitzt, scheinbar unbeteiligt und völlig entspannt. Fürs Erste wird er nur zuhören und auf seinen Einsatz warten. Eine unausgesprochene Vereinbarung zwischen ihnen, ein eingespieltes Muster.

»Lesen Sie die Ermittlungsakten«, sagt Kiefer. »Da steht alles drin.«

»Das haben wir bereits«, erwidert Katja.

»Was wollen Sie dann von mir?«

»Ihnen die Gelegenheit geben, die Geschichte aus ihrer Perspektive zu erzählen.«

»Ich hab doch gerade gesagt, dass das alles erfundener Mist ist, von vorne bis hinten erlogen.«

»Ihre Ex-Frau behauptet was anderes«, widerspricht Katja, noch immer äußerlich ruhig, aber jetzt eine Spur schärfer.

Kiefer schaut hinüber zu Dorfmüller, der ihn weiter freundlich anlächelt, dann zurück zu Katja. »Sehe ich aus wie jemand, der seine Frau schlägt?«

»Ich weiß nicht, wie jemand aussieht, der seine Frau schlägt«, sagt Katja. »Ich weiß nur, dass Sie Ihre Ex-Frau nach der Scheidung getreten haben, mehrfach, zwischen die Beine, direkt in den Unterleib.«

»Auch das ist eine Lüge. Diese angeblichen Verletzungen hat sie sich selber beigebracht.«

»Das kann nicht sein.«

»Um mir was anzuhängen.«

»Sie hätte gar nicht die Kraft dazu gehabt. Ich hab die Blutergüsse zwischen ihren Schenkeln gesehen. Grün und blau. Kein schöner Anblick.«

»Ich war das jedenfalls nicht!«

»Und die Narben auf ihren Beinen? Ausgedrückte Zigaretten, nicht nur einmal. Immer mal wieder, über einen langen Zeitraum verteilt, damit sie den Schmerz nicht vergisst.«

»Nur weil ich damals geraucht habe?«

»Sie waren vierzig Jahre lang ihr Ehemann.«

»Na und?«

»Selbst wenn Sie nicht selber dahinterstecken: Sie hätten es mitkriegen müssen.«

»Hab ich aber nicht.«

»Klingt nicht sehr überzeugend.«

»Nicht mein Problem.«

Katja hat Mühe, ruhig zu bleiben. »Sie haben verdammtes Glück gehabt, dass Ihre Frau die erste Anzeige gegen Sie zurückgezogen hat. Wäre eine solche Anschuldigung auf meinem Schreibtisch gelandet, hätte ich sie überredet, die Sache durchzuziehen, und dafür gesorgt, dass Sie angeklagt werden.«

»Sie ist aber nicht auf Ihrem Schreibtisch gelandet.«

»In gewisser Weise schon.«

»Wollen Sie mir drohen?«

»Wie gesagt: Mein Kollege und ich wollen Ihnen einfach nur die Gelegenheit geben, das alles aus Ihrer Perspektive zu erzählen. Tut gut, sich zu erleichtern, glauben Sie mir.«

»Wenn ich mich erleichtern will, gehe ich auf die Toilette, Frau …«

»Sand«, sagt Katja.

»Oder zur Beichte. Hier um die Ecke. Sankt Gertrud in der Weyprechtstraße.«

Katja verzichtet auf eine Erwiderung. Weil das nichts bringt. Josef Kiefer und sie haben sich ineinander verhakt. Es wird Zeit, dass Dorfmüller übernimmt. Sie wirft ihm einen knappen Blick zu. Er begreift sofort.

»Was haben Sie beruflich gemacht, Herr Kiefer?«, fragt er beiläufig. Mit diesem sanften Ton in der Stimme, der Zugewandtheit signalisiert.

»Bitte?«, fragt Kiefer verunsichert.

»Früher. Vor Ihrer Rente.«

»Ich war angestellt. Bei einem Hersteller von Druckpressen für die Kunststoffverarbeitung. Draußen in Zamdorf.«

»Hört sich interessant an«, sagt Dorfmüller, als würde er sich schon immer für Druckpressen begeistern.

»Direkt nach der mittleren Reife hab ich da angefangen«, sagt Kiefer. »Mich hochgearbeitet. Von ganz unten. Kaufmännische Lehre, dann Abendschule und Fachabitur, anschließend ein Fernstudium für Maschinenbau, alles parallel zur Arbeit.«

»Und was genau haben Sie … Ich meine, wofür waren Sie da zuständig?«

»Ich war erst in der Entwicklungsabteilung, später im Vertrieb. Außendienst. Bestandskundenpflege und Akquise von Neukunden.«

»Da waren Sie bestimmt viel unterwegs.«

»Ganz Deutschland. Dazu die Schweiz und Österreich«, gerät Kiefer ins Schwärmen. »Sechzigtausend Kilometer im Jahr. Minimum.«

»Eine ganze Menge«, sagt Dorfmüller anerkennend.

»Nicht, wenn Sie hinter dem Produkt stehen, das Sie vertreten.«

»Das heißt, Ihre Druckpressen waren gut.«

»Hervorragend«, sagt Kiefer. »Die besten auf dem Markt.«

»Klingt so, als hätten Sie Ihren Job sehr gemocht.«

»Ich hab mich am Freitagnachmittag schon aufs Ende vom Wochenende gefreut.«

»Kann ich von mir nicht behaupten«, scherzt Dorfmüller.

In Kiefers Gesicht zeigt sich die Andeutung eines Lächelns, dann wird er wieder ernst. »Wissen Sie, was das Dumme ist? Wenn Sie mögen, was Sie tun, dann glauben Sie, dass das immer so weitergeht.«

»Und das tat es nicht?«, fragt Dorfmüller.

»Natürlich nicht«, sagt Kiefer. »Die Konkurrenz aus dem Ausland fing an, uns zuzusetzen. Asien, Osteuropa. Die konnten wesentlich billiger produzieren als wir. Da nützt es Ihnen irgendwann nicht mehr, der Beste zu sein. Da stehen Sie vor einem Dilemma. Entweder gut oder billig. Beides zusammen geht nicht. Nicht in Deutschland. Nicht bei den Löhnen, die hier gezahlt werden.«

»Verstehe«, sagt Dorfmüller. »Der Sieg des Controlling über die Qualität.«

Kiefer nickt. »Restrukturierung und Optimierung von Produktionsprozessen. Überall wurde eingespart. Vor allem beim Personal. Dann kam die Finanzkrise. Uns fielen reihenweise die Kunden weg. Im Vorstand brach Panik aus.«

»Und Sie wurden geopfert«, schlussfolgert Dorfmüller. In seiner Stimme Verständnis, in seinen Augen Mitgefühl.

»Betriebsbedingte Kündigung«, erwidert Kiefer verbittert. »Abfindung oder Frühverrentung. Mit einundsechzig. Wofür soll man sich da entscheiden?«

»Keine leichte Frage«, sagt Dorfmüller.

»Was wollen Sie danach noch anfangen, beruflich gesehen? Da geht nichts mehr, da ist Feierabend, aus und vorbei!«

»Kommt daher Ihre Wut?«, mischt Katja sich ein. Sie kann sich nicht länger zurückhalten, das Selbstmitleid des alten Mannes ist unerträglich.

Kiefers Blick schnellt zu ihr herüber. Er starrt sie an, in seinen Augen offene Feindschaft. »Welche Wut?«, fragt er mühsam beherrscht.

»Auf die Ungerechtigkeit der Welt«, sagt Katja. »Auf Ihren Arbeitgeber, Ihre Frau, auf sich selbst.«

»Warum sollte ich wütend auf mich selbst sein?«

»Na ja«, erwidert Katja. »Fünfundzwanzig Jahre in derselben Firma …«

»Sechsundzwanzigeinhalb«, berichtigt Kiefer.

»Und dann schmeißt man Sie raus. Einfach so. Ich wette, Sie haben sich nicht mal gewehrt.«

»Da gab's nichts zu wehren.«

»Wirklich nicht?«, fragt Katja. »Der Betriebsrat, die Gewerkschaft. Sie hätten zum Arbeitsgericht gehen können, Ihre Kündigung anfechten.«

Kiefer schaut hinüber zu Dorfmüller, als erwartete er Hilfe von ihm. »Ich sag doch, das war betriebsbedingt.«

Wieder dieser selbstmitleidige Tonfall. Er schämt sich, denkt Katja. Nicht vor Rudi, aber vor mir. Weil ich eine Frau bin und mitbekomme, dass er als Mann eine Schwachstelle zeigt. Genauso muss er sich vor seiner Frau geschämt haben, als er arbeitslos wurde. Er gehört zu jener Generation Männer, für die das Versorgen einer Frau selbstverständlich ist. Nimmt man ihm die Rolle des Ernährers, verliert er sein gesamtes Mannsein.

Dann hat er versagt, und dafür hasst er sich. Und mehr als sich selbst hasst er seine Frau. Weil sie ihm sein Versagen jeden Tag vor Augen führt. Er kann sich nicht vorstellen, dass sie ihn trotzdem liebt. Er glaubt, dass sie ihn verachtet. Weil er sich selbst verachtet. Gleichzeitig fühlt er sich als Opfer. Er kann ja nichts dafür, dass er seinen Job verloren hat, und mit seinem Job sein Zuhause in der Firma. Er ist nicht schuld an der wirtschaftlichen Krise, die zu seiner Kündigung geführt hat. Das alles geschieht außerhalb seines Einflusses und seiner Verantwortung. Und trotzdem geschieht es mit ihm, und er muss hilflos zuschauen, wie ihm sein ganzes Leben entgleitet, alles, was ihn bis dahin ausgemacht hat, alles, was ihm etwas bedeutet.

Wieder wirft sie Dorfmüller einen Blick zu, und wieder weiß er, was er zu tun hat.

»Meine Kollegin will Sie nicht angreifen«, sagt er einfühlsam. »Sie will nur verstehen, was Ihnen passiert ist. Genau wie ich.«

»Alles verloren, das ist passiert!« Kiefer lässt seine Augen durch den unbehaust wirkenden, halb leeren Raum schweifen. »Schauen Sie sich hier um. Würden Sie gerne so leben? Und dann redet Ihre Kollegin von Wut. Ein Witz, so was!«

Katja weiß, dass sie ruhig bleiben muss. Wenn sie sich aufregt, bestätigt sie ihn nur. Verstärkt sein unterschwelliges Gefühl der Unterlegenheit, das er mit seinem streitsüchtigen Auftreten überdecken will.

Sie stellt ihn sich vor, in seiner früheren Wohnung in der Gräfstraße, zusammen mit seiner ehemaligen Frau. Sie malt sich aus, wie die beiden gestritten haben, nachdem er seinen Job verloren hat. Wie er sie eingeschüchtert hat, um die Kontrolle zu behalten, wenn schon nicht über sich selbst, dann wenigstens über sie. Wie sie stillgehalten hat, aus Angst oder um ihn nicht zu reizen. Was ihn mit Sicherheit erst recht gereizt hat. Wie er zum ersten Mal gewalttätig wurde, aus Hass gegen sich selbst, und weil er genau wusste, dass sie sich nicht wehren würde. Und dann noch gewalttätiger, als sie sich irgendwann entschied, nicht länger mitzuspielen.

Josef Kiefer sitzt da, völlig niedergeschlagen, mit hängenden Schultern. Ein an seinem Leben und sich selbst gescheiterter alter Mann, der in Selbstmitleid zerfließt. Für eine Sekunde ertappt Katja sich dabei, dass er ihr leidtut. Die Traurigkeit in seinen Augen rührt sie an. Sie verbietet sich diesen Anflug von Mitgefühl sofort wieder. Deswegen sind Rudi und sie nicht hier.

»Ich werde Ihnen sagen, was wirklich passiert ist«, fährt sie fort. »Sie sind rausgeflogen. Ob betriebsbedingt oder nicht, spielt keine Rolle. Sie haben sich ungerecht behandelt gefühlt, aber nicht den Mut aufgebracht, sich dagegen zu wehren. Sie waren wütend, und diese Wut haben Sie an Ihrer Frau ausgelassen. Indem Sie ihr Zigaretten auf dem Oberschenkel ausgedrückt haben. Weil irgendjemand für das büßen musste, was Ihnen angetan wurde. Sie hat sich nicht dagegen gewehrt. Was Sie noch wütender gemacht hat. Auf sie, auf sich selbst, auf Ihr ganzes beschissenes Leben. Also haben Sie das mit den Zigaretten wiederholt. Wieder und immer wieder. Bis sie sich irgendwann doch gewehrt hat. Und Sie angezeigt hat. Und zum Anwalt gegangen ist. Der dafür gesorgt hat, dass Sie zu Hause ausziehen mussten. Da war es dann für Entschuldigungen zu spät. Weil Ihre Frau mit der Trennung Tatsachen geschaffen hatte. Und Sie fanden sich in dieser Bruchbude wieder und haben sich selber leidgetan. Und dann lässt sie sich auch noch scheiden. Und klaut Ihnen damit einen nicht geringen Teil Ihrer Rente. Und Ihre Wut wird noch größer. Unerträglich groß. Also fahren Sie zu ihr und treten ihr in den Unterleib. Weil Sie es verdient. Weil Strafe sein muss. Und was macht sie? Zeigt Sie wieder an. Und diesmal zieht sie es durch. Und Sie sehen sich einem drohenden Prozess wegen gefährlicher Körperverletzung gegenüber, von dem Sie wissen, dass Sie ihn verlieren werden.« Und, nach einem kurzen Innehalten: »Habe ich irgendwas vergessen? Ich glaube, nicht.«

Josef Kiefer glotzt sie an. Seine Finger pressen sich in seine Oberschenkel, sein Atem geht heftig, er schnauft vernehmlich. Aber anstatt wie erwartet die Fassung zu verlieren, beginnt er einfach nur den Kopf zu schütteln, langsam erst, fast zögernd, dann immer entschlossener.

»Sie kriegen mich nicht dazu, irgendwas zuzugeben, das ich nicht getan habe«, sagt er mit belegter Stimme.

Katja betrachtet ihn. Noch klammert er sich an das Gerüst aus Lügen und Umdeutungen der Wirklichkeit, das er über Jahre errichtet hat. Aber sein Widerstand bröckelt, die Schutzmauern, die er um sich herum aufgebaut hat, wackeln.

Zeit, sie einzureißen, denkt Katja.

»Es interessiert mich, ehrlich gesagt, nicht, ob Sie sich und der Welt weiter etwas vormachen«, holt sie aus. »Sie und ich und mein Kollege hier wissen, was Sie Ihrer Ex-Frau angetan haben. Und die ermittelnden Kollegen und die zuständige Staatsanwältin wissen es auch.« Sie macht eine Pause. »Aber deswegen sind wir nicht hier.«

»Weswegen dann?«, fragt Kiefer ängstlich.

»Wir ermitteln in einem Mordfall.«

»Und warum kommen Sie damit zu mir?«

»Sie haben das Opfer sehr gut gekannt. Besser als jeder andere.«

Kiefer wird blass. »Wollen Sie damit sagen … Heißt das, Selma ist …?« Er beendet die Frage nicht.

»Ja«, sagt Katja. »Das heißt es.«

»Und wie ist sie …. Ich meine, auf welche Art?«

»Der Täter hat ihr eine tödliche Spritze verpasst und ihr anschließend den Unterleib entstellt.«

»Was sagen Sie da?«, fragt er fassungslos.

Katja antwortet nicht. Versucht, in seinem fahlen Gesicht zu lesen. Sie sieht nur Entsetzen, Ratlosigkeit, Unverständnis. Entweder hat er keinerlei Ahnung von dem, was gestern Nacht passiert ist, oder er ist ein brillanter Schauspieler. Oder er hat die Tat aus seinem Bewusstsein verdrängt, weil sie das Maß des Erträglichen überschreitet.

»Freuen Sie sich?«, will sie wissen. Mühsam zurückgehaltener Zorn, in Kälte verpackt. Der Wunsch, ihn zu verletzen. Ihn büßen zu lassen für das, was er seiner Ex-Frau angetan hat. Ihr Ton lässt nicht nur Kiefer zusammenzucken.

»Katja!«, versucht Dorfmüller, sie zu bremsen.

Sie sieht ihm an, dass er fürchtet, sie könnte die Kontrolle über sich verlieren. Sie bringt ihn mit einem Blick zum Schweigen, wendet sich wieder an Josef Kiefer. »Ob Sie sich freuen«, wiederholt sie ihre Frage.

Kiefers Angst nimmt zu. »Worüber sollte ich mich freuen?«

»Na ja«, sagt Katja, »immerhin ist der Tod Ihrer Ex-Frau wie ein Sechser im Lotto für Sie. Das erspart Ihnen den Prozess.«

»Bitte!«, versucht Dorfmüller erneut, sie zu stoppen, aber sie spricht einfach weiter.

»Keine Verurteilung wegen gefährlicher Körperverletzung, keine jahrelange Haftstrafe. Sie kommen ungeschoren davon.«

»Was reden Sie denn da?«

Katja deutet auf einen kleinen, mit Plastik ummantelten Kasten, der auf dem Beistelltisch liegt. An der Seite eine runde Öffnung, groß genug, um einen Finger hineinzustecken, auf der Oberseite ein Digitaldisplay. »Was ist das?«

»Ein Blutzuckermessgerät.«

»Sie sind Diabetiker?«

»Typ zwei. Alterszucker.«

»Spritzen Sie sich Insulin?«

»Seit drei Jahren, wieso?«

Katja antwortet nicht. Schweigt ihn einfach nur ausdruckslos an.

Hilfesuchend wendet er sich an Dorfmüller, aber auch der schweigt. Kiefers Gesichtszüge entgleisen, seine Lippen beginnen zu zucken. Weil er endlich den Zusammenhang begreift. Und ihm klar wird, was das für ihn bedeutet. »Sie denken, dass ich das war?«, fragt er.

»Waren Sie es?«, fragt Katja eisig zurück.

»Es mag verrückt klingen, aber ich hab die Selma geliebt. Trotz allem. Ob Sie mir glauben oder nicht.«

»Na klar«, spottet Katja. »So sehr, dass Sie Zigaretten auf ihren Beinen ausgedrückt haben.«

»Ich kann mir das selbst nicht erklären.«

»Und ihr in den Unterleib getreten haben.«

Dorfmüller versucht es ein drittes Mal. »Das reicht, Katja!«

»Nein, lassen Sie sie«, sagt Kiefer verzweifelt. »Sie hat ja recht.« Und zu Katja: »Sie haben allen Grund, mich zu verachten. Ich weiß, Sie versuchen das alles zu verstehen. Aber so was kann man nicht verstehen. Ich versteh's ja selber nicht.«

Er sitzt jetzt reglos da, in sich eingeschlossen, ein brüchiger Körper, die Haut auf seinen Wangenknochen wie Pergament. Ein alter Mann, der sich seine Wirklichkeit jahrelang zurechtgebogen hat, ohne jede Rücksicht auf die Frau, der er am Tag ihrer Trauung Liebe und Fürsorge versprochen hat, in guten wie in schlechten Zeiten.

Jetzt hat er es endlich zugegeben, denkt Katja und fragt sich, was in Selma Kiefer vorgegangen ist, als er die erste Zigarette auf ihrer Haut ausgedrückt hat. Sie muss von Schmerz überwältigt gewesen sein, aber auch erschrocken. Vielleicht hatte sie Mitleid mit ihrem Mann, vielleicht hat sie ihn genauso als Opfer gesehen wie er sich selbst. Hat seine Tat als Ausdruck seiner Verzweiflung gerechtfertigt, als einen einmaligen Ausrutscher, der sich niemals wiederholen würde. Aber was war beim zweiten oder dritten Mal, als der vermeintliche Ausrutscher zur Regel wurde, genau wie der damit verbundene Schmerz? Wann wurde ihr klar, dass sie das Opfer war und nicht er?

Katja kennt das von sich selbst. Momente der Lähmung,

Augenblicke der Sprachlosigkeit, die nach Gegenwehr oder Widerspruch schreien. Stattdessen: Schweigen und Hinnehmen.

Die ersten Jahre bei der Polizei, ihre Ausbildung zur Kommissarin. Die dummen Sprüche der männlichen Kollegen. Das ständige Gefühl, sich als Frau in einer Männerwelt beweisen zu müssen, besser sein zu müssen als die Kollegen um sie herum. Der Widerspruch zwischen den Erwartungen der anderen und den Erwartungen an sich selbst. Immer unter Beobachtung zu stehen, immer kontrolliert zu sein. Sie hat sich ein dickes Fell zugelegt. Sie hat gelernt, ihre Interessen durchzusetzen, sich zu wehren. Nur einmal, ein einziges Mal, hat sie sich nicht gewehrt. Hat sich hilflos in sich selbst zurückgezogen, immer wieder diesen einen Gedanken vor sich hinflüsternd: Lass es schnell vorübergehen!

Sie kehrt zurück in das kleine Wohnzimmer mit der Schlafcouch und den Bierflaschen auf der Fensterbank. Sie schaut Josef Kiefer an. Noch immer sitzt er reglos da, die Finger in den Stoff seiner Hose gekrallt. Er wirkt jetzt abwesend, in sich versunken, den Blick nach innen gerichtet.

»Ja, es stimmt, ich hab ihr wehgetan und sie gequält«, flüstert er. »Eine lange Zeit. Ich hab ihr das Leben zur Hölle gemacht, aber getötet hab ich sie nicht!«

Katja spürt Dorfmüllers Hand auf ihrem Arm, den Versuch, sie vor einer heftigen Reaktion zu bewahren. Aber seine Geste ist überflüssig. An die Stelle ihrer Wut ist inzwischen Erschöpfung getreten.

»Wo waren Sie gestern Abend?«, fragt sie.

»Zu Hause«, sagt Kiefer.

»Die ganze Zeit?«

»Ja.«

»Allein?«

»So wie immer.«

»Gibt es jemanden, der das bestätigen kann?«

»Nein«, sagt Kiefer. »Niemanden.«

»Nicht gut«, sagt Katja und erhebt sich. Sie nickt Dorfmüller zu.

Er steht ebenfalls auf, die Hände in den Taschen seines Parkas vergraben. »Wiedersehen«, sagt er voller Mitleid zu Josef Kiefer.

Der alte Mann reagiert nicht.

Dorfmüller hat Mühe, sich von ihm loszureißen.

»Rudi!«, sagt Katja.

Sie lassen Josef Kiefer sitzen, in seinem Wohnzimmer, auf der schäbigen, durchgesessenen Schlafcouch mit dem ordentlich gestapelten Bettzeug.

»Mein Gott, Selma!«, hört Katja ihn seufzen, als sie die Wohnungstür hinter sich zuzieht.

# 10

Kurz nach fünfzehn Uhr. Sie sitzen in Katjas Wagen und warten. Paula Kiefer hat sich wie versprochen bei Dorfmüller gemeldet. Sie haben sich vor der Rechtsmedizin verabredet. Leah Levy ist informiert und erwartet sie.

Katja schaut hinaus auf die Straße. Die nackten Äste der Bäume im abnehmenden Licht des Nachmittags, darüber dunkle Wolken, die sich wie Schatten vor dem Grau des Himmels abzeichnen. Dann beginnt es zu schneien. Schneeflocken, die sich auf Windschutzscheibe und Motorhaube absetzen, vereinzelt erst, dann immer dichter. Innerhalb von Minuten herrscht dichtes Schneetreiben, ein wildes Ballett aus weißen Kristallen, hin- und hergeworfen vom Wind, angestrahlt von den Scheinwerfern vorbeifahrender Autos, ein traumgleiches Glitzern, real und unwirklich zugleich.

Sie blickt aus den Augenwinkeln zu Dorfmüller hinüber. Er sitzt unbewegt da, das Gesicht ausdruckslos, sein schlaksiger Körper wirkt angespannt. Er hat die Hände übereinandergelegt, sein rechter Daumen klopft unablässig auf den linken Handrücken.

Er ist sauer auf mich, denkt sie, Josef Kiefer tut ihm leid. Er nimmt mir übel, wie ich mit ihm umgegangen bin. Dabei schätzt er eigentlich die Zielstrebigkeit, mit der sie ihre Ermittlungen führt. Ihre Kompromisslosigkeit bei Befragungen oder Vernehmungen. Wie sie es immer wieder schafft, Verdächtige in eine bestimmte Richtung zu lenken, ohne dass sie merken, dass sie gelenkt werden. Bis sie von selbst zu reden beginnen und gestehen, was es zu gestehen gibt. Er bewundert die Sachlichkeit, mit der sie an die Dinge rangeht. Die Nüchternheit, mit der sie abwägt. Ihre Bereitschaft, Konflikten nicht auszuweichen. Er ist da ganz anders als sie. Wo sie die Konfrontation sucht, vermittelt er lieber. Trotz seiner Schlagfertigkeit und seinem ausgeprägten Humor geht er Auseinandersetzungen möglichst aus dem Weg. Ein Romantiker, der an das Gute im Menschen glaubt. Katja beneidet ihn um diesen Glauben, den sie nicht teilen kann, weil das Leben sie etwas anderes gelehrt hat.

»Jetzt mach schon, Rudi, lass es raus!«

Er reagiert nicht, überhört sie einfach. Brütet stattdessen weiter stumm vor sich hin.

Dann eben nicht! Die Windschutzscheibe ist inzwischen vollkommen zugeschneit. Sie schaltet den Scheibenwischer an. Die Gummilippen an den Wischerarmen schieben die weißen Flocken zur Seite. Und damit schließlich auch Dorfmüllers Schweigen.

»Du hast ein Problem«, sagt er.

»Wie bitte?«, fragt sie zurück.

»Du nimmst den Mord an Selma Kiefer persönlich. Von Frau zu Frau.«

»Wie kommst du darauf?«

»Die Art, wie du ihren Ex-Mann befragt hast.«

»Wie habe ich ihn denn befragt?«

»Als ob du ihn bestrafen wolltest.«

»Wir wissen beide, dass das mit den Zigaretten auf sein Konto geht«, sagt Katja. »Genau wie die Tritte in ihren Unterleib. Er hat es zugegeben.«

»Das macht ihn noch lange nicht zum Mörder«, erwidert Dorfmüller. »Du hättest ihm nicht so zusetzen dürfen.«

»Hast du etwa Mitleid mit ihm?«

»Wir sind Ermittler, Katja, keine Richter.«

»Warum spielst du dich dann wie einer auf?«

Er starrt sie empört an, wendet sich dann kopfschüttelnd ab.

Sie bereut sofort, was sie gesagt hat. Jetzt ist er nicht nur sauer auf sie, jetzt ist er auch noch beleidigt.

Die Scheibenwischer quietschen. Nasse Schlieren auf dem Glas, ein frei geschobenes Sichtfeld. Nur dass da draußen vor lauter Schneefall so gut wie nichts mehr zu sehen ist.

Er hat recht, denkt Katja. Sie hat tatsächlich ein Problem. Der Anblick der toten Selma Kiefer mit ihrem geschändeten Geschlecht hat etwas in ihr aufgewühlt. Ihre Betroffenheit raubt ihr die Distanz, die sie braucht, um den Fall zu lösen. Statt nüchtern die Fakten zu betrachten, urteilt sie voreilig. Sie vermischt die Ebenen. Will Josef Kiefer für die Gewalt büßen lassen, die er seiner Frau während ihrer Ehe angetan hat, und lastet ihm deshalb auch ihre Ermordung an. Fügt die Puzzlesteine so zusammen, dass sie ihren Verdacht bestätigen. Aber Indizien sind keine Beweise.

»Ich muss mich bei dir entschuldigen«, sagt sie. »Meine Bemerkung gerade, das war komplett überflüssig.«

»Allerdings.«

»Genau wie mein Umgang mit Kiefer.«

»Selbsterkenntnis ist der erste Weg zur Besserung.«

»Amen«, sagt Katja und grinst ihm versöhnlich zu.

»Du weißt schon, wie du mich kriegst«, sagt er und grinst zurück. »Echt zum Kotzen.«

»Muss an deiner Harmoniesucht liegen.«

»Du meinst: an meinem großen Herzen.«

»Gut, dass dein Parka zu ist«, scherzt Katja. »Nicht, dass es dir noch aus deiner breiten Brust springt.«

Sie fühlt sich erleichtert. Auch wenn es langsam kalt wird in ihrem zugeschneiten Wagen. Sie startet den Motor, regelt die Heizung hoch, schaltet das Gebläse ein.

Dorfmüller schaut auf seine Uhr. »Schon zehn nach«, sagt er. »Langsam könnte sie auftauchen.«

»Erzähl mir was über Josef Kiefer, Rudi.«

»Was willst du hören?«

»Hat er seine Ex-Frau getötet?«

»Falsche Frage.«

»Könnte er es gewesen sein?«

»Keine Ahnung.«

»›Keine Ahnung‹ ist keine Antwort.«

»Eine bessere hab ich nicht.«

»Glaubst du, dass er's war?«

»Nicht wirklich.«

»Warum nicht?«

»Da müsste er schon ziemlich bescheuert sein.«

»Wieso?«

»Weil die Polizei wegen gefährlicher Körperverletzung gegen ihn ermittelt. Und weil die Ergebnisse dieser Ermittlungen die zuständige Staatsanwältin dazu gebracht haben, Anklage zu erheben.«

»Genau das gibt ihm ein Tatmotiv. Mit dem Mord kann er den Prozess verhindern.«

»Aber es macht die Tat auch unmöglich für ihn«, kontert Dorfmüller. »Denk doch mal nach: Er steht im Fokus von Polizei und Justiz. Das lässt ihn sofort zum Hauptverdächtigen werden. Da wäre er doch vollkommen bescheuert, sie umzubringen.«

»Er hat Insulin im Haus.«

»Ist doch nicht mal klar, dass sie damit getötet wurde.«

»Und er hat kein Alibi.«

»Was ist mit dem, was dein Fachmann Hanning über den Täter gesagt hat? Wenn ich dich richtig verstanden habe, geht er davon aus, dass der Täter noch nie eine Liebesbeziehung mit einer Frau hatte.«

»Und?«

»Kiefer war mehr als vierzig Jahre lang verheiratet. Seine Ex-Frau und er haben eine gemeinsame Tochter. Also werden sie irgendwann auch eine Liebesbeziehung gehabt haben. Jedenfalls am Anfang. Und was ist mit Hannings Vermutung, der Täter wolle eine Frau sein? Sieht Josef Kiefer für dich wie jemand aus, der eine Frau sein will?«

»Was Hanning geliefert hat, sind nur Anhaltspunkte, Rudi. Psychologische Muster. Abgeleitet von dem, was ich ihm erzählt habe.«

»Kann ja alles sein. Aber es sind Muster, die auf Kiefer nicht zutreffen. Tut mir leid, Katja, aber für mich geht der Verdacht gegen ihn komplett in die falsche Richtung.«

Das Brabbeln des Motors im Leerlauf, das Gebläse der Heizung, das gleichmäßige Hin und Her der Wischerblätter auf der Windschutzscheibe. Wie der unbestechliche Schlag eines Metronoms. Zeit, die ihr davonläuft, ergebnislos, ohne neue Erkenntnisse. Katja kann spüren, wie der Druck zunimmt. Nicht nur der, den Koller ihr macht. Der Druck in ihr.

Zwischen den tanzenden Schneeflocken taucht unvermittelt ein Schemen auf. Die Silhouette einer Frau.

»Ist sie das?«, fragt Katja.

»Sieht so aus«, sagt Dorfmüller und öffnet die Beifahrertür.

# 11

Das gleiche hagere Gesicht, die gleichen dünnen Lippen, das gleiche energische Kinn. Paula Kiefer ist ein Abbild ihres Vaters, nur dreißig Jahre jünger als er. Ihr ist anzusehen, wie sehr die Nachricht vom gewaltsamen Tod ihrer Mutter sie getroffen hat. Eingefallene Schultern, hohle Wangen, die Haut stumpf und grau.

Katja kennt das von anderen Fällen. Egal, wie gut oder schlecht sich die Angehörigen zu Lebzeiten mit einem Toten verstanden haben, ob sie ihn geliebt oder gehasst haben – die Erkenntnis, ihn nie wieder lebendig vor sich zu sehen, nie wieder mit ihm zu lachen oder zu streiten, trifft sie alle gleich. Noch am Tag zuvor haben sie ihm vielleicht Vorwürfe gemacht, vierundzwanzig Stunden später machen sie sich selbst welche. Ab jetzt gibt es kein Heute mehr und kein Morgen. Nur noch ein Gestern. Der Tod verändert alles.

»Wollen wir reingehen?«, fragt sie.

»Wird sich wohl nicht vermeiden lassen«, sagt Paula Kiefer. Sie starrt durch das Schneetreiben auf das Gebäude wie auf eine Hinrichtungsstätte. Die Furcht vor dem, was sie zu sehen bekommen wird, die Angst vor dem, was das mit ihr macht.

Sie hat sich durchgerungen und eine Entscheidung getroffen, denkt Katja, jetzt zweifelt sie daran.

»Tut mir wirklich leid, dass wir Ihnen das nicht ersparen können«, sagt sie.

»Sie können ja nichts dafür«, gibt Paula Kiefer zurück. Ihr Atem geht stoßweise, kleine weiße Wolken in der schneegetränkten Luft.

Katja nimmt ihren Arm. »Kommen Sie.«

Von Dorfmüller gefolgt, gehen sie die Stufen zum Eingang empor, durchqueren das Foyer. Katja nickt dem Pförtner zu.

Er schaut von seiner Zeitung auf. »Sie wartet schon auf Sie.«

»Danke.«

Sie führen Paula Kiefer einen Gang hinunter, an dessen Ende sich die Tür befindet, hinter der Dr. Leah Levy ihre Obduktionen durchführt.

»Sie sagen mir, wenn Sie bereit sind?«

»Das bin ich.«

»Sicher?«

»Ja«, sagt Paula Kiefer und atmet tief durch.

Katja klopft und öffnet die Tür. Leah Levy sitzt an einem Arbeitstisch, tippt ihren Bericht in den Computer. Sie hört Klaviermusik. Bachs *Goldberg-Variationen.* Klar und rein schweben die Töne durch den nüchternen Raum. Auf dem Obduktionstisch, verhüllt mit einem Laken, liegt der Leichnam von Selma Kiefer.

»Hallo, Leah«, sagt Katja.

»Entschuldigung«, sagt Levy und schaltet die Musik aus.

»Sie können sie ruhig anlassen«, sagt Paula Kiefer.

Levy schaut zu ihr hinüber, der weiße Kittel über ihrer Bluse ist geöffnet. Sie steht auf und knöpft ihn zu.

Dorfmüller stellt die beiden Frauen einander vor. Levy reicht Paula Kiefer die Hand.

»Bitte«, sagt sie in der ihr eigenen nüchternen Art und deutet auf den Obduktionstisch.

Paula Kiefer schaut ausdruckslos auf die Umrisse ihrer toten Mutter unter dem Laken.

»Niemand hier drängt Sie zu irgendetwas«, sagt Katja. »Nehmen Sie sich die Zeit, die Sie brauchen.«

»Warum sollte ich mir Zeit nehmen?«, erwidert Paula Kiefer. »Sie hatte ja auch nie welche für mich.«

»Was meinen Sie damit?«

»Wissen Sie, was ein Schlüsselkind ist?«

»Ich denke schon«, sagt Katja. »Waren Sie eins?«

»Schon in der Grundschule. Fühlt sich echt toll an in dem Alter: nach Hause zu kommen, und keiner ist da. Eine leere Wohnung, kein Mittagessen, da kommt man sich vor wie lebendig begraben. Ich hab immer gesungen, stundenlang, damit ich wenigstens was gehört hab, auch wenn es nur meine eigene Stimme war.«

»Ihre Mutter war Krankenschwester, richtig?«

»Im Krankenhaus Barmherzige Brüder. Die beste Krankenschwester der Welt. Immer greifbar, immer da. Für die Ärzte, die Kollegen, die Patienten. Nur nicht für ihre Tochter.«

»Was hat denn Ihr Vater dazu gesagt?«, mischt Dorfmüller sich ein.

»Gar nichts. Der war ja die Woche über nicht zu Hause. Kundenbesuche im Außendienst, von einem Termin zum nächsten, immer unterwegs und nachts im Hotel. Meine Mutter hat ihn belogen. Hat behauptet, sie hätte nur Frühschichten. Nachmittags sei sie zu Hause, um sich um mich zu kümmern.«

»Und das stimmte nicht?«

»Anfangs schon, später nicht mehr. Das ging schleichend. Eine Spätschicht hier, eine Nachtschicht da. Ich war einsam, ich hatte Angst, aber das hat sie nicht interessiert. Sie wurde in der Klinik gebraucht, das war ihr wichtiger.«

»Haben Sie Ihrem Vater nichts davon erzählt?«

»Das durfte ich nicht. Sie hat mir gedroht: Wenn Papa das erfährt, musst du ins Heim.«

»Das hat Sie Ihnen gesagt?«

»Nicht nur einmal, immer wieder. Das Verrückte daran ist: Sie gewöhnen sich daran, was bleibt Ihnen auch anderes übrig? Ist halt so, fertig.«

Dorfmüller und Katja schauen sich an.

»Wir haben gehört, dass Sie Ihre Mutter seit über einem Jahr nicht mehr besucht haben«, sagt Katja. »Stimmt das?«

»Das haben Sie von der Nachbarin, richtig?«

»Das spielt keine Rolle.«

»Ich hätte den Kontakt zu ihr schon viel früher abbrechen sollen. Spätestens, als ich von zu Hause ausgezogen bin.«

»Ich nehme an, Sie wissen, dass Ihre Mutter Ihren Vater mehrfach angezeigt hat.«

»Natürlich weiß ich das. Er hat es mir erzählt. Total absurd, vollkommen verrückt.«

»Wieso?«

»Weil an diesen Vorwürfen nicht das Geringste dran ist. Mein Vater ist komplett unschuldig. Hat sich sein halbes Leben krumm gemacht für sie, nur um dann so von ihr verleumdet zu werden.«

»Warum hätte sie sich das alles ausdenken sollen?«

»Weil sie einen Vorwand gesucht hat, um ihn endlich loszuwerden.«

»Man braucht keinen Vorwand, um sich scheiden zu lassen«, sagt Katja. »Ehen zerbrechen, selbst nach vierzig Jahren.«

Paula Kiefer nickt traurig. »Stimmt schon«, erwidert sie leise, »Ehen zerbrechen. Aber nicht erst nach vierzig Jahren, schon viel früher. Und viele funktionieren von Anfang an nicht. So wie die meiner Eltern. Sie hätten gar nicht erst heiraten sollen, da wäre meinem Vater und mir eine Menge erspart geblieben.«

»Sie lieben ihn sehr, oder?«

»Er ist der sanfteste Mensch, den ich kenne. Hat mir als Kind Geschichten vorgelesen. Mich beruhigt, wenn ich Angst vor der Schule hatte. Hat abends angerufen, wenn er auf Reisen war, und mir Geschenke mitgebracht, wenn er zurückkam. Er war immer da für mich, selbst wenn er unterwegs war.«

Katja nickt Levy unauffällig zu.

Die Rechtsmedizinerin nimmt das als Signal. Sie tritt an den Tisch und schlägt das Laken über Selma Kiefers totem Gesicht zurück. Keine Spur von dem erlittenen Leid. Ein Ausdruck von Frieden. Schlafende Ruhe. Als hätte sich der Tod unbemerkt an ihr Bett gesetzt und ihre Hand genommen. Wie ein guter Freund. Als wäre überhaupt nichts geschehen.

Paula Kiefer macht ein paar zögernde Schritte nach vorn, bleibt dann stehen.

Näher heran kann sie nicht, denkt Katja, selbst im Tod muss sie die Distanz aufrechterhalten. Um das Bild, das sie von ihrer Mutter und damit von sich selbst hat, nicht zu gefährden.

»Ist sie das?«, fragt sie und versucht, so neutral wie möglich zu klingen.

»Ja«, erwidert Paula Kiefer.

»Selma Maria Kiefer, geborene Brecht?«

»Ja.«

Im Raum macht sich Schweigen breit. Katja hat das schon oft erlebt. Die Konfrontation mit einer Situation, die man zwar erfassen, aber nicht begreifen kann. Es wird dauern, bis die Tochter den Anblick der toten Mutter in seiner ganzen Tragweite verarbeitet hat. Wochen oder Monate, vielleicht auch länger.

»Sie sieht so anders aus«, sagt Paula Kiefer. »Irgendwie friedlich.«

Das tun sie meistens, denkt Katja. Als wären sie erleichtert. So als hätte ihnen der Tod die Würde zurückgegeben, die ihnen durch ihre Ermordung genommen wurde.

»So kenne ich sie überhaupt nicht«, fährt Paula Kiefer fort. »Die Mutter, die ich kannte, war immer unzufrieden und gereizt, niemals entspannt. Man konnte es ihr nicht recht machen. Nie war irgendetwas gut genug. Wissen Sie, wie das ist, wenn man immer damit rechnen muss, dass es Streit gibt?«

»Ja«, sagt Katja. »Das kenne ich.«

»Egal, was man tut, man fühlt sich schuldig, die ganze Zeit. Man will bloß keinen Fehler machen, dabei weiß man irgendwann gar nicht mehr, worin dieser Fehler überhaupt bestehen könnte. Weil alles, was man tut, wie ein Fehler beurteilt wird. Man ist nur noch vorsichtig, Tag und Nacht. Schon als Kind habe ich angefangen, sie wie ein rohes Ei zu behandeln. Was sie natürlich erst recht auf die Palme gebracht hat. Weil es für sie der Beweis war, dass ich irgendetwas falsch gemacht habe. Warum sonst hätte ich sie so behandeln sollen?«

Paula Kiefer macht eine Pause. Sie scheint die Anwesenheit der anderen gar nicht mehr wahrzunehmen. Es gibt jetzt nur noch sie und ihre tote Mutter.

»Ich hab dich gehasst, Mama, weißt du das? Es hat ewig gedauert, mir das einzugestehen. Ich hatte immer Angst vor dir. Du hast mir nicht gutgetan. Wenn ich an zu Hause denke, sehe ich einen Ort vor mir, an dem es keine Luft zum Atmen gibt. Ich sehe mich als kleines Kind. Ein Goldfisch in einem Wasserglas. Überall sind Wände. Man kann sie nicht sehen, weil sie aus Glas sind, aber sie sind da. Und das da draußen ist für immer unerreichbar. Ich schnappe nach Sauerstoff, aber in dem Wasser ist keiner. Also ersticke ich. Langsam, aber unausweichlich.«

Wieder unterbricht sie sich.

Katja, Dorfmüller und Levy schauen sich an. Was Paula Kiefer da sagt, klingt wie eine lange vorbereitete Rede, über Jahre angestaute Wut und Enttäuschung. Es tut weh, ihr dabei zuzuhören.

»Du hast mich von dir weggetrieben, Mama, und gleichzeitig bist du mein ganzes Leben lang vor mir weggelaufen. Du warst nie da. Ich wollte dich nicht hassen. Kein Kind will seine Mutter hassen. Aber mir blieb nichts anderes übrig. Ich hab einfach nur versucht, mich zu retten, Mama, und jeden Tag habe ich mich schrecklich dabei gefühlt. Wie oft habe ich versucht, dir das zu sagen, aber ich habe es einfach nicht geschafft. Und jetzt, da du mir nicht mehr antworten kannst, stehe ich hier und rede mit dir und sage dir all diese Dinge und wünsche mir so sehr, dass du mir antwortest. Sag was, Mama, sag einfach irgendwas! Aber wie soll man was sagen, wenn man tot ist. Was bleiben wird zwischen uns, ist das Schweigen. Sind wir ja gewohnt, haben wir ja lange genug geübt.« Und, nach einem kurzen Innehalten: »So, Mama, jetzt ist es raus. Mach's gut, egal, wo du bist. Und lass mich mein Leben leben. Ich hab nur das eine.« Sie atmet tief aus und dreht sich zu Levy um. »Können Sie sie zudecken, bitte?«

»Natürlich«, sagt die Rechtsmedizinerin und breitet das Laken über das tote Gesicht von Selma Kiefer.

»Ich würde dann gerne gehen«, sagt Paula Kiefer zu Katja.

»Wenn ich oder mein Kollege Sie hinausbegleiten soll …«

»Danke, aber das ist nicht nötig.« Sie ringt sich ein Lächeln ab. »Einfach durch die Tür und den Gang hinunter. Das kriege ich schon hin.«

»Passen Sie auf sich auf«, sagt Katja.

Paula Kiefer nickt ihr und Dorfmüller zu und geht hinaus.

Levy tritt an ihren Computer und betätigt die Druckertaste. Der Drucker beginnt zu rattern. Ein beschriebenes Blatt nach dem anderen landet im Ausgabeschacht.

»Der Obduktionsbericht, nehme ich an«, sagt Katja.

»Ja«, sagt Levy.

»Und was steht drin?«

»Die äußere Untersuchung der Leiche hat nichts ergeben. Weder an ihrem Körper noch an ihrer Kleidung irgendwelche belastbaren Spuren. Keine Haare, keine Hautschuppen, nichts.«

»Hat er sie vergewaltigt?«

»Weder vaginal noch rektal.«

»Irgendwas zum Inhalt der tödlichen Spritze?«

»Nichts, was ich nachweisen könnte.«

»Heißt?«

»Eine Substanz, die sich innerhalb kürzester Zeit im Körper abbaut.«

»Irgendein Verdacht, was das gewesen sein könnte?«

»Ihr Blutzuckerspiegel war extrem niedrig.«

»Ist doch nicht ungewöhnlich bei Toten.«

»Ihr Wert schon.«

»Und deine Schlussfolgerung?«, fragt Katja.

»Hypoglykämie«, sagt Levy. »Eine plötzlich eintretende Unterzuckerung. Der Körper reagiert mit einer Art Schock darauf. Erst Koma, dann Kollaps, dann Exitus.«

»Was löst eine solche Hypoglykämie aus?«

»Eine Überdosis Insulin zum Beispiel.«

Katja muss an den kleinen Kasten auf dem Beistelltisch in Josef Kiefers Wohnzimmer denken. Ein Blutzuckermessgerät. Kiefer ist Diabetiker. Alterszucker, Typ zwei. Er spritzt sich seit drei Jahren Insulin.

»Möglich oder wahrscheinlich?«, fragt sie

»Äußerst wahrscheinlich«, erwidert Levy. »Aber wie gesagt: leider nicht nachzuweisen.«

Sie nimmt die ausgedruckten Blätter aus dem Ausgabeschacht, bündelt sie mit kurzen Stößen auf ihrem Arbeitstisch und reicht sie an Katja weiter.

»Schöne Scheiße«, sagt Katja.

»Das trifft es ziemlich genau«, erwidert Levy.

Katja schaut auf den Obduktionstisch mit der Leiche. Die Umrisse von Selma Kiefers Körper, die eingefallene Brust, ihr Bauch, ihre Hüften. Die Konturen ihres Mundes, der Schwung ihrer Nase unter dem weißen Laken. »Ich glaube, ihre Tochter irrt sich«, sagt sie nach einer Weile.

»Worin?«, fragt Levy.

»In der Beurteilung ihrer Mutter.«

»Tun wir das nicht alle?«

»Was?«

»Uns irren. Ständig.«

»Ja«, sagt Katja. »Das tun wir.«

# 12

Das Schneetreiben hat nachgelassen. Nur noch vereinzelte Flocken, die durch die Luft tanzen wie Pollen im Frühling. Der Himmel ist noch immer wolkenschwer, aber im dunklen Grau zeigen sich einzelne helle Flecken.

Gemeinsam wischen sie den Schnee von den Scheiben des Wagens, eine nasskalte, klumpige Masse, die ihre Finger erstarren lässt. Dorfmüller schaut Katja über das Wagendach an. Mit diesem Blick, der alles sieht.

»Was?«, fragt sie.

»Nichts«, sagt er.

Sie steigen ein. Katja weiß, was er jetzt denkt. Eine verteufelte Mutter, ein idealisierter Vater. Genau wie bei ihr. Die Parallelen sind nicht zu übersehen. Wortlos startet sie den Motor und fährt los.

Sie war zehn, als ihr Vater starb. Eine Krebserkrankung. Zwischen der Diagnose und seinem Tod lagen nur drei Monate. Es hatte sich angefühlt, als wäre ihr das Liebste auf der Welt aus der Brust geschnitten worden. Sie konnte sich nicht vorstellen, je wieder zu lachen. Sie war überzeugt davon, sich nie mehr über irgendetwas freuen zu können. Und über allem stand die Angst, in Zukunft allein mit ihrer Mutter leben zu müssen. Acht Jahre bis zu ihrer Volljährigkeit, eine unüberschaubare Ewigkeit, sie zählte die Monate, die Wochen, sie zählte jeden Tag.

Für Katja war ihre Mutter schuld am Tod des Vaters. Die Unnahbarkeit, die sie ausstrahlte. Ihre Kälte im Umgang mit ihm, nicht erst in den letzten Wochen vor seinem Tod. In den Augen ihrer Tochter liebte sie nur sich selbst. In den folgenden Jahren wurde dieses Urteil für Katja zur Gewissheit. Jede Auseinandersetzung, jeden Streit zwischen ihnen maß sie daran. Und jedes Mal wurde sie bestätigt: Meine Mutter interessiert sich nur für sich selbst.

Auch als Katja längst ausgezogen und zur Kriminalpolizei gegangen war, als sie sich in Peter Schäfer verliebt und eine gemeinsame Zukunft mit ihm geplant hatte, als sie sich von ihm getrennt und Jenny geboren hatte, als sie zur Hauptkommissarin befördert und schließlich Mordermittlerin geworden war – immer lag da der Schatten ihrer Mutter über ihr, groß und bedrohlich, genährt von dem negativen Bild, das Katja in sich trug, das sie über sich gestreift hatte wie eine zweite Haut.

Erst in diesem Sommer, nachdem Monika Sand ihrer Enkelin im *Delfino* am Gardasee notgedrungen Peters Namen verraten hatte und Jenny von einer Sekunde zur anderen kein vaterlos aufwachsendes Mädchen mehr war, hatte sich so etwas wie ein vorläufiger Frieden zwischen ihr und ihrer Mutter eingestellt. Zum ersten Mal hatten sie wirklich miteinander geredet und zum ersten Mal hatte Katja ihr zugehört. Sie hatte das Gefühl gehabt, dass irgendwann so etwas wie Versöhnung zwischen ihnen möglich sein könnte.

»Stopp!«, sagt Dorfmüller unvermittelt.

»Bitte?«

»Da vorne ist eine Metzgerei.«

»Na und?«

»Der Anblick des Todes macht mich hungrig.«

»Sehr witzig.«

»So wie du guckst, eher das Gegenteil.«

»Wie gucke ich denn?«

»Niedergeschlagen«, sagt er. »Trübsinnig, schwermütig. Such dir was aus.«

»Halt die Klappe, Rudi!«

»Nur, wenn du jetzt endlich anhältst.«

Sie tut ihm den Gefallen, fährt rechts ran, schaltet die Warnblinkanlage an.

Dorfmüller öffnet die Beifahrertür. »Auch was?«

»Ich bin wunschlos glücklich.«

»Na dann.«

Er steigt aus, geht hinüber zur Metzgerei. Über dem Schaufenster in geschwungener Schreibschrift eine Leuchtreklame mit dem Namen der Inhaber: Zoller. Sie schaut Dorfmüller zu, wie er mit einer jungen Angestellten redet. Braune Haare, zu einem Pferdeschwanz zusammengefasst, die Haut rosig. Sie sieht die beiden lachen, dann gibt er seine Bestellung auf. Katja weiß genau, was er will: eine Leberkässemmel deluxe. Viel Gurke, extra viel süßer Senf. Wahrscheinlich wird er irgendwann testamentarisch verfügen, dass ihm eine mit ins Grab gelegt wird. Als Wegzehrung für die Reise ins Jenseits.

Sie zieht ihr Handy aus der Tasche. Keine Nachrichten, keine Anrufe in Abwesenheit. Nur dieses eine Telefonat, das sie selbst machen muss, auch wenn sie sich davor fürchtet. Komm schon, Katja! Sie wählt seine Nummer.

Nach dem zweiten Klingeln geht er dran. »Peter Schäfer.«

»Ich bin's«, sagt sie zögernd. Sie hört den Widerwillen in ihrer Stimme, eine aufkeimende Gereiztheit, die sie kaum kontrollieren kann.

»Meine große Liebe«, sagt Peter mit diesem Hang zur Ironie, den er früher schon hatte. »Was kann ich für dich tun?«

»Ich hab mit Jenny gesprochen.«

»Soll vorkommen«, erwidert er. »Machen Mütter und Töchter manchmal.«

Er stellt sich blöd, obwohl er genau weiß, worum es geht.

»Wegen Weihnachten«, sagt Katja. »Du hast ihr angeboten …«

»Ich weiß, was ich ihr angeboten habe«, unterbricht er sie.

»Es wäre schön, wenn du mich aussprechen lassen würdest.«

»Fass dich kurz. Ich bin gerade mitten in einer Besprechung.«

»Wir können auch später drüber reden, wenn es dir lieber ist.«

»Was ist dein Problem, Katja?«

»Wer sagt, dass ich ein Problem habe?«

»Hättest du keins, würdest du nicht anrufen. Also?«

Wie sie das hasst! Diese überhebliche Art. Erst macht er sich über sie lustig, dann blafft er sie an, nur um sie anschließend mit Unterstellungen kleinzumachen. »Ich hab keine Lust, in diesem Ton mit dir zu telefonieren«, sagt sie.

»Du hast mich angerufen«, kontert er. »Schon vergessen?«

»Weil ich mit dir über etwas reden will, nicht, um mich blöd anmachen zu lassen.«

»Jetzt sei doch nicht so empfindlich.«

»Dann sperr du das Arschloch in den Schrank, okay?«

Schweigen am anderen Ende der Leitung. »Also gut«, sagt er, »noch mal von vorne.« Und nach einem kurzen Durchatmen: »Hallo, Katja, schön, dass du anrufst, was kann ich für dich tun?«

»Mit mir reden, bevor du mit ihr redest.«

»Wie bitte?«

»Du kannst nicht einfach so unser ganzes Leben durcheinanderbringen.«

»Moment mal«, entgegnet er. »Nur um das klarzustellen: Ihr habt mein Leben durcheinandergebracht. Meins und das meiner Familie!«

Katja fühlt sich aus dem Konzept gebracht. Nicht, weil er jetzt ebenso gereizt ist wie sie, sondern weil er recht hat.

»Okay«, sagt sie. »Dann anders. Jenny hat endlich einen Vater. Schön für sie. Aber sie hat auch eine Mutter. Und die hat kein gesteigertes Interesse daran, ein so wichtiges Fest wie Weihnachten mit diesem Vater zu verbringen.«

»Zwingt dich doch keiner«, sagt er. »Musst ja nicht mitkommen. Außerdem war es nur eine Idee. Ich hab mir überhaupt nichts dabei gedacht.«

»Das merkt man«, sagt sie.

Wieder ein kurzes Schweigen am anderen Ende der Leitung. Dann redet er weiter. Das mit der Besprechung ist wahrscheinlich nur erfunden. Sie kann ihm anhören, wie sehr er sich beherrschen muss. »Jetzt hör mal gut zu, Katja. Ich brauche keine Erlaubnis, wenn ich mit meiner Tochter reden will. Nicht von dir, nicht von irgendjemandem sonst. Ich muss mich auch nicht für das rechtfertigen, was ich mit ihr berede. Weil das ganz allein meine und ihre Sache ist. Weil das niemanden was angeht. Auch dich nicht. Wenn ich Jenny einladen will, mit uns Weihnachten zu feiern, dann tue ich das. Und entweder freust du dich, dass ich dich auch einlade, oder du lässt es. Aber geh mir nicht auf den Wecker. Also, überleg es dir. Und dann sagst du mir Bescheid. Schönen Tag noch.«

Damit drückt er das Gespräch einfach weg, und sie sitzt da, in ihrem Wagen am Straßenrand, gedemütigt und kleingemacht, während Dorfmüller die Metzgerei verlässt, in der Hand eine in Papier eingeschlagene Leberkässemmel deluxe.

Katja beugt sich zur Beifahrerseite, öffnet ihm die Tür.

»Firma dankt«, sagt er aufgeräumt und sortiert seine langen Beine im Fußraum. Mit der einen Hand schlägt er die Leberkässemmel aus dem Metzgereipapier, mit der anderen balanciert er sie zu seinem Mund und beißt hinein.

Das Knacken der Kruste, seine Augen, die sich genießerisch schließen, ein hingebungsvolles Kauen und Schlucken und dann der erwartete Kommentar, jede Silbe einzeln betonend. »Sen-sa-tio-nell!«

»Wie spät ist es?«, fragt Katja fahrig.

Dorfmüller deutet auf die Uhr am Armaturenbrett. »Gleich halb vier, wieso?«

»Was dagegen, wenn wir Feierabend machen?« Sie bemüht sich zu lächeln, aber mehr als ein Verziehen ihres Mundes kommt dabei nicht heraus.

# 13

Sie parkt ihren Wagen in der Sternstraße, keine hundert Meter von ihrer Wohnung entfernt. Ein glücklicher Zufall. Normalerweise kommt sie wesentlich später nach Hause. Gegen sieben oder halb acht. Um die Zeit eine freie Parklücke zu finden, ist trotz Anwohnerparkausweis so gut wie ausgeschlossen. In der Regel muss sie die Querstraßen absuchen: Gewürzmühlstraße, Thierschstraße, Robert-Koch-Straße und über die Widenmayerstraße entlang der Isar zurück. Dann das Ganze von vorn, mindestens eine Viertelstunde, manchmal auch länger.

Sie hat Dorfmüller an seinem Granada vor der Mordkommission abgesetzt. Natürlich hat er gemerkt, dass mit ihr etwas nicht stimmte, aber er hielt sich zurück. Keine blöde Frage, kein überflüssiger Kommentar, nur sein genussvolles Kauen, bis nichts mehr übrig war von seiner Leberkässemmel deluxe. Er hat das Papier mit seinen riesigen Händen zusammengeknüllt und den Rest der Fahrt geschwiegen.

Sie schaltet den Motor aus, lehnt sich in ihrem Sitz zurück. Seit dem Mord sind noch keine vierundzwanzig Stunden vergangen, die Ermittlungen sind noch nicht richtig angelaufen, und schon jetzt fühlt sie sich ausgelaugt. Die Begegnung mit Paula Kiefer hat sie berührt, die Parallelen zu ihrem eigenen Leben haben sie bis ins Mark getroffen. Dass jemand so unverblümt ausspricht, wie sehr er die eigene Mutter ablehnt, ist ungewöhnlich. Als hätte Paula Kiefer ihr einen Spiegel vorgehalten. Mutter und Tochter. Der Wunsch, das in der Kindheit und Jugend Erlebte nicht an andere weiterzugeben. Die Hoffnung, sich durch den Verzicht auf eigene Kinder von den Mustern seiner Erziehung zu befreien. Die Illusion, sich durch Ablehnung abzugrenzen.

Anders als Paula hat Katja sich für ein Kind entschieden, und sie ist froh darüber. Hass ist nur eine Spielart von Liebe, denkt sie, eine Reaktion auf unerfüllte Sehnsucht. Das Festhalten am Hass auf andere ist nichts anderes als die Angst vor der Verantwortung für sich selbst.

Sie öffnet die Fahrertür, steigt aus. Die Geräusche der Stadt klingen gedämpft zu ihr herüber, der Schnee macht die Welt stiller.

Jenny blickt überrascht auf, als Katja ihr Zimmer betritt. »Schon zu Hause?«

»Wollte nur mal schauen, ob's dich noch gibt«, sagt Katja und ringt sich ein Lächeln ab.

»Klar gibt's mich noch«, sagt Jenny, die über ihren Hausaufgaben sitzt. Sie wirkt zufrieden, mit sich im Reinen.

»Und? Wie ist es gelaufen?«

»Was meinst du?«

»Deine Matheklausur.«

»Super.«

»Alle Aufgaben gelöst?«

»Alle bis auf eine. Aber die hat keiner hingekriegt. Macht der Schenzler immer so. Ist 'n echter Sadist.« Sie grinst, dann werden ihre Züge ernst. Sie schaut Katja forschend an. »Alles okay mit dir?«

»Ja«, lügt Katja. »Wieso?«

»Siehst mitgenommen aus«, sagt Jenny. »Total durcheinander. Willst du nicht wenigstens deinen Mantel ausziehen?«

Total durcheinander, wiederholt Katja in Gedanken. Das trifft es genau. Das Gefühl, sich aufzulösen. Wenn sie nicht aufpasst, fängt sie gleich an zu heulen. Hier und jetzt. Aber das will sie nicht. Nicht vor Jenny. »Ich hätte da eine bessere Idee«, sagt sie stattdessen und bemüht sich, entspannt zu klingen, locker und leicht. »Ich bleib in meinem, und du ziehst dir deinen an.«

»Willst du mit mir da draußen einen Schneemann bauen?«, versucht Jenny zu scherzen.

»Können wir von mir aus später machen. Aber erst gehen wir einkaufen.«

Jenny traut ihren Ohren nicht. »Katja Sand will shoppen gehen?«

»Mutter und Tochter. Die Daunenjacke, die du unbedingt wolltest.«

»Nicht dein Ernst!«

»Noch ja, aber nicht mehr lange. Wenn du dich nicht beeilst, überleg ich's mir noch mal.«

Die Aussicht auf eine neue Daunenjacke lässt Jenny strahlen. Aber dann mischt sich Skepsis in ihre Begeisterung, aus ihrem Strahlen wird Besorgnis. Sie mustert ihre Mutter ernst. Mit diesem Blick, den Katja kennt und kaum aushalten kann. Dem nichts entgeht.

»Jetzt schau mich doch nicht so an«, sagt sie hilflos.

Statt einer Antwort steht Jenny auf und zieht ihr den Mantel entschlossen von den Schultern.

»Was machst du denn da?«, protestiert Katja.

»Siehst du doch«, erwidert Jenny.

»Ich dachte, wir gehen einkaufen.«

»Vielleicht denkst du zur Abwechslung einfach mal gar nichts.« Jenny geht mit dem Mantel in den Flur. »Kamille oder Pfefferminz?«, hört Katja sie fragen.

»Earl Grey«, sagt sie leise und versucht, ihre aufsteigenden Tränen zurückzuhalten.

Kurz darauf sitzen sie zusammen auf dem Sofa im Wohnzimmer. Draußen vor den Fenstern die einsetzende Dämmerung. Der Himmel hat weiter aufgeklart, die dichte Wolkendecke ist vollständig aufgerissen. Rötliches Licht, das über die Möbel und ihre Körper streicht.

Der Tee tut gut, aber er nimmt ihr nichts von ihrer Traurigkeit. Katja fühlt sich wie eine offene Wunde. Das Gespräch mit Hanning, der Besuch bei Josef Kiefer, die Aussagen seiner Tochter, die Bilder der Leiche in ihrem Kopf. Die Chronik von Selma Kiefers schiefgelaufener Ehe, die für sie in einem Gewaltmartyrium mündete. Das mitschwingende Drama eines misslungenen Lebens aufseiten ihres Mannes. Paula Kiefers Erzählung einer lieblosen Kindheit und Jugend, deren Folgen sie noch heute quälen. Selma, Josef, Paula. Drei Menschen, drei Geschichten. Und dazwischen Katja mit ihrer eigenen Geschichte.

Sie ist es gewohnt, persönliche Gefühle aus den Ermittlungen herauszuhalten, jeden Anflug von Betroffenheit schon im Keim zu ersticken. In diesem Mordfall gelingt ihr das nicht. Im Gegenteil: Je mehr sie versucht, sich abzugrenzen, desto tiefer wird sie mit hineingerissen.

Sie schaut auf den Tee in ihrer Tasse, ein warmes Braun wie Ahornsirup, der zarte Duft nach Bergamotte. Sie spürt, wie Jenny sie aus den Augenwinkeln beobachtet. Die Sorgen einer Tochter um ihre Mutter. Sie stellt nur deswegen keine Fragen, weil sie weiß, dass sie keine Antworten bekommen wird.

Es gibt so vieles, was Katja ihr zu sagen hätte, und so vieles, was sie ihr nicht sagen kann. So viel Licht und so viel Schatten. Nur ein Teil der Wahrheit ist aus dem Dunkel emporgekommen, der Albtraum dahinter ist noch immer verborgen.

»Es tut mir so leid«, hört sie sich sagen.

»Wovon sprichst du, Mama?«

»All das, was ich dir angetan habe.«

»Red keinen Unsinn! Du hast mir gar nichts angetan.«

»Doch, Liebes, das habe ich.«

Und nicht nur dir, denkt Katja. Ihre Mutter kommt ihr in den Sinn. Der sie alles Schlechte dieser Welt angedichtet hat. Der sie die Schuld am Tod ihres Vaters zugeschrieben hat, so wie Paula Kiefer ihre Mutter für das Scheitern der Ehe ihrer Eltern verantwortlich macht.

Aber so einfach ist es eben nicht. Das ist das, was sie heute gespürt hat, als sie Paula Kiefer in der Rechtsmedizin bei der Schilderung ihrer unglücklichen Kindheit und Jugend folgte, der Anklage gegen ihre angeblich so kaltherzige Mutter.

Was wir für die Wahrheit halten, ist nicht mehr als ein verzerrtes Abbild unserer Wahrnehmung, denkt Katja, und unsere Wahrnehmung nur ein winziger Ausschnitt der Wirklichkeit. Wir spüren das, aber wir wollen es nicht wahrhaben. Je komplizierter unser Leben ist, desto mehr klammern wir uns an unsere selbst geschaffenen Konstruktionen der Wirklichkeit.

Vielleicht ist sie auch deshalb Mordermittlerin geworden: um dem Nebel zu entkommen. Aus Sehnsucht nach Klarheit. Um eine aus den Fugen geratene Welt wieder ins Lot zu bringen. Eine Tat und ihr Motiv, ein Täter und seine Bestrafung. Ursache und Wirkung, Schuld und Sühne. Eine einfache Gleichung. Aber ist es wirklich so einfach, Katja?

»Nein«, hört sie sich sagen. »So einfach ist es nicht!«

»Was hast du gesagt, Mama?«

»Bitte?«

»Was ist nicht so einfach?«

»Gar nichts, Liebes«, sagt sie müde. »Ich hab nur laut gedacht.«

Wieder diese Blicke ihrer Tochter, die ihr durch Mark und Bein fahren.

»Immer wenn du mich ›Liebes‹ nennst, stimmt irgendwas nicht«, legt Jenny den Finger in die Wunde. »Also: Worüber denkst du nach? Was quält dich so?«

Wenn sie es nur wüsste. Aber sie weiß es doch. Wenn sie es nur aussprechen könnte. Aber sie kann es doch. Sich endlich selbst erlösen, ein für alle Mal reinen Tisch machen. Aber darf sie das? Darf sie Jennys neu zusammengefügtes Leben einfach so zerstören, nur damit sie selbst sich besser fühlt?

»Ist es wegen gestern?«, hakt Jenny nach. »Die Sache mit Papa und Weihnachten?«

»Nein«, erwidert Katja, während sich das Telefonat mit Peter in ihre Gedanken schiebt. Die Ironie in seinen Worten, die unterdrückte Wut in seiner Stimme. Die Art, wie er sich über sie lustig gemacht hat, das jähe Ende ihres Gesprächs. Jenny hat das Recht auf einen Vater. Und Katja die Pflicht, diesen Vater im Leben ihrer Tochter zu akzeptieren. Aber muss sie ihn deshalb auch in ihr eigenes Leben lassen? Warum hört dieser Mann nicht auf, ihr etwas zu bedeuten?

»Ich hätte ihn dir nicht so lange vorenthalten dürfen«, sagt sie. »Ich hätte dir die Wahrheit sagen müssen.«

»Jetzt kenne ich sie ja.«

Nein, Jenny, kennst du nicht. Was da ans Tageslicht gekommen ist, ist nur die halbe Wahrheit. Die Spitze eines Eisbergs, dessen wesentlicher Teil unter der Oberfläche verborgen liegt.

»Wir müssen an Weihnachten nicht da hin«, sagt Jenny. »Ich kann das auch absagen.«

Katja ist gerührt von Jennys großem Herz. Ihrer Bereitschaft, die eigenen Wünsche hintanzustellen. »Ich hab dich nicht verdient«, sagt sie.

»Mama!«

»Ist so. Ganz ehrlich.«

»Jetzt hör auf«, sagt Jenny und nimmt sie in den Arm, eine fünfzehnjährige Tochter, die ihre Mutter tröstet. Ihr über das Haar streicht, sie an sich drückt, sie festhält.

Sie ist die Mutter, denkt Katja, und ich bin ihr Kind. Und wie ein Kind lässt sie sich fallen. So wie früher, als ihr Vater noch lebte. »Ich wünschte, du hättest ihn kennengelernt«, sagt sie.

»Wen?«, fragt Jenny.

»Meinen Vater.«

»Wie kommst du jetzt auf ihn?«

»Weiß ich auch nicht.«

»Er hat dir eine Menge bedeutet, oder?«

»Er war der Einzige, der immer für mich da war.«

»Und Oma?«

Katja lässt die Antwort in der Luft hängen. »Weißt du, was meine größte Angst war, als du auf die Welt kamst?«

»Sag's mir.«

»Dass wir uns irgendwann genauso schlecht verstehen würden wie deine Großmutter und ich.«

»Und warum habt ihr euch nicht verstanden?«

»Weil mein Vater nicht mehr da war.«

»Dafür konnte sie doch nichts.«

»In meinen Augen schon.«

Sie fliegt durch die Zeit zurück. In das Haus ihrer Kindheit. Nymphenburg, Südliche Auffahrtsallee. Die Bäume, der Kanal, das Schloss.

Ihr Kinderzimmer im ersten Stock. Ihr Vater, der sie zudeckt und ihr eine gute Nacht wünscht. Sein Kuss auf ihrer Stirn, die brennende Nachttischlampe mit den Bienen und Schmetterlingen darauf, sie kann die Bienen summen hören, wenn sie die Augen schließt, sie spürt das Schlagen der Schmetterlingsflügel, während von unten die Stimmen der Eltern zu ihr heraufdringen. Sie streiten sich, wie so oft. Und wie meistens übertönt das schrille Keifen ihrer Mutter den leisen Widerstand ihres Vaters. Er kann sich nicht wehren, denkt die zehnjährige Katja und fliegt weiter. In das Krankenhaus, in das sie ihn ein paar Wochen später eingeliefert haben, in das Zimmer mit der schrecklichen Wandfarbe, in dem er vor sich hindämmert, angeschlossen an Maschinen, eine Beatmungsmaske auf dem abgemagerten Gesicht, weil der Krebs seine Lungen aufgefressen hat und er ohne die Maske keine Luft mehr bekommt. Sie steht neben diesem Bett aus schimmernden Metallrohren, Papa, liebster

Papa, sie drückt seine Hand, in der ein transparenter Plastikschlauch steckt, der zu einem Beutel führt, aus dem unablässig eine durchsichtige Flüssigkeit tropft, sie hört das Piepsen der Maschinen, die um ihn herum aufgebaut sind und ihr fürchterliche Angst machen. Sie schaut in das versteinerte Gesicht ihrer Mutter, in dem sie nicht lesen kann. Sie bettelt den lieben Gott an, ihren Papa nicht sterben zu lassen – sie hat sonst niemanden, den sie anbetteln könnte.

Ihr Vater dreht den Kopf zu ihr, seine Augen ein wässriges Blau, er blickt sie an und blickt gleichzeitig durch sie hindurch, er ist irgendwo weit weg, unerreichbar für sie, sein Mund unter der Beatmungsmaske verzieht sich zu einem schmalen Lächeln, so kommt es ihr jedenfalls vor. Sie möchte ihm die Maske vom Gesicht reißen, damit sie mehr hat von diesem Lächeln, aber das geht nicht, weil er dann keine Luft mehr bekommt. In diesem Moment wird ihr klar, dass es das letzte Lächeln ist, das er ihr jemals schenken wird, weil er sterben wird, und sie kann nichts dagegen tun, und kein Arzt ist da, um etwas dagegen zu tun, und auch ihre Mutter macht keinerlei Anstalten, etwas dagegen zu tun. Aber wenigstens sie müsste doch etwas dagegen tun, warum tut sie nichts?

Katja erinnert sich, dass er nur ein paar Stunden später starb. Sie war nicht da, als er von der Welt verschwand, sie spielte in ihrem Kinderzimmer, sie redete mit ihren Puppen oder ihren Stofftieren, sie weiß es nicht mehr, sie weiß nur noch, wie das Telefon klingelte, unten im Flur, sie hörte, wie ihre Mutter den Hörer abnahm und sich meldete. Monika Sand, nur ihr Name, nicht mehr, dann ein Schweigen, ein unerträglich langes Schweigen, ihre Schritte auf der Treppe, ihr Gesicht in der Tür, genauso versteinert und leer wie im Krankenhaus. Und schließlich dieser ausdruckslose Satz: Papa ist tot!

»Das war alles«, sagt Katja. »›Papa ist tot!‹ Mehr hat sie nicht gesagt.«

»Was hätte sie denn sonst sagen sollen?«, fragt Jenny.

»Keine Ahnung, aber es war nicht genug.«

Jenny schaut sie traurig an. »Weißt du, was echt komisch ist?«

»Nein.«

»Alles, was du über sie sagst, hört sich an, als würdest du über eine völlig Fremde reden. Die Mutter, von der du erzählst, ist nicht die Oma, die ich kenne.«

»Ich weiß. Und es tut mir leid. Ist bestimmt verwirrend für dich.«

»Nicht verwirrend, nur anstrengend. Macht echt keinen Spaß, dauernd die Vermittlerin spielen zu müssen.«

»Das musst du nicht.«

»Vor allem, weil ihr euch so ähnlich seid.«

»Wer? Oma und ich?«

»Total! Genauso stur, genauso leicht aufbrausend. Und genauso schnell beleidigt.«

»Na, dann weißt du ja, woher du das hast«, sagt Katja.

»Ich?«, fragt Jenny mit gespielter Empörung.

»Ja, du«, sagt Katja.

Und plötzlich ist alles wieder leicht. Sie lachen und scherzen. Katja erzählt von Dorfmüllers Lavendel-Limone-Duftbaum-Attacke auf ihren Geruchssinn, Jenny imitiert ihren nervtötenden Mathelehrer Schenzler. Sie sitzen da und reden und reden. Eine Mutter und ihre Tochter, die sich ganz nah sind. Draußen die einbrechende Nacht und ein Fall, der weiter entfernt nicht sein könnte.

# 14

Wer bist du, fragt sich Katja mit Blick auf das Foto, das bis vorgestern in Selma Kiefers Flur hing, nur wenige Meter entfernt von ihrem toten, geschändeten Körper. Ein offenes Lächeln unter kurzen grauen Haaren, lebendige Augen, eine energische Nase. Burschikose Züge, irgendwie kantig. Durchaus weiblich, darunter eine auffallende Härte. Eine Frau, die eine Menge durchgemacht hat. Eine Frau, der nicht viel geschenkt wurde im Leben.

Dienstagmorgen, kurz vor acht. Sie sitzt an einem der Fenstertische in der Kantine, diesem pastellfarben gestrichenen Nichtort, der sich ebenso gut in einer Versicherung oder einem Krankenhaus befinden könnte. Auf einem Teller vor ihr ein halb gegessenes Käsebrötchen, daneben ein kalt gewordener Kaffee. Als sie kam, war sie der einzige Gast, jetzt steht eine lange Schlange an der Essensausgabe. Kolleginnen und Kollegen, die über Vorgesetzte herziehen oder die Bürokratie beklagen, das Klappern von Tellern und Tassen, der übliche Flurklatsch. Die Geräusche um sie herum erreichen sie nicht. Sie befindet sich in einer Blase, allein mit sich und ihren Gedanken.

Sie muss ein Gespür für Selma Kiefer entwickeln, eine eigene Vorstellung. Die Lösung des Rätsels liegt irgendwo zwischen den Bildern der anderen und dem Bild, das sie sich selbst von der Toten macht.

Paula Kiefer hat ihre Mutter als gefühlskalt beschrieben, aber wie hat Selma Kiefer sich selbst gesehen? War ihr innerer Rückzug die Reaktion auf die Brutalität in ihrer Ehe, oder war die Gewalttätigkeit ihres Mannes die Folge ihrer Kälte ihm gegenüber? Sie verstehen das nicht, hat Josef Kiefer gesagt, ich verstehe es ja selber nicht. Warum hat Selma Kiefer ihn jahrelang gedeckt? Wie konnten Wahrheit und Wirklichkeit zwischen Mutter, Vater und Tochter über Jahre so umgedeutet und verdreht werden, dass Paula Kiefer bei ihrem Treffen in der Rechtsmedizin behaupten konnte, an der Scheidung ihrer Eltern trage allein ihre Mutter die Schuld?

Aktion und Reaktion, denkt Katja, Ursache und Wirkung. Dreht man das Prinzip um, wird aus einer warmherzigen Mutter eine gefühllose Fremde und aus einem gewalttätigen Vater ein hilfloses Opfer.

Beziehungen sind von gegenseitigen Zuschreibungen geprägt. Was geschieht, ist nicht das, was man erlebt und später erinnert. Jedes Bild von sich oder anderen ist immer auch ein Trugbild. Weil man nur das sieht, was man sehen will.

Sie greift nach ihrem Handy, das auf dem Tisch liegt, und wählt die Nummer ihrer Mutter. »Erzähl mir von Papa«, sagt sie leise, »erzähl mir deine Version der Geschichte.« Aber das Einzige, was sie zu hören bekommt, ist die Ansage der Mailbox: »Dies ist der Anschluss von Monika Sand. Hinterlassen Sie bitte nach dem Signalton eine Nachricht.«

Katja drückt das Gespräch weg und kehrt zu dem Foto von Selma Kiefer zurück. Stellt sich ihren letzten Abend vor, die Minuten vor ihrem Tod, wie in einem Film. Sieht sie auf ihrem Sofa sitzen und Fernsehen schauen. Hört, wie es klingelt. Selma blickt auf, schaltet den Fernseher aus, streicht die Sofakissen glatt, geht in den Flur. Sie drückt den Knopf der Gegensprechanlage, hört die Stimme des Täters, betätigt den Türöffner.

Sie muss ihn gekannt haben, denkt Katja nicht zum ersten Mal. Warum hätte sie ihn sonst freiwillig ins Haus lassen sollen?

Sie lässt den Film weiter ablaufen: Selma, die einen raschen Blick in den Garderobenspiegel wirft, sich noch einmal mit den Fingern ordnend durch die Haare fährt, ehe sie durch die geöffnete Wohnungstür hinaus ins Treppenhaus schaut. Ein Mann kommt die Treppe herauf. Er trägt Handschuhe, aber das wundert Selma nicht, draußen liegt Schnee, es ist kalt. Die beiden begrüßen sich.

Distanziert oder herzlich, denkt Katja, je nachdem, wie gut sie ihn kannte. Oder, wenn es ihr Ex-Mann war, ablehnend: Was willst du hier, Josef? – Mit dir reden. – Verschwinde! Selma wird laut, was Josef Kiefer angesichts der Nachbarn nicht gefallen kann. Also drängt er sich an ihr vorbei in die Wohnung und drückt die Tür hinter sich zu, um ungebetene Zuhörer auszuschließen. Damit sitzt sie in der Falle. Er schiebt sie vor sich her durch den Flur ins Schlafzimmer. Sie gerät ins Stolpern, stürzt und schlägt mit dem Hinterkopf auf die Bettkante. Er zückt eine Spritze, gefüllt mit dem Insulin, das eigentlich für ihn selbst bestimmt ist. Die perfekte Art, sie zu töten. Schon nach wenigen Stunden wird es nicht mehr in ihrem Körper nachweisbar sein.

Erneut hält Katja den Film an. Jetzt die andere Variante. Die mit dem Unbekannten. Wie alt ist er? Ende dreißig, Anfang vierzig? Sie versucht, sein Gesicht zu erkennen, Größe und Statur einzuschätzen, aber sie sieht nur unscharfe Konturen, ein verschwommenes Bild.

Selma Kiefer tritt zur Seite, um ihn hereinzulassen. Er schließt die Tür hinter sich, beiläufig, wie selbstverständlich, er will sie in Sicherheit wiegen. Ahnungslos geht sie vor ihm her. Er legt ihr eine Hand auf die Schulter. Sie dreht sich zu ihm um. Er packt sie und schiebt sie ins Schlafzimmer. Alles geht rasend schnell. Sie hat keine Zeit, zu reagieren oder überhaupt zu verstehen, was da gerade passiert. Sie gerät ins Stolpern, stürzt und schlägt mit dem Hinterkopf auf die Bettkante. Vielleicht verliert sie für eine Sekunde das Bewusstsein, auf jeden Fall ist sie verwirrt und benommen, was er sofort ausnutzt. Er zieht die vorbereitete Spritze aus der Tasche, stößt sie ihr in den Hals, drückt den Kolben bis zum Anschlag hinunter. Der Schmerz lässt Selma wieder zu Bewusstsein kommen. Sie greift sich an die Einstichstelle, aber er hat die Spritze bereits wieder herausgezogen. Er lächelt ihr zu, ein Zeichen der Herablassung, ein wortloser Triumph. Sie ringt nach Atem, der Hunger auf Leben. Und spürt im selben Augenblick, was er längst weiß: Sie wird sterben. Sie versucht, an ihm vorbei hochzukommen, aber er drückt sie mit seinen behandschuhten Händen zurück auf den Boden. Ihre Brust wird enger und enger, ihr Herz presst sich zusammen. Ein letztes Aufbäumen, keine Kraft mehr, keine Luft, nach der sie noch schnappen könnte. Dann ist es vorbei.

Er legt zwei Finger an ihre Halsschlagader, um zu prüfen, ob sie tot ist. Er spitzt die Lippen, stößt einen Schwall Luft aus, als würde er eine Kerze ausblasen. Er setzt sich neben sie auf den Boden, schaut auf seine Uhr und beginnt zu warten. Bis er sicher sein kann, dass ihr Blut geronnen ist. Er zieht ihr Strumpfhose und Unterhose aus, faltet sie zusammen, legt sie neben ihrem toten Körper ab. Er nimmt ein Skalpell und ein Tuch aus der Tasche. Dazu eine kleine Flasche mit Reinigungsalkohol. Wie ein Chirurg beim Beginn einer Operation setzt er das Skalpell auf ihrem entblößten Unterleib an. Die Klinge schneidet in das tote Fleisch.

Mit dem Alkohol reinigt er anschließend sorgfältig die offene Wunde und die sie umgebende Haut, die Innenseiten der Schenkel. Nichts darf die Reinheit des Bildes stören. Die herausgeschnittene Trophäe schiebt er zusammen mit dem Skalpell in eine mitgebrachte Frischhaltetüte. Dann legt er der Toten den dornigen Kranz auf den Bauch, das Zeichen ihrer Erlösung. Langsam richtet er sich auf und betrachtet mit Wohlgefallen sein Werk. Mit den Augen sucht er den Tatort nach allem ab, was ihn identifizieren könnte, er weiß, er darf keinerlei Spuren hinterlassen. Ein letzter Blick auf die verstümmelte Leiche, ein Abspeichern für spätere Erinnerungen, dann geht er durch den Flur zur Wohnungstür und verschwindet im Treppenhaus. Ende des Films.

So sehr Katja sich um Klarheit bemüht: Die Bilder in ihrem Kopf sind nicht schlüssig. Jedenfalls, was Josef Kiefer angeht. Die Tötung seiner Ex-Frau erspart ihm eine mehrjährige Haftstrafe. Was ihm ein klares Tatmotiv gibt. Als Diabetiker ist er im Besitz von Insulin, er weiß um die tödlichen Folgen einer Überdosierung. Allerdings hat er mit ihrem Tod sein Ziel bereits erreicht. Die anschließende Schändung des Opfers ergibt keinen Sinn, weil er sich damit freiwillig verdächtig macht. Dazu kommt das von Hanning gelieferte Täterprofil: ein Mann, der noch nie eine funktionierende Liebesbeziehung mit einer Frau hatte. Was auf Josef Kiefer definitiv nicht zutrifft.

Sie ruft sich das Gespräch mit Hanning ins Gedächtnis. Seine Mutmaßungen über den Täter und den Tathintergrund. Der Wunsch, das Opfer zu erlösen. Die Überwindung von Alter und Vergänglichkeit, um die dahinterliegende Schönheit ans Licht kommen zu lassen. Das gestörte Verhältnis zu Frauen. Die Anverwandlung des weiblichen Geschlechtes. Schließlich: die sexuelle Bedeutung von Fetisch und Trophäe.

Sie erinnert sich an ihre Frage, ob der Täter eine weitere Tat begehen wird. Und an Hannings Antwort: Davon können Sie ausgehen, Frau Sand.

Wenn er recht hat, ist der Mord an Selma Kiefer der Beginn einer Serie. Und damit die Tat eines Serienmörders. Katja spürt, wie dieses Wort etwas in ihr auslöst, aber sie kann es nicht benennen. Es entzieht sich ihr, lässt sich nicht greifen. Je mehr sie versucht, dieses Ungreifbare zu fassen, desto wirrer werden ihre Gedanken. Bis die gegenläufigen Zahnräder unvermittelt ineinandergreifen und sie den entscheidenden Gedanken herausfiltern kann: Wenn der Mord an Selma Kiefer der Beginn einer Serie ist, dann kann er genauso gut das Ende einer Serie sein. Oder ihre Wiederaufnahme nach einer Unterbrechung. Dann hat der Täter schon einmal gemordet. Auf gleiche oder ähnliche Weise.

# 15

Endlich weiß sie, wo sie suchen muss. Eilig stellt sie den Teller mit dem halb gegessenen Käsebrötchen und die Tasse mit dem kalten Kaffee auf den Geschirrwagen. So schnell sie kann, hastet sie von der Kantine zurück in ihr Büro. Noch bevor sie es erreicht hat, lässt eine bekannte Stimme sie innehalten.

»Katja!«

Die Tür zu Kollers Büro steht wie immer offen. Er sitzt an seinem Schreibtisch, winkt sie zu sich und bedeutet ihr mit einem Kopfnicken, die Tür hinter sich zu schließen.

Bitte, Reinhard, denkt sie, nicht jetzt!

»Hast du das gelesen?« Er klopft mit dem Zeigefinger auf den Zeitungsstapel vor sich. Sein Ton lässt nichts Gutes ahnen.

»Nein«, sagt Katja fahrig. »Hab ich nicht.«

Wütend nimmt er die beiden obersten Zeitungen vom Stapel und knallt sie vor Katja auf den Schreibtisch. »Die *tz* titelt: ›Grausam! Skalpellmord in Pasing‹. Und der Aufmacher der *Abendzeitung* lautet: ›Ganz München in Angst: Sexmonster schlachtet Rentnerin‹. Und jetzt rate mal, wer mich eben angerufen hat.«

»Ich tippe auf Staatsanwalt Marquart.«

»Da tippst du richtig.«

»Und so wie du mich anschaust, hatte er ziemlich schlechte Laune.«

»Verdammt schlechte Laune.«

»Wegen ein paar schlampig getitelter Artikel?«

»Er hasst schlechte Presse.«

»Augen auf bei der Berufswahl«, erwidert Katja. »Vielleicht wäre er besser Bademeister geworden. Wobei ich der Berufsgruppe der Bademeister nicht zu nahe treten will.«

»Das ist nicht witzig.«

»Die von der Presse machen auch nur ihren Job. Das gehört alles zum Spiel, und das weißt du.«

»Zum Spiel gehört auch, dass du lieferst, Katja.«

Sie könnte ihm jetzt sagen, worüber sie in der Kantine nachgedacht hat, aber er würde es dem Staatsanwalt erzählen, um dem Druck zu entkommen. Davon abgesehen: Wenn sie sich irrt, würde der Druck auf ihn weiter anwachsen. Vor allem aber will sie so schnell wie möglich zurück in ihr Büro.

»Und wenn es nichts zu liefern gibt?«

Sein Ton wird eisig. »Willst du damit andeuten, dass ihr zwei Tage lang Däumchen gedreht habt?«

»Du weißt, dass ich das noch nie getan habe«, entgegnet sie. »Nicht für fünf Minuten.«

»Gestern schon.«

»Wie bitte?«

»Tja«, sagt Koller. »Dumm gelaufen.«

»Ich weiß nicht, was du meinst.«

»Wirklich nicht? Ich komme gestern Nachmittag an eurem Büro vorbei. Die Tür steht offen, Dorfmüller sitzt brav an seinem Schreibtisch, aber deiner ist leer. Ich frage ihn freundlich, wo du steckst. Er druckst rum, fängt an zu stottern, weiß nicht, was er sagen soll. Was mir wiederum sagt, dass du dich in einen vorgezogenen Feierabend verabschiedet hast.«

»Ging mir nicht gut«, lügt Katja.

»Ach ja?« Koller hat Mühe, sich zusammenzureißen. »Weißt du, wann es mir das letzte Mal gut ging? Kann ich dir beim besten Willen nicht sagen, habe ich glatt vergessen, ist schon so lange her!«

»Lass gut sein, Reinhard, bitte.« Sie ärgert sich über Dorfmüller. Er hätte sie warnen müssen. Dann wäre sie auf das hier vorbereitet gewesen.

»Heute ist Dienstag, Katja. Der Mord ist am Sonntag passiert!«

»Wir tun, was wir können.«

»Hast du mir schon mal gesagt. Gestern Morgen, wenn ich mich richtig erinnere. Und was ist seitdem passiert? Nichts!«

Sie verzichtet darauf, sich zu rechtfertigen. Sie will ihn nicht noch mehr reizen. Aber kleinmachen will sie sich auch nicht. Also hält sie seinem Blick stand. Ein Kräftemessen, wie es schon so oft zwischen ihnen stattgefunden hat.

Er reibt mit Daumen und Zeigefinger über die Nasenwurzel, streicht mit der flachen Hand über Mund und Kinn und lehnt sich schließlich in seinem Bürostuhl zurück.

»Also gut«, sagt er. »Ihr habt nichts. Schlimm genug. Aber was genau habt ihr nicht?«

»Willst du den Überblick oder auch die Details?«

»Den kompletten Ermittlungsstand.«

Locker bleiben, denkt sie und setzt sich auf den Besucherstuhl ihm gegenüber. Schildert das gestrige Gespräch mit Josef Kiefer, beschreibt die Begegnung mit Paula in der Rechtsmedizin, fasst den Bericht der Spurensicherung und das Ergebnis der Obduktion zusammen. Keine fremden Finger- oder Fußabdrücke, keine Hautschuppen oder Haare des Täters. Die Bewohner der Nachbarhäuser haben nichts gesehen, die Tatwaffe ist verschwunden.

»Ihr Ex-Mann hat ein klares Tatmotiv«, sagt Koller, als sie geendet hat. »Und auch die Tatausführung weist auf ihn hin: Er spritzt ihr eine tödliche Dosis seines eigenen Insulins.«

»So einfach ist es leider nicht«, erwidert Katja. »Levy hat sich zwar auf eine Intoxikation als Todesursache festgelegt, aber sie konnte keinerlei Spuren von Insulin im Körper der Toten nachweisen.«

»Und wenn schon. Der Tod seiner Ex-Frau erspart ihm einen Prozess wegen gefährlicher Körperverletzung, den er auf jeden Fall verlieren wird. Ein Lebensabend im Knast ist keine angenehme Perspektive.«

»Für den Mord hat er ein Motiv, aber nicht für die postmortale Schändung.«

»Wieso nicht? Angestaute Wut. Der Hass auf seine Ex-Frau wegen der Anzeige, die ihn in den Knast bringen wird. Der Wunsch, sie zu bestrafen.«

»Damit bestraft er nicht nur sie, sondern auch die gemeinsame Tochter.«

»Aber er weiß, dass seine Tochter bedingungslos auf seiner Seite steht. All die Jahre hindurch. Sie wäre niemals bereit zu glauben, dass ihr Vater zu einer derart grausamen Tat fähig wäre.«

»Jeder in dem Haus kennt ihn, Reinhard. Die Gefahr, von den Nachbarn gesehen zu werden, ist riesig. Beim Reingehen, im Treppenhaus, beim Verlassen des Hauses.«

»Sonntagabend. Da hängen die Leute vor dem Fernseher. Er hat eben Glück gehabt.«

»Aber darauf kann er sich nicht verlassen. Wenn er sie wirklich umbringen will, dann doch nicht so, dass der Verdacht sofort auf ihn fällt. Vor allem bringt er sie nicht in ihrer eigenen Wohnung um.«

»Man merkt, dass du noch nie verheiratet warst«, sagt Koller.

»Hat sich eben nicht ergeben«, gibt Katja zurück.

»Bei dir nicht, bei mir schon. Da staut sich über die Jahre eine Menge an. Auf der einen und auf der anderen Seite. Entweder du hast es im Griff oder nicht. Kiefer hat es nicht im Griff gehabt, wenn ich das richtig sehe. Drückt seiner Frau Zigaretten auf den Oberschenkeln aus. Verpasst ihr Knochenbrüche. Tritt ihr in den Unterleib. Der hat die Schwelle längst überschritten, Katja. Schon vor Jahren.«

Sein Telefon klingelt. Sie ist erleichtert. Er schaut auf die Nummer im Display.

»Ich tippe auf Marquart«, sagt sie.

»Mach, dass du rauskommst«, sagt er. »Und lass die Tür offen.«

# 16

Dorfmüller schaut von seinem Computer auf, als Katja das Büro betritt. »Morgen«, sagt er.

»Suchst du wieder günstige Ersatzteile für deinen Granada?«, fragt sie und setzt sich an ihren Schreibtisch.

»Ich gehe Spuren nach.«

»Ach ja?« Sie beugt sich vor und dreht seinen Monitor zu sich um. »Original-Verteilerkappe für 2,6-Liter-Sechszylinder-V6-Vergasermodell«, liest sie. Und setzt hinterher: »Da ist unser Fall ja so gut wie gelöst, Rudi. Glückwunsch!«

Angefressen dreht er den Monitor zurück. »Wenn du so spät kommst.«

»Ich war bei Koller.«

»Und was sagt er?«

»Was glaubst du? Wäre schön gewesen, du hättest mich vorgewarnt. Ich bin ihm voll ins offene Messer gelaufen.«

Dorfmüller begreift sofort, worauf sie anspielt. »Nicht meine Absicht«, sagt er zerknirscht.

Sie wirft ihm einen wütenden Blick zu und fährt ihren Rechner hoch. Sie spürt, dass er sie beobachtet. Wahrscheinlich denkt er darüber nach, wie er die Sache bereinigen kann, aber dafür hat sie jetzt keine Zeit. Sie ruft das Intranet auf, loggt sich ein. Ihre Finger fliegen über die Tastatur. Innerhalb von Sekunden ist sie weg. Ohne jede Wahrnehmung für das, was um sie herum passiert. Ganz und gar gefangen von dem, was ihr Monitor anzeigt.

Die Serienmorde der letzten zwanzig Jahre. München und

Umgebung. Nur ein einziger Fall. Ein Schreiner aus Ottenhofen im Landkreis Erding. Vier weibliche Opfer. Junge Frauen zwischen neunzehn und einundzwanzig Jahren, die er zwischen Frühsommer 2005 und dem Herbst des Folgejahres in einer Diskothek kennengelernt hat. Das Tatmuster ist immer dasselbe. Er bietet ihnen an, sie nach Hause zu fahren. Sie lassen sich darauf ein und finden sich in seiner Schreinerei in einem Gewerbegebiet wieder. Dort misshandelt er sie über Stunden, onaniert vor ihnen und erdrosselt sie dann. Danach versenkt er die Leichen im Ismaninger Speichersee.

Der Prozessgutachter beschreibt den Täter als narzisstisch gestörte Persönlichkeit mit Hang zum Sadismus. Er diagnostiziert ein ausgeprägtes Unterlegenheitsgefühl Frauen gegenüber, verbunden mit dem Verlangen, sie zu vernichten.

Katja hält frustriert inne. Nirgendwo ein Hinweis auf den Wunsch des Täters, seine Opfer zu erlösen, oder seine versteckte Sehnsucht, sich das fremde Geschlecht zu eigen zu machen. Erdrosseln statt tödliche Injektion. Und im Gegensatz zu Selma Kiefer sind die ermordeten Frauen jung. Was aber das Entscheidende ist: Der Täter befindet sich noch immer in Haft.

»Kannst du mir mal sagen, was du da machst?«, fragt Dorfmüller.

»Ich gehe Spuren nach«, gibt sie ausweichend zurück.

Sie ändert die Suchkriterien. Weitet die infrage kommende Tatzeit auf dreißig Jahre und die Tatumgebung von München auf ganz Bayern aus. Ein paar Sekunden später meldet der Computer einen Treffer: eine Mordserie aus den Neunzigerjahren. Drei getötete Frauen aus Ingolstadt.

Wieder beginnt sie zu lesen. Und je mehr sie liest, desto aufgeregter wird sie. Ihr Mund ist trocken, sie verspürt einen pelzigen Geschmack auf der Zunge. Als sie bei der Beschreibung der Tathergänge angelangt ist, weiß sie, dass ihre Suche erfolgreich war.

»Das ist es«, sagt sie.

»Wovon redest du?«, fragt Dorfmüller irritiert.

»Davon«, sagt sie und dreht ihren Monitor zu ihm um.

Er starrt ratlos auf den Bildschirm. »Was ist das?«

»Eine Akte.«

»Das sehe ich.«

»Sagt dir der Name Bichler etwas?«, fragt sie. »Franz Bichler?«

»Sollte er?«

»Ab jetzt schon«, erwidert Katja. »Ein Serienmörder. Vor mehr als zwanzig Jahren verurteilt. Lebenslange Haft mit anschließender Sicherungsverwahrung.«

»Wie kommst du auf einen Serienmörder?«, fragt Dorfmüller.

»Hanning hat mich draufgebracht«, sagt Katja. »Er glaubt, dass der Täter weitermachen wird. Was bedeutet, dass wir es mit dem Beginn einer Serie zu tun haben. Ich hab seine Vermutung einfach umgedreht.«

»Also das Ende einer Serie?«

»Oder ihre Fortführung nach einer Unterbrechung.«

»Dann wäre der Mord an Selma Kiefer die Fortsetzung einer unterbrochenen Serie?«

»So ungefähr.«

Dorfmüller begreift. »Also bist du sämtliche Fälle durchgegangen, die infrage kommen.«

Katja nickt. »Alles, was ich im Archiv finden konnte.«

»Und gelandet bist du bei diesem Bichler.«

Wieder nickt Katja. »Erstens wegen der Wahl seiner Opfer und zweitens wegen der Art der Tatausführung.«

»Jetzt mach's nicht so spannend, Katja!«

»Hör auf zu drängeln«, erwidert sie. »Das hier ist wie Weihnachten, da macht man die Geschenke auch ganz langsam auf. Bichler hat zwischen August 1996 und Mai 1998 eine Mordserie hingelegt. Er lebte in Ingolstadt. Genau wie seine drei Opfer. Alles Frauen.«

»Und alle über siebzig«, unterbricht Dorfmüller sie. Er hat Mühe, seine Aufregung in den Griff zu bekommen. Weil ihm klar wird, worauf das hier hinausläuft.

»Er hat sie eine Zeit lang beobachtet«, fährt Katja fort. »Herausgefunden, wo sie wohnen, und dann zugeschlagen. Und weißt du, welchen Spitznamen ihm die Presse verpasst hat?«

»Sag's mir!«

»Der Chirurg«, erwidert Katja.

»Weil er ein Skalpell benutzt hat«, sagt Dorfmüller.

»Drei Mal. Bei jedem seiner Opfer.«

»Hat er ihnen …?«

»Hat er. Dasselbe Muster wie bei Selma Kiefer. Inklusive der tödlichen Spritze. Und jetzt rate mal, womit die jedes Mal gefüllt war.«

»Insulin«, vermutet Dorfmüller.

»Insulin«, bestätigt Katja.

»Wo hat er seine Haft verbüßt?«

»JVA Straubing. Fünfzehn Jahre lang. Danach Sicherungsverwahrung in der Forensik. Bezirkskrankenhaus Straubing/Lerchenhaid. Mehrere Anträge auf Entlassung, alle erfolglos. Bis ein Gutachter vor ein paar Monaten attestiert hat, dass keine Gefahr mehr für eine Wiederholungstat besteht.«

»Das heißt, er ist frei?«

»Er ist Ende November entlassen worden.«

»Und wo ist er jetzt gemeldet?«

»Bei seiner Schwester«, sagt Katja. »Keinen Kilometer von Selma Kiefers Wohnung entfernt!«

Zweiter Teil

# SIE

Du hast dich oft gefragt, warum es so lange gedauert hat, die Lüge deiner Eltern zu entlarven. Dabei kanntest du die Antwort. Du kanntest sie schon immer. Die ganze Zeit über. Von Anfang an.

Die Bilder deiner Kindheit, die Bilder deiner Jugend. Die Lüge war da, bevor du wusstest, was das Wort bedeutet. Sie haben sie in dich hineingepflanzt. Dir den Bauch aufgeschlitzt und dich aus dir herausgeschnitten. Einen kleinen, blutverschmierten Klumpen aus Fleisch und Gewebe. Sie haben dich weggeworfen. Dann haben sie dich wieder zugenäht.

Selbst wenn du bei Bewusstsein gewesen wärest, hättest du nichts von alldem begriffen. Du hast gespürt, dass etwas fehlte, aber du hattest keinen Namen dafür. Man kann nur vermissen, was man benennen kann. Und nur benennen, was man denken kann. Was dir geschah, war undenkbar.

Du hast im Dunkeln getappt. Der einzig sichtbare Beweis, dass etwas nicht stimmte, war die Narbe oberhalb deiner Scham.

Ein dummer Unfall, wie deine Mutter gesagt hatte. Ein Schnitt mit einem Messer, als du drei Jahre alt warst. Du standest auf einem Hocker, du wolltest ihr beim Plätzchenbacken helfen. Du hast das Gleichgewicht verloren und auf der Suche nach Halt nach dem Messer gegriffen, mit dem sie den überschüssigen Teig von den Plätzchenformen gelöst hatte.

Du hast ihr geglaubt. Eine dieser rührenden Kindergeschichten, die sich um die kleinen und großen Katastrophen drehen, mit denen man als Eltern eines kleinen Kindes ständig zu tun hat.

Du fühltest dich geschmeichelt. Du warst endlich jemand. Die Hauptfigur einer Geschichte. Oder wie es dein Vater bei einer Familienfeier launig formulierte: das einzige Kind auf der Welt, das mit drei Jahren versucht hat, sich das Leben zu nehmen.

Du hast das Gelächter der Gäste nie vergessen. Ihre zu Fratzen verzogenen Gesichter. Ihre heimliche Bewunderung für die Unverfrorenheit deines Vaters, die Würde seines Kindes einem geschmacklosen Witz zu opfern.

Auch wenn sich die Demütigung für immer in dich eingebrannt hat und kurz darauf deine Albträume begannen, hast du dir diese Geschichte zu eigen gemacht. Jahre später, als du zum ersten Mal nackt in einem fremden Bett lagst, unsicher und voller Scham, als fremde Hände auf deinem entblößten Körper lagen, fremde Finger über die Narbe oberhalb deiner Scham strichen und ein fremder Mund dich fragte: Wo hast du die her?, hast du gelächelt, obwohl du dich wie erfroren fühltest. Du dachtest an den Witz deines Vaters und hörtest dich sagen: Ich hab versucht, mich umzubringen, als ich drei war. Die blauen Augen dir gegenüber: Kein Scheiß? Und dann wieder du, noch immer lächelnd: Irgend so ein blöder Unfall beim Plätzchenbacken.

Ein halbes Jahr darauf, kurz nach deinem sechzehnten Geburtstag, hast du zum ersten Mal versucht, dem Ganzen ein Ende zu machen. Du konntest den Widerspruch zwischen dem, was du fühltest, und dem, was deine Eltern dir dein ganzes Leben lang eingeredet hatten, nicht länger ertragen. Du wusstest, dass alles gelogen war. Dass sie dir das Wesentliche vorenthalten und dich mit erfundenen Erklärungen ruhig gestellt hatten. Ein Gebäude aus Halbwahrheiten und Auslassungen, ein Labyrinth aus Verschwiegenem und Verdrehtem, in dem du dich verlaufen musstest, ohne Halt und ohne jede Orientierung.

Die Rasierklingen deines Vaters, eingeschlagen in speckiges Papier, aufbewahrt im Badezimmerschrank, ganz oben, im letzten Regal. Deine Eltern waren zu Freunden gefahren. Lammkoteletts und Steaks, ein neuer Grill, der eingeweiht werden sollte. Du hast dir ein heißes Bad einlaufen lassen, die Wasseroberfläche dampfte, die Hitze ließ den Spiegel über dem Waschbecken beschlagen.

Du hast zugesehen, wie der Wasserdampf langsam über das Glas kroch, hast gewartet, bis dein Gesicht vollständig hinter den Schwaden verschwunden war, dann hast du den Schrank geöffnet und nach den Klingen gegriffen.

Du ziehst dich langsam aus, die feinen Haare auf deinen Unterarmen schimmern golden im Badezimmerlicht. Trotz der Hitze, die aus der Wanne steigt, ist dir kalt. Behutsam lässt du dich ins heiße Wasser gleiten, lehnst dich mit dem Kopf gegen die weißen Fliesen. Dein Herz schlägt wie verrückt, du kannst das Klopfen deiner Halsschlagader spüren.

Du hältst die Klinge zwischen rechtem Daumen und Zeigefinger, drehst dein linkes Handgelenk nach oben, bis die Innenseite an die Decke zeigt. Du denkst: Gleich ist alles vorbei. Das Grauen, die Angst, die Albträume. Du fühlst nichts, aber du merkst, dass du lächelst. Jetzt hat dein Vater doch noch recht gehabt mit seinem geschmacklosen Witz vom versuchten Selbstmord seines Kindes.

Du ziehst die Klinge über deine Pulsader. Du betrachtest, wie sich das Wasser rot färbt. Der erwartete Schmerz bleibt aus. Deine Glieder entspannen sich. Ein gleichgültiges Erschlaffen. Die Müdigkeit lässt dir die Augen zufallen. Du verlässt deinen Körper, du schwebst über dir. Du siehst dich in deinem roten Bett, folgst dem schwächer werdenden Heben und Senken deiner Brust, lauschst deinem verlöschenden Atem, eingehüllt in vollkommene Stille. Dann wird alles dunkel.

Der Schrei deiner Mutter, die polternden Schritte deines Vaters auf der Treppe. Sie haben dich gefunden, du hast es nicht geschafft.

Die Enttäuschung schnürte dir die Kehle zu. Dein Vater zog dich aus der Wanne, deine Mutter presste dir ein Handtuch auf dein blutendes Handgelenk. Sie wickelten dich in ein Bettlaken, trugen dich die Treppe hinunter und legten dich auf die Rückbank des Autos. Dann fuhren sie los.

Die Leuchtstoffröhren im Krankenhausflur huschten an dir vorbei, die Gummirollen unter der Trage quietschten leise. Die Tür des Behandlungszimmers, die Spitze einer Infusionsnadel, die in deine rechte Armvene gestochen wurde. Der Beutel mit der Kochsalzlösung, der Bartschatten des Arztes, schwarze Stoppeln auf einem breiten Kinn. Die blonden Haare der Krankenschwester, das bräunliche Jod, mit dem sie deine Wundränder säuberte. Eine Spritze für die lokale Betäubung, dann begann der Arzt, deine Pulsader zu vernähen und die Wundränder an deinem Handgelenk.

Dieselbe Nadel wie in deinen Albträumen, derselbe schwarze Faden, derselbe kalte Blick. Ohne jedes Mitgefühl. Du wolltest deine Hand wegziehen, aber sie verweigerte dir den Befehl. Du wolltest aufstehen und davonlaufen, aber dein Körper war wie gelähmt. Du wolltest deinen Eltern ins Gesicht schreien, aber dein Mund blieb verschlossen, die Lippen wie verklebt. Dir blieb nichts anderes übrig, als es über dich ergehen zu lassen. Ein gerettetes Leben, das nicht gerettet werden wollte.

Das Erwachen am nächsten Morgen. Sonnenstrahlen, die durch das penibel geputzte Fenster fielen. Kein Staub auf dem Glas, keine Schlieren. Deine Mutter saß neben deinem Bett und lächelte dir zu. Mit der Hand strich sie dir die verklebten Haare aus der Stirn, was machst du nur für Sachen, Schatz, ihre Finger wie Spinnenbeine, du spürtest ihren Ehering auf deiner Haut, das kühle Gold.

Was für ein Glück, dass sie früher nach Hause gekommen waren. Zwanzig Minuten mehr, und es wäre zu spät gewesen. Papa hatte noch einen Schnaps trinken wollen, eine Marille aus

Österreich, aber sie hatte es ihm verboten, er musste ja noch fahren. Die Selbstgefälligkeit in ihrer Stimme, süßlich und klebrig, die Botschaft hinter ihren Worten: Du verdankst uns dein Leben.

Du hast sie stumm angeschaut, unfähig zu einer Erwiderung. Du hast auf ihre Frage nach dem Warum gewartet, aber sie ließ die Frage ungestellt. Du wusstest: Sie würde sie auch später nicht stellen. Nicht dir, nicht sich selbst, und deinem Vater schon gar nicht. Sie wollte keinen Grund und keine Notwendigkeit dafür finden, dass du dein Leben freiwillig beenden wolltest, dieses junge, schöne Leben, ich bitte dich, Schatz, das alles war nur ein bedauerliches Missgeschick, ein dummer Unfall, genau wie damals. Eine neue Narbe, nicht mehr. Sollte sie jemandem auffallen, würde man eine passende Erklärung finden. Ein Sturz mit dem Fahrrad, die scharfe Kante des Kettenschutzes. Oder besser noch: deine Hand, unglücklich abgerutscht beim Öffnen einer Konservendose, ein blöder Zufall, ein unglaubliches Pech. Und dann würde dein Vater die alte Geschichte von dem Messer wiederholen, den geschmacklosen Witz von dem einzigen Kind auf der Welt, das sich mit drei Jahren das Leben nehmen wollte.

All das hast du gedacht und dabei deine Mutter angeschaut, die dir mit ihren Spinnenfingern das klebrige Haar aus der Stirn strich, die alles schönredete, ohne zu sprechen, und alles vertuschte, ohne ein einziges Wort darüber zu verlieren, während du lächeltest, um sie von dir fernzuhalten und weil dir nichts anderes übrig blieb als zu lächeln.

Wie oft hast du dich später an diesen Moment erinnert. Eine Lüge, die du erahntest, obwohl sie nicht vorstellbar war. Die dich schon dein ganzes Leben lang begleitete, ohne dass du sie je hättest benennen können.

Du wusstest: Die Wunde an deinem Handgelenk würde genauso vernarben, wie die Wunde an deinem Bauch vernarbt war. Ein dünner roter Strich, verhärtetes Gewebe, die Abdrücke des Fadens, langsam verblassend. Aber das, was darunterlag, würde niemals vernarben: der Schmerz, die Albträume, die Demütigung. Die unbestimmte Ahnung, um dich selbst betrogen worden zu sein.

All das hast du tief in dir vergraben. Du hast weitergelebt, als wäre nichts geschehen. Hast dein Abitur gemacht und studiert, hast Beziehungen begonnen und beendet. Hast in einer Kirche Ja gesagt und in einem Standesamt die dazugehörige Unterschrift geleistet. Warst dir deines Unglücks bewusst und hast es als Glück ausgegeben. Vor den anderen und vor dir selbst. Hast von dem Kind geträumt, das ihr nie bekamt, und dich verzweifelt nach dem Augenblick gesehnt, an dem sich das nachtschwarze Dunkel um dich herum endlich lichten würde. Als es so weit war, hast du dir gewünscht, dieser Augenblick wäre nie gekommen. Aber er war da. Und mit ihm das Erkennen der Lüge. Und mit dem Erkennen der Lüge das Begreifen des Betruges. Empfindungen, die über dich herfielen wie ausgehungerte Tiere: Wut, Hass, Verzweiflung. Der übermächtige Wunsch, deinen Eltern ins Gesicht zu schlagen. Ihnen die Haut vom Leib zu reißen, und mit der Haut den Verrat darunter.

Dein Vater, der dich gezeugt hat. Deine Mutter, die dich geboren hat. Sie haben dich dir verschwiegen und vor sich selbst verleugnet. Dich begraben unter Verschleierungen und Ausreden.

Du hast dich oft gefragt, warum es so lange gedauert hat, ihre Lüge zu entlarven. Dabei kanntest du die Antwort. Schon immer. Die ganze Zeit über. Von Anfang an.

# 17

»Ja bitte?« Die Frau an der Haustür schaut Katja und Dorfmüller fragend an. Sie trägt einen Strickpullover und eine Jeans, darunter hautfarbene Nylonstrümpfe, an den Füßen weiße Birkenstock-Sandalen. Rotbraune, schulterlange Haare, die in der kalten Nachmittagssonne grünlich schimmern. Beim Färben muss irgendetwas schiefgegangen sein. Ein weiches Gesicht, schwammige Züge, die Haltung leicht gebückt. Katja schätzt sie auf Anfang sechzig. Auf dem Klingelschild steht *Ines & Achim Fischer*. Verheiratet, denkt Katja. Kinder, die längst aus dem Haus sind. Leere im Herzen.

»Frau Fischer?«, fragt sie routiniert. »Ines Fischer?«

»Und wer sind Sie?«

»Sand«, sagt Katja und zückt ihren Dienstausweis. »Mordkommission München, der Kollege …«

»Mein Bruder ist nicht da!«, unterbricht Ines Fischer sie. Der Schutzinstinkt einer großen Schwester. Angst und Überforderung. Eine offene Wunde.

»… Dorfmüller«, beendet Katja ihren Satz.

»Können wir kurz reinkommen?«, fragt Dorfmüller.

»Ich sag doch, er ist nicht da.«

»Sie wollen doch sicher nicht, dass die Nachbarn irgendwas mitkriegen.« Dorfmüller lächelt ihr zu. »Muss doch nicht sein, oder?«

»Wer ist denn da?«, meldet sich eine männliche Stimme von drinnen.

»Wir wollen vor allem keinen Ärger«, sagt Ines Fischer.

»Wir auch nicht«, sagt Dorfmüller und zuckt mit den Schultern, als wollte er ihr zu verstehen geben: Ihre Entscheidung!

Ines Fischer zögert, dann tritt sie zur Seite. »Zehn Minuten«, sagt sie.

»Kriegen wir hin«, erwidert Dorfmüller und betritt mit Katja das Haus.

Einer dieser typischen Reihenhausflure, die sie schon so oft gesehen hat. Eine winzige Garderobe, rechts die Gästetoilette. Zur Straße hin eine offene Küche. Gemaserte Fronten mit Messinggriffen im Landhausstil, eine mit Melamin beschichtete Arbeitsplatte, weiße Fliesen. Eine schmale Treppe ins Obergeschoss, eine in den Keller, die Stufen aus Buchenholz, eingefasst von stählernen Streben. Zum Garten hin das Wohnzimmer. Der Blick geht hinaus auf eine verschneite Rasenfläche und eine kleine Terrasse mit einem Tisch und Sitzmöbeln, die mit Plastiküberzügen geschützt sind. Im Inneren eine zweisitzige, geblümte Couch, am Fenster ein Sessel mit Fußhocker, auf dem ein Mann sitzt, offenbar Herr Fischer. Kurze, für sein Alter volle graue Haare, Brille mit Silberrand. Ein Kassengestell, genauso billig wie seine Kleidung. Stoffhose, Hemd, Hausschuhe aus Filz.

»Die Polizei ist hier«, sagt Ines Fischer leise. »Mordkommission.«

Ihr Mann legt die Zeitung beiseite, in der er gelesen hat, und richtet sich auf. »Wusste ich doch, dass das Ärger gibt«, schnauzt er sie an und schiebt sich die Brille zurecht. Auf seinen Händen Altersflecken.

»Ist gut, Schatz«, versucht sie ihn zu beschwichtigen.

»Nein, ist nicht gut«, regt er sich weiter auf. »Ich hab dir gesagt, ich will ihn nicht hierhaben.«

»Er ist mein Bruder! Und wo hätte er denn hingehen sollen? Der kriegt doch mit seiner Vergangenheit keine eigene Wohnung.«

»Hätte er sich überlegen sollen, bevor er die Frauen abgestochen hat.«

»Jetzt bleiben Sie aber mal auf dem Teppich, Herr Fischer!«, sagt Katja.

»Wollen Sie mir Vorschriften machen? In meinem eigenen Haus?«

»Wo ist denn Ihr Bruder im Moment?«, wendet sich Dorfmüller an Ines Fischer, die mit eingefallenen Schultern dasteht. Alleingelassen, hilflos, überfordert.

»Weiß ich nicht«, sagt sie.

»Natürlich weißt du das«, sagt ihr Mann gereizt. Und zu Dorfmüller: »Verzockt mein Geld!«

»Achim, bitte!«

»Das du ihm gibst.«

»Wo soll er's denn sonst herkriegen ohne Job?«

»Hat er sich um einen gekümmert, seit er wieder draußen ist? Natürlich nicht, warum auch, hat ja dich.«

»Wo verzockt er denn Ihr Geld?«, fragt Dorfmüller ungerührt.

»Eine Spielhalle am Bahnhof«, erwidert Fischer. »Sie wissen schon, diese albernen Automaten, wo Sie drei Gleiche brauchen, aber nie kriegen.«

»Welcher Bahnhof?«

»Pasing.«

»Kann ich mal Ihre Toilette benutzen?«, fragt Katja.

»Neben der Haustür«, sagt Ines Fischer.

»Danke.« Katja geht an der Küche vorbei zur Gästetoilette, schließt hinter sich ab und ruft in der Zentrale an. Bittet darum, einen Streifenwagen zur Spielhalle am Pasinger Bahnhof zu schicken. Die Kollegen sollen feststellen, ob Franz Bichler sich dort aufhält. Aber unauffällig. Ein Foto von ihm findet sich in den entsprechenden Akten. Wenn sie ihn identifizieren können, sollen sie ihr eine SMS schicken. Sie beendet das Gespräch und schaut sich im Spiegel an. So eine Scheiße, denkt sie. Auf der Ablage des Waschbeckens liegt ein eingepacktes Stück Seife in einer muschelförmigen Schale.

Als sie zurück ins Wohnzimmer kommt, erkundigt sich Ines Fischer gerade bei Dorfmüller, was man überhaupt von ihrem Bruder wolle. Er habe seine Strafe doch längst abgesessen.

»Wie naiv bist du eigentlich?«, mischt sich ihr Mann ein.

»Wieso denn naiv?«

»Die sind deswegen hier«, sagt er und hält ihr die Zeitung hin, die sie offensichtlich noch nicht gelesen hat.

Sie nimmt sie ihm zögernd aus der Hand, schaut auf die Titelseite und hat Mühe, die Fassung nicht zu verlieren. Sie will nicht lesen, was da über den Mord an Selma Kiefer steht, aber sie kann nicht anders. »Mein Gott!«, sagt sie schließlich leise. Und dann: »Ich glaub das einfach nicht.«

»Wo war Ihr Bruder denn am Sonntagabend?«, fragt Dorfmüller.

Ines Fischer antwortet nicht.

»Hier war er jedenfalls nicht«, sagt ihr Mann. »Kam erst gegen halb zwölf wieder. Bin wach geworden, weil er einen Stuhl umgeworfen hat. Besoffen, nehme ich an. Muss in der Dunkelheit dagegengelaufen sein.« Er mustert Dorfmüller angespannt. »Was ganz anderes: Das hier bleibt hoffentlich unter uns.«

»Was meinen Sie?«

»Ich bin nicht scharf drauf, dass wir von den Medien belagert werden.«

»Wir auch nicht.«

»Nur weil meine Frau ihrem kranken Bruder Unterschlupf gewährt. Muss doch keiner erfahren.«

»Wo im Haus lebt er denn?«, fragt Katja.

»Im Keller. Hobbyraum.«

»Können wir uns den mal anschauen?«

»Von mir aus«, erwidert Achim Fischer. »Treppe runter, erste

Tür links. Aber lassen Sie sich von meiner Frau vorher Mülltüten geben. Einfach seine Sachen reinstopfen und mitnehmen. Dann muss ich sie nicht verbrennen.«

Katja und Dorfmüller gehen die Kellertreppe hinunter. Der Geruch nach Waschpulver und eingelagerten Lebensmitteln.

»Ein echter Neuanfang«, stellt Katja nüchtern fest. Sie öffnet die Tür zum Hobbyraum. Eine zusammengeklappte Tischtennisplatte auf Rollen, in eine Ecke des Raumes geschoben. Der Estrich ist lackiert, die unverputzten Betonwände sind mit weißer Farbe gestrichen. Ein aufgehängtes Familienfoto, mindestens zwanzig Jahre alt. Eine Erinnerung an eine längst vergangene Zeit: das Ehepaar Fischer und ihre beiden Söhne, der ältere vielleicht zwölf oder dreizehn, sein kleiner Bruder trägt ein Bayerntrikot und hält einen Fußball im Arm. Neben der Tür ein elektrischer Heizkörper und ein geöffneter Koffer mit Franz Bichlers Habseligkeiten. Auf einem Stuhl ein paar Autozeitschriften, eine halb leere Mineralwasserflasche, eine Schale mit Chipsresten. An die Sitzfläche geklemmt eine kleine Lampe, über der Rückenlehne hängt ein T-Shirt. An der Stirnseite des Raumes in Kopfhöhe zwei winzige Fenster mit feinmaschigen Drahtgittern davor.

»Von einer Zelle in die nächste«, sagt Katja und betrachtet die Matratze, die auf dem Boden liegt. Bettwäsche in den Farben des FC Bayern, rot und weiß, mit dem Vereinslogo bedruckt. Aus den Kindertagen seines Neffen, denkt sie und fragt sich, wie sich das für einen Mann, der mehr als ein Drittel seines Lebens im Gefängnis verbracht hat, anfühlen muss, in einem tageslichtlosen Keller in der Fußballbettwäsche eines Kindes zu schlafen.

Keine funktionierenden Liebesbeziehungen mit Frauen, denkt sie. Und dann: der Fetisch. Sie schaut sich um. Wo würde Bichler seine Trophäe verstecken?

Sie hebt die Matratze hoch, schiebt die Tischtennisplatte beiseite, den elektrischen Heizkörper. Dann nimmt sie sich Bichlers Koffer vor. Nichts.

»Wonach suchst du?«, fragt Dorfmüller.

»Nach einem Stück Haut«, sagt Katja, »eingelegt in Formalin.«

Ihr Handy meldet den Eingang einer neuen SMS.

Der Streifenwagen steht vor den Pasing Arcaden in der Bäckerstraße. Die Kollegin auf dem Beifahrersitz lässt die Scheibe runter. »Er sitzt auf einem Barhocker rechts vom Eingang und schmeißt unablässig Münzen in einen Spielautomaten. Sie wissen schon, die Dinger, die an der Wand hängen und einem die Kohle aus der Tasche ziehen.«

»Drei Gleiche, die man nie bekommt«, sagt Dorfmüller.

»Wie mit den sechs Richtigen im Lotto«, erwidert die Beamtin. »Die kriegt man auch nie.«

»Danke euch«, sagt Katja.

»Keine Ursache«, sagt die Beamtin. Ihr Kollege startet den Motor.

Katja und Dorfmüller betreten die Passage, die zu den Arcaden führt.

»Da hinten«, sagt Dorfmüller und deutet auf die Spielothek.

Roter Teppichboden, buntes Licht. Rosa, orange, violett. Ein unablässiges Klingeln und Rattern. Glasige Blicke auf grellbunte Spielautomaten. Die meisten Kunden sind ältere Männer. Unter ihnen nur eine Frau.

Franz Bichler sitzt an dem von der Beamtin beschriebenen Platz. In der Linken Zwei-Euro-Münzen, die er unablässig in der Handfläche auf- und abspringen lässt, die rechte Hand auf dem roten Knopf, mit dem er die drei rotierenden Walzen vor sich stoppen kann.

»Läuft's gut?«, fragt Dorfmüller und schaut ihm über die Schulter.

Bichler dreht sich zu ihm um. Ein Mann Ende fünfzig.

Schmale, eingefallene Wangen, Dreitagebart, die Augen so eng wie die seiner Schwester und tief in ihren Höhlen. »Was ist das denn für 'ne beschissene Frage?«

»Einfach nur eine Frage, nichts weiter.«

»Dann frag jemand anders!«

»Ich frage aber Sie.«

»Willst du Streit, Arschloch?«

»Nur eine Antwort auf meine Frage.«

Bichler wendet sich kurz ab, dreht sich dann erneut herum und steigt langsam von seinem Hocker. Er ist einen Kopf kleiner als Dorfmüller, aber die jahrelange Haft hat ihn gelehrt, sich zu wehren. »Wollen wir's draußen klären, oder verpisst du dich jetzt?«

»Draußen hört sich gut an«, sagt Dorfmüller. Seine auffällige Ruhe lässt Bichler zögern, aber er hat die Ansage gemacht, also muss er es auch durchziehen. Sein Blick streift Katja, während er mit Dorfmüller zum Ausgang geht. Sie folgt den beiden.

»Dann zeig mal, was du draufhast«, sagt Bichler in provokantem Ton zu Dorfmüller, als sie draußen vor der Tür stehen.

Er antwortet nicht.

»Willst du mich verarschen?«, fragt Bichler.

»Will er nicht«, sagt Katja und tritt auf ihn zu. »Er will sich nur mit Ihnen unterhalten.«

»Ach ja?«

»Ja«, sagt Katja. »Ganz freundlich, ohne Stress.«

»Und wenn ich mich nicht unterhalten will?«

»Glauben Sie mir, das wollen Sie, Herr Bichler.«

Die Nennung seines Namens lässt ihn zusammenzucken. Wortlos starrt er auf den Dienstausweis, den Katja ihm entgegenstreckt.

Jetzt überlegt er, wie er aus der Nummer rauskommt, denkt Katja, abhauen oder bleiben und sich doof stellen? Sie ist sich sicher, dass er sich für Letzteres entscheiden wird.

»Warum lassen Sie mich nicht in Ruhe?«

»Gibt gute Gründe dafür.«

»Sie haben nichts gegen mich in der Hand. Ich hab nichts getan.«

»Das ist so nicht ganz richtig«, sagt Dorfmüller. »Lebenslang mit anschließender Sicherungsverwahrung. Für so ein Urteil muss man schon echt was geleistet haben.«

»Ich hab meine Strafe verbüßt.«

»Vielleicht sind Sie ja scharf auf eine neue.«

»Sehe ich so aus?«

»Schwierige Frage«, sagt Dorfmüller. »Sollten wir vielleicht nicht hier klären.«

»Unser Wagen steht da vorne«, sagt Katja.

# 18

»Einen Kaffee oder lieber ein Wasser?« Dorfmüller ist zu seiner bewährten Freundlichkeit zurückgekehrt. Die übliche Rollenverteilung zwischen Katja und ihm.

Franz Bichler weiß nicht, was er davon halten soll. Sitzt da wie festgeklebt und antwortet nicht. Starrt vor sich hin, die Hände auf die Tischkante gepresst. Wie ein in die Enge getriebenes Tier, in jeder Sekunde bereit, die Flucht zu ergreifen. Dabei weiß er, dass das keinen Sinn hat. Selbst wenn er es an Katja und Dorfmüller vorbei aus dem Verhörraum schafft: Da draußen laufen jede Menge Beamte herum, die ihn sofort aufhalten würden.

Dorfmüller erhebt sich. »Ich hol uns erst mal einen Kaffee«, sagt er zu Katja. Und zu Bichler: »Ich bring Ihnen einfach einen mit. Für alle Fälle. Müssen ihn ja nicht trinken, wenn Sie nicht wollen.« Er verlässt den Raum. Die Tür fällt hinter ihm zu.

Jetzt sind sie allein, Franz Bichler und Katja Sand. Sie blickt ihn an, ruhig und gelassen. Sie wartet ab. So wie sie es in vergleichbaren Situationen schon hundertmal getan hat. Vor ihr auf dem Tisch liegt die ausgedruckte Akte. Drei tote Frauen aus Ingolstadt, ermordet und geschändet von dem Mann, der ihr gegenübersitzt. Sie weiß, dass er die Stille zwischen ihnen als unerträglich empfindet. Sein Kopf ein Hühnerstall, in dem die Gedanken hin- und herrasen wie aufgescheuchte Hennen, vor ihnen der Fuchs, um sie herum die Wände des Stalls. Eingesperrt, ohne Ausweg, das blutige Ende vor Augen.

Bichler schaut an ihr vorbei auf die verspiegelte Scheibe in der

Wand. Ihm ist klar, dass er von draußen beobachtet wird, aber er weiß nicht, von wem.

Katja muss an Josh denken, Jennys ehemaligen Freund, der mit Drogen handelte. Sie wollte, dass er sich von Jenny fernhält. Also hat sie ihn in eine Falle gelockt. Ein falscher Deal, ein vorgespielter Zugriff, eingefädelt von Holger Fink, einem Kollegen von der Drogenfahndung. Er hat den Jungen nach allen Regeln der Kunst eingeschüchtert, während sie von draußen durch das verspiegelte Glas zugeschaut hat. Josh hat ihr leidgetan, sie mochte ihn wirklich, aber das Risiko, dass er Jenny mit reinziehen würde in seine kranke Drogenwelt, war einfach zu groß. Fink hat ihn dazu gebracht, die Stadt zu verlassen. Ein Gefallen unter Kollegen. Nichts davon ist aktenkundig geworden. Jenny hat es trotzdem rausgefunden. Katja hat befürchtet, sie würde ihr das nie verzeihen, aber Jennys Liebe war größer als ihre Wut.

»Also, Herr Bichler«, sagt Katja. »Fangen wir an.« Sie klappt die Akte auf und beginnt, die Mordermittlungen von damals zusammenzufassen. Keinerlei Vorwurf oder Bewertung in der Stimme, ihr Gesicht ohne jede Regung.

Opfer Nummer eins: Martha Stein, bei ihrem Tod siebenundsechzig Jahre alt. Eine ehemalige Angestellte bei der Kfz-Zulassungsstelle. Geschieden und alleinlebend. Keine Kinder. Bichler betreut sie als Pfleger im Klinikum Ingolstadt, wo ihr ein Gallenblasentumor entfernt werden soll. Der Eingriff verläuft erfolgreich, aber der Krebs hat bereits massiv gestreut. Ein paar Monate noch, dann wird sie sterben. Nach ihrer Entlassung beobachtet er sie, begegnet ihr scheinbar zufällig beim Einkaufen in einem Supermarkt wieder, sie lädt ihn zum Kaffeetrinken zu sich nach Hause ein, um sich nachträglich für seine Fürsorge erkenntlich zu zeigen. Er nimmt das Angebot an und besucht sie am 13. August 1996 in ihrer kleinen Wohnung in der Dahlmannstraße im Stadtteil Haunwöhr. Fünf Tage später wird sie dort tot aufgefunden. Auf ihrem Bauch ein Dornenkranz, an ihrem Hals eine Einstichstelle. Mutmaßliche Todesursache: eine Überdosis Insulin. Anschließend hat Bichler mit einem Skalpell ihren Unterleib gehäutet und die Wunde sorgfältig gereinigt. Das Blut der Toten war zu diesem Zeitpunkt bereits geronnen.

Opfer Nummer zwei: die unverheiratete Veronika Kalthoff, zweiundsiebzig Jahre alt, eine ehemalige Personalplanerin im mittleren Management der Audi AG. Sie fällt Bichler beim Schwimmen im Hallenbad südlich der Altstadt auf, weil sie stark hinkt. Er spricht sie an und erfährt, dass sie an Knochenkrebs leidet, der bereits den gesamten Oberschenkelknochen bis zum Gelenkkopf zerfressen hat. Eine Operation würde möglicherweise ihr Leben retten, aber sie würde dabei ihr Bein verlieren. Deshalb hat sie sich dagegen entschieden. Er verfolgt sie bis zu ihrer ausgebauten Dachwohnung in der Eckiusstraße, wo er sie am 19. Januar 1997 auf dieselbe Weise tötet und schändet wie zuvor Martha Stein.

Opfer Nummer drei: Dorothee Fleisser. Drei Jahre jünger als Veronika Kalthoff, zwei Jahre älter als Martha Stein. Bichler kennt sie aus dem Klinikum, wo sie regelmäßig wegen einer amyotrophen Lateralsklerose behandelt wird. Die Degeneration ihres Nervensystems hat bereits zu erheblicher körperlicher Bewegungseinschränkung geführt, die Atemmuskulatur ist geschwächt, es ist nur eine Frage der Zeit, bis sie nicht mehr selbstständig Luft holen kann. Am Abend des 7. Mai 1998 sucht er sie in ihrem Haus in der Hubmaierstraße im Stadtteil Unterbrunnenreuth auf und tötet und schändet sie auf die gleiche Weise wie seine vorhergehenden Opfer.

Dieser dritte Mord wird ihm zum Verhängnis. Weil er der »Sonderkommission Donauried« damit den entscheidenden Zusammenhang zwischen den Taten liefert: das Krankenhaus. Die Ermittler finden heraus, wer vom Klinikpersonal Kontakt zu den Opfern hatte. Sie beschließen, Bichler zu beschatten. Als er zum Schwimmen ins Hallenbad geht, besteht plötzlich auch eine Verbindung zum Opfer Veronika Kalthoff. Er wird festgenommen. In seiner Wohnung finden sich neben Einwegspritzen und mehreren Insulindosen auch die Trophäen seiner Taten, eingelegt in Formalin.

»Warum haben Sie diese Frauen umgebracht, Herr Bichler?«, fragt Katja.

»Steht das da nicht?«, fragt er zurück.

»Ich würde es gerne von Ihnen hören. Mit Ihren Worten.«

»Bin nicht gut darin.«

»Worin?«

»Mit Worten.«

»Versuchen Sie es.«

Aber Franz Bichler will es nicht versuchen.

Katja kennt das. Es ist leichter, einen Menschen umzubringen, als anschließend darüber zu reden. Sie muss einen Umweg nehmen.

»Sie waren Krankenpfleger«, sagt sie.

»Ja«, erwidert er.

»Haben Sie den Job gemocht?«

»Die Arbeit schon, die Umstände weniger.«

»Waren Sie zufrieden mit Ihrem Leben?«

»Was ist denn das für eine blöde Frage?«

»Wieso blöd?«

»Was soll denn das sein: zufrieden?«

»Glücklich. Ausgeglichen. Mit sich im Reinen.«

»Ich war gar nichts«, sagt Bichler.

»Wie meinen Sie das?«, fragt Katja.

»Wie ich es sage. Nichts eben. War mir alles scheißegal. Hat mich nicht interessiert.«

»Was hat Sie denn interessiert?«

Franz Bichler senkt den Blick. Auch darüber will er nicht reden. Weil er nicht will, dass irgendjemand irgendwas über ihn erfährt. Gleichzeitig will er genau das: endlich reden. Gesehen werden, erkannt werden.

»Ich hab die Gutachten gelesen«, sagt Katja. »Aus Ihrem Prozess.«

»Und?«, fragt Bichler. »Sind Sie jetzt schlauer?«

»Weiß ich nicht. Vielleicht. Da ist die Rede davon, dass Sie ohne Vater aufgewachsen sind. Nur mit Ihrer Mutter und Ihrer Schwester.«

Die Erwähnung seiner Mutter löst etwas in Franz Bichler aus. Ein inneres Leuchten, den Anflug eines Strahlens.

»Die Mami«, sagt er voller Zärtlichkeit. »Ich denke jeden Tag an sie, aber ich kann sie nicht sehen.« Eine tiefe Traurigkeit legt sich über sein Gesicht.

»Warum nicht?«, fragt Katja.

»Ich weiß es nicht«, sagt er. Und nach einer Pause: »Sie waren nicht dabei damals, niemand war dabei. Wir waren allein damit, meine Schwester und ich.«

»Womit waren Sie allein?«

Bichler zögert. Er will es loswerden, das sieht Katja ihm an, aber etwas in ihm wehrt sich dagegen.

»So schlimm?«, fragt sie.

Er nickt.

Katja weiß, dass sie ihn nicht drängen darf. Wenn sie ihn drängt, wird er sich nicht offenbaren. Also schweigt sie und wartet ab.

»Die Mami hat uns nichts davon erzählt«, setzt Bichler nach einer Weile an. »Weil sie sich so furchtbar geschämt hat. Aber auf Dauer ließ sich das nicht mehr verheimlichen. Wir haben die Schmerzen ja mitbekommen. Und dann war da dieser grauenhafte Geruch. Ihr verwesendes Fleisch. Man konnte riechen, wie sie vor sich hinfaulte.« Er starrt auf die Tischplatte vor sich.

Katja sieht ihm an, wie die Erinnerung ihn quält. Der Versuch, sich zu fassen. Ein tiefes Durchatmen, bevor er weiterspricht.

»Irgendwann ist sie im Badezimmer zusammengebrochen. Spätabends. Ich bin wach geworden, weil ich die Ines schreien gehört hab. Ich bin rüber, und da lag die Mami, vor der Badewanne, das Nachthemd war ihr hochgerutscht, ich hab ihr direkt zwischen die Beine geschaut, ich konnte alles sehen. Die Ines hat die ganze Zeit geschrien, also hab ich sie rausgeschickt.«

»Wie alt waren Sie, als das passiert ist?«

»Fünfzehn.«

»Und die Ines?«

»Drei Jahre älter.«

»Was war denn mit Ihrer Mutter?«

»Vaginalkarzinom«, sagt Franz Bichler leise. »Fortgeschrittenes Stadium. Alles voller Wucherungen, nichts mehr zu machen. Die im Krankenhaus haben uns später erklärt, dass sie kollabiert ist. Ihr Körper hat es einfach nicht mehr geschafft. Als der Notarzt kam, war sie schon so gut wie tot. Aber in diesem Moment, als ich vor ihr stand, das alles sehen zu müssen, dieses grässliche Geschwür zwischen ihren Beinen, ihr nicht helfen zu können, sie nicht retten zu können, das war furchtbar. Ich weiß noch, dass ich dachte: Da unten bist du rausgekommen, und jetzt … Das sah einfach nur verwüstet aus, verstehen Sie, kaputt gemacht, zerfressen, vollkommen zerstört.«

»Und die Ines?«, fragt Katja.

Bichlers Mundwinkel verziehen sich abfällig. »Der war das alles zu viel. Die hat sich verdrückt. Wollte nichts damit zu tun haben. Hat mir Vorwürfe gemacht. Ich war schuld, so einfach war das. Weil ich die Mami nicht gerettet hab und die Ines mich jetzt an der Backe hatte. Drei Jahre lang, bis ich volljährig war.«

»Und Ihr Vater?«

»Welcher Vater? Wir kannten ja nicht mal seinen Namen.«

Katja stellt es sich vor: einen Fünfzehnjährigen, der seine vom Krebs zerfressene Mutter im Badezimmer vorfindet. Entblößt und grausam entstellt. Ein Bild, das ihn sein Leben lang verfolgt.

Das er auch dann noch vor sich sieht, als er erste Erfahrungen mit gleichaltrigen Mädchen macht. Ein Schock, den er nicht verarbeiten kann, weil ihm nie jemand dabei geholfen hat. Ein Schuldkomplex, der auch sämtliche späteren Begegnungen mit Frauen prägt.

»Aus den Gerichtsgutachten weiß ich, dass Sie nie eine sexuelle Beziehung zu Frauen gehabt haben«, sagt Katja. »Stimmt das?«

»Hab's versucht«, sagt Bichler. »Nicht nur einmal.«

»Aber?«

»Hat nicht funktioniert.«

»Warum nicht?«

»Ich hab immer die Mami vor mir gesehen. Wie sie da lag, im Badezimmer, dieses zerstörte Etwas zwischen ihren Beinen.«

Ein Trauma, denkt Katja. Der Kern einer tiefen Verletzung. Eine nie verheilte Wunde.

»Ich stelle mir das grauenhaft vor«, sagt sie.

»Na ja«, erwidert Bichler, und sein Mund verzieht sich. »Man gewöhnt sich dran. Bleibt einem ja auch nichts anderes übrig. Und irgendwann gibt man eben auf.«

Die Tür öffnet sich, Dorfmüller kommt herein, drei gefüllte Kaffeebecher in seinen Riesenhänden. Er stellt sie auf dem Tisch ab und setzt sich. »Wusste nicht, ob Sie ihn schwarz wollen«, sagt er. »Deshalb hab ich einen Schuss Milch dazugegeben. Ich hoffe, das passt.« Er schiebt Bichler einen der Becher zu. Und sagt dabei zu Katja: »Für dich wie immer.«

Bichler schaut auf den Kaffeebecher vor sich, eingeschüchtert, beschämt.

Katja wirft Dorfmüller einen Blick zu und deutet mit den Augen hinüber zur Tür. Er ist feinfühlig genug, um zu begreifen, dass er Bichlers Befragung in einem entscheidenden Moment unterbrochen hat. Er nickt kaum merklich, nimmt einen Schluck aus seinem Becher und verzieht dann das Gesicht. »Ungenießbar«, sagt er zu Bichler. »Besser, Sie lassen ihn stehen.« Und zu Katja: »Ich mach uns einen neuen.« Er steht wieder auf und verlässt den Raum.

Katja greift nach ihrem Becher. Der Kaffee ist tatsächlich ungenießbar. Total verbrannt. Es ist ihr egal. Sie betrachtet Bichler. Ein Mann, der nie Mann sein konnte, weil er überwältigt war von den grauenhaften Bildern in seinem Kopf. Hanning fällt ihr ein. Das, was er über die Dornenkrone auf Selma Kiefers Bauch gesagt hat. »Die Frauen, die Sie getötet haben, waren alle schwer krank«, sagt sie. »Ich nehme an, das war kein Zufall.«

»Nein, war es nicht.«

»Sie wollten ihnen helfen, richtig?«

»Ja.«

»Sie von ihrem Leiden erlösen. Weil Sie das bei Ihrer Mutter nicht geschafft haben.«

»Ja.«

»Warum haben Sie Insulin verwendet?«

»Weil es schnell geht. Ein hypoglykämischer Schock, der Verlust des Bewusstseins, dann ist es vorbei.«

»Aber wieso haben Sie sie anschließend gehäutet? Um sich von den Bildern in Ihrem Kopf zu befreien? Um das Schreckliche in Schönheit zu verwandeln?«

Bichler blickt sie überrascht an. »Sie sind die Erste, die das erkennt.«

»Liegt doch auf der Hand«, erwidert Katja und denkt: Nicht ich hab das erkannt, es war Hanning. »Was haben Sie mit der herausgeschnittenen Haut gemacht?«, fragt sie.

»Mit nach Hause genommen«, sagt Bichler.

»Und sie dort konserviert?«

»Ja.«

»Hat Sie das erregt?«

»Ja.«

»So sehr, dass Sie sich selbst ...?«

»Bitte!«, unterbricht er sie. Er will nicht, dass sie es ausspricht. Und fügt leise hinzu: »Ich hab mich noch nie für irgendwas so sehr geschämt wie dafür.«

»Aber gleichzeitig wollten Sie es wieder erleben.«

Er nickt. »Das war wie ein Zwang. Ich konnte mich einfach nicht dagegen wehren. Ich hab das alles nicht verstanden, ich versteh das bis heute nicht.«

Dasselbe, was Josef Kiefer gesagt hat, denkt Katja. Sie lässt sich Zeit mit einer Erwiderung. Sie muss die folgenden Worte sorgfältig abwägen. Wenn sie das Falsche sagt, wird Bichler sich ihr verschließen.

»Sie glauben, ich halte Sie für krank«, beginnt sie vorsichtig. »Sie denken, ich sehe ein Monster in Ihnen, einen kaputten Freak, so wie Ihr Schwager oder Ihre Mithäftlinge aus dem Knast. Aber das tue ich nicht.«

Bichler mustert sie argwöhnisch.

»Ich schätze, Sie sind einfach nur jemand, der etwas getan hat, das er sich selbst niemals zugetraut hätte«, fährt Katja fort. »Der überwältigt wurde. Von den Bildern in seinem Inneren, von dieser stummen Gewalt. Von dem Hass auf diese Gewalt, von der Gewalt in sich. Jemand, der das alles plötzlich nicht mehr voneinander trennen konnte. Der reparieren wollte, was er nicht reparieren konnte. Der nicht verstanden hat, was da in ihm passiert. Der einfach keinen Ausweg mehr gesehen hat.«

Sie hofft, dass sie die richtigen Worte gefunden hat. Schaut Bichler nicht direkt an, um ihn nicht zu verschrecken. Beobachtet ihn stattdessen aus den Augenwinkeln, während sie einen weiteren Schluck des verbrannten Kaffees trinkt.

Bichler starrt vor sich hin, lauscht ihren Sätzen nach. Es kommt ihr vor, als würde er das, was sie gesagt hat, mit seinen Erfahrungen abgleichen. Langsam hebt er den Blick, mustert sie eindringlich. »Woher können Sie das?«, fragt er.

»Woher kann ich was?«

»Die Art, wie Sie das beschreiben. Die Gefühle und das alles. Das trifft es ziemlich genau. Sehr genau sogar.«

»Wie gesagt, ich versuche nur, die Dinge zu verstehen.« Katja kann ihm ansehen, wie sehr er das selber versucht. Wie er sein gelebtes Leben dem Leben in seinen Träumen gegenüberstellt. Dem, was aus ihm hätte werden können, wenn er die drei alten Frauen nicht getötet hätte.

»Wissen Sie, wie die Zeitungen mich genannt haben?«, fragt er.

»Ja«, sagt sie. »Der Chirurg.«

»Das Verrückte daran ist, dass ich tatsächlich immer Chirurg werden wollte. Schon als kleiner Junge. Rausfinden, was da unter unserer Haut ist. Wie das alles funktioniert.«

Katja muss wieder an Hanning denken. Das, was er über die *Körperwelten* gesagt hat. Die merkwürdige Faszination für das Innere menschlicher Körper, die eigentümliche Schönheit präparierter Leichen.

»Warum sind Sie es nicht geworden?«, fragt sie.

»Hab ja kein Abitur gehabt. Hätte ich wahrscheinlich auch niemals geschafft.«

Er schaut hinunter auf seine Hände. Seine Finger malen unsichtbare Linien auf die Tischplatte, willkürliche Formen und Muster, Zeichen einer geheimen Sprache, unverständlich, vielleicht sogar für ihn selbst.

Katja sieht ihm eine Weile zu, ehe sie behutsam das Thema wechselt. »Ich würde Sie gerne etwas sehr Persönliches fragen.«

»Was denn?«, fragt er zurück, während er weiter mit den Augen seinen Fingern folgt. Er versinkt regelrecht darin.

»Sie haben erzählt, dass Sie Ihren Vater nicht kennen. Haben Sie ihn nie vermisst?«

Sie merkt, wie sehr ihn die Frage trifft.

»Warum sollte ich?«, erwidert er. Mit dieser Härte, die verhindern soll, das Thema zu dicht an sich heranzulassen. »Der

Mistkerl hat meine Mutter sitzen gelassen, als sie mit mir schwanger war.« Und, nach einem Moment des Schweigens: »Sie hat die Männer nur noch gehasst. Alle! Irgendwann hat sie mir gesagt, dass ich ihm ähnlich sehe. Diese Abscheu in ihrem Blick. Da wurde mir klar: Sie hasst mich auch. Das war schlimm. Ich war neidisch auf die Ines, weil sie ein Mädchen war. Ich dachte, Mädchen werden nicht gehasst, die werden in den Arm genommen.«

Wieder muss Katja an Hanning denken. Seine Vermutung, der Täter verspüre den heimlichen Wunsch, eine Frau zu sein. Bewusst oder unbewusst.

Sie sieht Bichler vor sich in der Haft. Mehr als zwanzig Jahre in derselben JVA. Ein einsamer Mann, der in den Arm genommen werden will. Ausgegrenzt von den Mitgefangenen, gemieden von den Justizbeamten. Der abartige Killer. Das Monster, das Frauen gehäutet hat. Der, mit dem keiner reden will, der seinen Hofgang allein absolvieren muss. Der immer Angst haben muss, dass ihm etwas zustößt. Während der Arbeit, in der Freizeit, beim Duschen. Und der jetzt in einem Keller wohnt, bei seiner Schwester und ihrem Mann, der ihn verachtet.

Sie fühlt sich unglaublich müde. Erschöpft und angewidert. Nicht so sehr von Bichler und dem, was er drei alten Frauen vor Jahrzehnten angetan hat. Eher von dem, was sie sich selbst antut, tagaus, tagein. Dieses Bohren in fremden Schicksalen, das Herumwühlen in kaputten Biografien.

Sie blickt hinüber zu der verspiegelten Scheibe, hinter der Dorfmüller und Koller stehen und darauf warten, dass sie Bichler danach fragt, was er am Sonntagabend gemacht hat.

»Wo waren Sie am Sonntagabend, Herr Bichler?«

»Warum interessiert Sie das?«

»Zu Hause waren Sie jedenfalls nicht.«

»Woher wollen Sie das wissen?«

»Sie können davon ausgehen, dass wir das überprüft haben. Also: Wo waren Sie stattdessen?«

»Unterwegs. Im *Weizenstüberl*, im *Aukeller*, danach in der Spielothek.«

»Zeugen?«

»Hab mit niemandem geredet.«

»Also keine Zeugen.«

Ihr forschender Blick macht ihn nervös. Die langen Jahre im Gefängnis haben ihn misstrauisch werden lassen.

»Ist irgendwas passiert?«, fragt er lauernd.

»Ja«, sagt sie. »Aber nicht irgendwas und nicht irgendwie.«

»Sondern?«

»Eine tote Frau mit einem Dornenkranz auf dem Bauch«, sagt Katja. »Ähnlich alt wie Ihre drei Opfer von damals und genauso gehäutet.«

Er starrt sie an. Sein Oberkörper ist zum Zerreißen gespannt, seine Lippen zittern, seine Knie wippen nervös auf und ab.

Er hält das alles kaum aus, denkt Katja, was ich sage, tut ihm körperlich weh. Einen Moment lang glaubt sie, dass er die Kontrolle über sich verlieren und seinen Kaffeebecher gegen die Wand schleudern wird. Oder sie körperlich angreift. Aber der befürchtete Ausbruch bleibt aus. Stattdessen wird er von einer Sekunde zur nächsten ganz ruhig. Sitzt einfach nur da und starrt vor sich hin, die Hände unbewegt auf der Tischplatte.

»Ich war das nicht«, sagt er.

»Das Opfer lebte in Pasing, keinen Kilometer vom Haus Ihrer Schwester entfernt.«

»Ich war das nicht!«, wiederholt er. Dringlicher als beim ersten Mal. In seiner Stimme Verzweiflung.

»Damals waren Sie's.«

»Das alles ist mehr als zwanzig Jahre her.«

»Und jetzt ist es wieder passiert.«

»Ich hab nichts damit zu tun!«

»Wer dann?«

»Das weiß ich nicht.«

Seine Verzweiflung geht in Resignation über. Ihm ist klar, dass alles, was er sagt, nur wie eine billige Ausrede klingt.

Katja erhebt sich, nickt dabei hinüber zu der verspiegelten Scheibe, routiniert und kaum merklich, das Ganze in einer einzigen flüssigen Bewegung.

»Vielleicht denken Sie einfach noch mal in Ruhe drüber nach«, sagt sie.

Im selben Moment öffnet sich die Tür, Dorfmüller kommt herein, in der Hand einen Becher mit frischem Kaffee. Die Inszenierung eines Zufalls. Er stellt den Becher auf den Tisch. Heißer Dampf, der vom Becherrand aufsteigt. »Ich hoffe, jetzt schmeckt er«, sagt er und lächelt Bichler freundlich zu.

Dann folgt er Katja hinaus.

# 19

Sie stehen zu dritt vor dem Venezianischen Spiegel. Katja, Koller und Dorfmüller. Hinter der Scheibe im Verhörraum sitzt Franz Bichler, vor sich den dampfenden Kaffeebecher, verunsichert, niedergeschlagen, verzweifelt.

»Für mich ist die Sache klar«, sagt Koller. »Glasklar!«

»Die Spusi hat am Tatort keine aussagekräftigen Spuren gefunden«, entgegnet Katja. »Nichts, das ihn belasten würde.«

»Das Tatgeschehen stimmt überein. Ablauf, Durchführung, Auffindesituation der Leiche: alles genau wie bei den drei ersten Morden.«

»Das sind naheliegende Vermutungen, Reinhard, aber keine Beweise.«

»Stichhaltige Indizien. Mehr brauchen wir für eine Festnahme nicht.«

»Bichler sagt, dass er zum Tatzeitpunkt unterwegs war. Trinken und Zocken.«

»Was soll er sonst sagen? ›Bitte nehmen Sie mich fest, Frau Sand, ich hab die alte Frau ermordet.‹«

»Ich sag nicht, dass er's nicht war.«

»Aber?«

»Du hast die Vernehmung doch gesehen. Er hat alles erzählt. Freiwillig, ohne jeden Zwang.«

»Natürlich hat er das. Ist doch sowieso alles aktenkundig. Lag doch schwarz auf weiß vor dir auf dem Tisch. Die ganze beschissene Geschichte.«

»Ich hatte das Gefühl, dass er nicht deswegen geredet hat.«

»Sondern?«

»Er wollte das loswerden. Sich erleichtern. Weil es ihn bis heute quält. Und er war froh, dass ihm jemand zugehört hat.«

»Noch mal, Katja: Der Mord an Selma Kiefer entspricht bis ins Detail den Morden, die er damals begangen hat.«

»Selbst wenn. Ich glaube einfach nicht, dass er sie getötet hat.«

Koller wendet sich an Dorfmüller. »Habe ich gerade richtig gehört? Die Kollegin glaubt nicht dran.«

»Was soll das, Reinhard?«, fragt Katja.

»Wenn er es nicht war, wer dann?«

Fieberhaft geht Katja die vorliegenden Fakten im Kopf durch: Hanning hielt den Mord an Selma Kiefer für den Beginn einer Serie. Die Umkehrung dieses Gedankens hat sie auf Franz Bichler gebracht, der ohne Zweifel dringend tatverdächtig ist. Aber was, wenn sich jemand Bichlers längst beendete Serie zunutze gemacht hat, um von sich abzulenken? Josef Kiefer zum Beispiel. Dem das Wasser bis zum Hals steht. Der weiß, dass er wegen gefährlicher Körperverletzung zu einer mehrjährigen Haftstrafe verurteilt wird, wenn nicht ein Wunder geschieht. Der eigentlich nicht handeln kann, es sei denn, es gelingt ihm, den Verdacht gegen sich so nachhaltig auf jemand anderen zu lenken, dass er raus ist aus dem Spiel. Und was wäre dazu besser geeignet, als eine Mordserie wiederaufleben zu lassen? Eine unerkannte Nachahmungstat, die Medien und Öffentlichkeit zwingend zu Bichler führen muss. Je perfekter Kiefer die Morde von einst kopiert, desto sicherer kann er sich sein, dass der Tatverdacht von ihm abfallen wird.

»Was ist mit Selma Kiefers Ex-Mann?«

»Da waren wir gestern schon, Katja.«

»Und du warst überzeugt, dass er unser Mann ist.«

»Weil ich noch nichts von Bichlers Mordserie wusste.«

»Du erinnerst dich, dass ich skeptisch war. Für mich passte das mit dem Häuten der Leiche nicht ins Bild«, sagt Katja.

»Und jetzt passt es plötzlich?«

»Ja, tut es. Wenn wir davon ausgehen, dass das Ganze eine Nachahmungstat ist. Von Kiefer auf diese spezielle Art und Weise begangen, um von sich selbst anzulenken.«

»Und woher, bitte schön, kennt er die Details? Woher weiß er, wie Bichler damals vorgegangen ist? Wahrscheinlich hat er ihn angerufen und um eine genaue Beschreibung der damaligen Morde gebeten. Um beim Filettieren seiner Ex-Frau bloß nichts falsch zu machen.«

»Spar dir deinen Sarkasmus, Reinhard. Die Medien haben damals ausführlich über die Mordserie berichtet.«

Sie schaut hinüber zu Bichler. Sein Schicksal in ihrer Hand. Wenn sie ihn jetzt festnehmen, wird Staatsanwalt Marquart noch heute davon erfahren. Er wird nichts Eiligeres zu tun haben, als die Presse zu informieren. Die übliche Durchstecherei, selbstverständlich anonym. Die Medien werden sich auf die Sache stürzen. Öffentliche Hinrichtungen sind ihre Spezialität. Sie werden Bichlers Schwester die Tür einrennen, sich bei ihren Nachbarn erkundigen. Unbeteiligte werden mit hineingezogen, Vermutungen werden geäußert, man wird sich in Spekulationen gegenseitig überbieten. Franz Bichler wird noch vor einer möglichen Anklage verurteilt sein. Und mit ihm seine Schwester und ihr Mann. Aus Ines Fischer wird in der Öffentlichkeit die Schwester des Sexmonsters von Pasing werden. Sie und ihr Mann werden das Haus verkaufen müssen, das bis heute ihr Zuhause war. Wie damals wird es einen spektakulären Prozess geben, und diesmal wird Bichler keine Chance mehr bekommen, jemals wieder ein Gefängnis von außen zu sehen. Sie werden ihn lebendig begraben.

»Ich weiß, dass alles darauf hindeutet, dass er auch Selma Kiefer getötet hat«, sagt sie. »Aber was, wenn er's nicht war? Wenn wir ihn jetzt festnehmen und du den Staatsanwalt anrufst, werfen wir Bichler den Medien zum Fraß vor.«

»Dafür bin ich nicht verantwortlich«, sagt Koller.

»Aber für sauberes Ermitteln bist du verantwortlich.«

»Willst du mir irgendwas unterstellen?«

»Wir wissen beide, wie sehr du unter Druck stehst.«

»Ich kann auf dein Mitgefühl verzichten.«

»Meinst du, der Druck, unter dem Rudi und ich stehen, wäre kleiner?«

»Jedenfalls klein genug, um sich in einen vorgezogenen Feierabend zu verabschieden.«

»Ich dachte, das wäre geklärt.«

»Und ich dachte, du lieferst.«

»Hab ich doch!«

»Bitte!«, mischt Dorfmüller sich ein. »Geht das auch ein paar Grad kühler zwischen euch?«

Typisch Rudi, denkt sie, kaum wird der Ton eine Spur rauer, muss er gleich beschwichtigen.

Koller schaut durch die Scheibe hinüber zu Bichler. Seine Kiefer mahlen, seine rechte Hand umfasst die zur Faust geballte linke, er reibt sich über die Fingerknöchel.

»Was willst du von mir, Katja?«, fragt er.

»Dass du uns in Ruhe unsere Hausaufgaben machen lässt, bevor du das große Besteck auspackst und eine Lawine ins Rollen bringst, die wir nicht mehr kontrollieren können.«

»Du willst, dass ich ihn gehen lasse?«

»Er rennt uns nicht weg«, sagt Katja. »Wir überprüfen in Ruhe sein Alibi. Und besorgen uns von Marquart zwei Durchsuchungsbeschlüsse. Einen für das Haus von Bichlers Schwester und einen für die Wohnung von Josef Kiefer.«

»Wieso Kiefer?«

»Wegen der Details, über die du eben gesprochen hast. Wenn er Bichlers Morde tatsächlich nachgeahmt hat, muss er sich vorher entsprechende Informationen besorgt haben. Entweder telefonisch oder übers Internet.«

»Wenn das schiefgeht, grille ich euch«, sagt Koller düster.

Katja lächelt erleichtert. »Keine Sorge, Reinhard, das wird nicht passieren.«

# 20

Sie fährt die Südliche Auffahrtsallee entlang, rechts von ihr der Kanal, schwarz schimmernd in der einsetzenden Dunkelheit, die Uferböschung schneebedeckt. Bläulich schimmerndes Weiß. Vor ihr das Nymphenburger Schloss, von Scheinwerfern angestrahlt. Die prächtige Fassade, die sich im Wasser des Weihers spiegelt.

Ein paar Hundert Meter, dann hält sie vor dem Haus, in dem sie großgeworden ist. Sie lehnt sich in ihrem Sitz zurück, schließt die Augen. Tausend Gedanken, die ihr durch den Kopf schießen. Die Ermittlungen der letzten Tage, die Begegnung mit Paula Kiefer, fremde Lebenslinien, die ihren eigenen gleichen. Wie Peitschenstriemen, eingegraben in ihre Haut.

Wir sehen im anderen das, was wir sehen wollen, denkt sie, nicht das, was der andere ist. Aber gilt das, was für Paula Kiefers Vater gilt, auch für ihren eigenen Vater? Ein zurechtgebogener Charakter, ein geschöntes Bild, das aufrechterhalten werden muss, nur um das Bild von sich selbst nicht ins Wanken geraten zu lassen?

Was sie Koller abgetrotzt hat, ist riskant. Das Ringen mit ihm hat sie ausgelaugt. Dorfmüller hat es ihr angesehen. Als sie zusammen die Mordkommission verlassen haben, um Bichlers Alibi zu überprüfen, hat er ihr angeboten, alleine nach Pasing zu fahren. Sie war ihm dankbar dafür.

Franz Bichler kommt ihr in den Sinn. Auch er geprägt von den Erlebnissen seiner Kindheit und Jugend. Genau wie Paula Kiefer, genau wie sie selbst. Mit zwanzig hat sie geglaubt, es wäre ein Leichtes, sich aus seinen familiären Verstrickungen zu lösen. Als könnte man das Gleis einfach so wechseln, auf das man mit seiner Geburt gesetzt wurde. Als könnte man den Umständen, in die man hineingeboren wurde, durch die Kraft des eigenen Willens entkommen. Als Jenny auf die Welt kam, wurde ihr schmerzlich klar, dass das nicht so einfach war. Von einem Tag zum anderen lag es in ihrer Verantwortung, die Richtung zu bestimmen. Selbst Mutter zu sein veränderte den Blick auf ihre eigene Mutter. Die nicht müde wurde, ihr genau das immer wieder unter die Nase zu reiben.

Der Wunsch, endlich aufzuräumen. Die Dinge zu klären. Die Angst vor einer Wahrheit, die nicht ihre ist. Komm schon, Katja, du schaffst das! Noch immer läuft der Motor ihres Wagens im Leerlauf vor sich hin. Sie schaltet ihn aus, atmet tief durch, steigt aus. Geht entschlossen hinüber zum Haus, drückt auf die Klingel. Die Sandsteinquader, die Haustür und Fenster umrahmen. Der rosafarbene Rauputz. Die grünen Schlagläden, die sie als Kind so geliebt hat. Abblätternder Lack auf verwittertem Holz.

Sie zählt die Sekunden. Mit jeder von ihnen erhöht sich ihr Herzschlag. Bis sich die Tür endlich öffnet und sie in die überraschten Augen ihrer Mutter blickt.

»Katja!«

»Hallo, Mama.«

»Was machst du hier?«

»Dich besuchen.«

»Ist irgendwas passiert?«

»Nein. Einfach so.«

Trotz einer zwischenzeitlichen Renovierung ist das Haus seit Jahrzehnten unverändert. Dieselben Möbel, dieselben Bilder, alles steht und hängt an seinem alten Platz. Als wäre ihr Vater nie gestorben und sie nie ausgezogen.

Die Garderobe mit dem Spiegel. Sie erinnert sich an den Tag, als sie endlich groß genug war, um hineinzuschauen. Die Treppe nach oben, der dunkelrote Läufer, der noch immer die Stufen bedeckt. Das lackierte Holzgeländer, auf dem sie ihrem Vater als kleines Mädchen in die Arme gerutscht ist.

Das letzte Mal war sie im Sommer hier. Während ihrer Ermittlungen zum gewaltsamen Tod zweier Traumapatienten. Jenny war mit Peter und seiner Familie nach Frankreich gefahren. Sie hatte in ihrem alten Kinderzimmer übernachtet und Hannings Buch gelesen: *Die zweite Chance. Dem Trauma ins Gesicht schauen*. Die Lektüre hatte sie aufgewühlt. Als sie am nächsten Morgen aufwachte, war ihr schlagartig klar geworden, dass die Lösung des Falls in Hannings Lebensgeschichte verborgen lag.

Sie sitzen im Wohnzimmer und trinken Tee. Derselbe Adventskranz wie früher. Drei brennende Kerzen, die vierte noch unberührt. Katja lässt den Blick in den Garten schweifen, den ihr Vater so geliebt hat. Um den er sich gekümmert hat wie um ein zweites Kind.

»Was ist los?«, fragt ihre Mutter.

»Nichts«, sagt sie ausweichend. Und dann: »Alles!«

»Hört sich nach viel an.«

»Ist auch viel.«

»Je eher du loslegst, desto schneller ist es raus.«

»Das ist nicht so einfach, Mama.«

»Gibt es irgendwas, das einfach ist?«

»Wahrscheinlich nicht.«

»Also?«

Noch kann ich zurück, denkt Katja. Einfach irgendwas erzählen. Locker plaudern. Aber das kann sie nicht. Und sie will es auch nicht.

»Es geht um Papa«, sagt sie leise.

Ihr Mutter schaut sie stumm an. Kein bisschen erstaunt. Eher so, als hätte sie genau das erwartet. Als hätte sie schon lange damit gerechnet, dieses Gespräch irgendwann zu führen.

»Bist du wirklich sicher, dass du das willst?«, fragt sie.

»Ja, bin ich«, erwidert Katja. »Ich weiß bloß nicht, ob ich es aushalten kann.«

»Offen und ehrlich?«

»Ja, Mama.«

»Kann sein, dass du mich anschließend hasst.«

»Wenn wir nicht drüber reden, hasse ich mich selbst.«

Monika Sand nimmt einen Schluck Tee. »Also gut«, sagt sie und ringt sich ein gequältes Lächeln ab. »Offen und ehrlich.«

Es fällt ihr nicht leicht, denkt Katja, sie hat genauso viel Angst davor wie ich.

»Für dich ist Papa ein anderer als für mich«, sagt Monika Sand. »Du siehst in ihm den, der dir abends vorgelesen hat. Der dich getröstet hat, wenn du getröstet werden musstest. Der für dich da war, wenn du ihn brauchtest. Ich sehe in ihm den Mann, mit dem ich verheiratet war.«

Katja schaut sie an. Die Spuren des Alters in ihrem Gesicht. Der faltige Hals. Die bläulich hervortretenden Adern auf ihren Handrücken.

»So wie du das beschreibst, war es nicht einfach zwischen euch«, sagt sie.

»Keine Ehe ist einfach, Katja. Liebe allein reicht nicht. Selbst wenn man das Gefühl hat, zusammenzugehören, muss man Kompromisse machen, immer wieder.«

»Und das konntet ihr nicht?«

»Kannst du es?«

»Manchmal.«

»Aber es fällt dir schwer.«

Ja, denkt Katja, das tut es. Schon als Kind war das so. Wenn sie von etwas überzeugt war, beharrte sie darauf. Die Unfähigkeit, über den eigenen Schatten zu springen. Sie hatte mühsam lernen müssen, dass es manchmal besser war, dem anderen entgegenzukommen, selbst wenn sie sich im Recht wähnte. Im Job hat sich ihre Sturheit bewährt. Sie gilt als harte Ermittlerin. Gradlinig und kompromisslos. Eine, die sich festbeißt und nicht loslässt. Koller bewundert sie heimlich dafür. Auch wenn sie ihm damit das Leben schwerer macht, als ihm lieb ist. Genau wie sich selbst. Dorfmüller ist der Einzige, der sie wirklich zu nehmen weiß. Und Jenny. Eine Frage des Humors. Und ihrer Fähigkeit, sie ins Leere laufen zu lassen. So lange, bis sie selbst kapiert, dass sie sich verlaufen hat.

»Weißt du, was ich meine?«, fragt ihre Mutter.

»Ja, Mama.«

»Das hast du von ihm. Er war genauso. Ein wunderbarer Mann. Aber eben auch gnadenlos stur. Und verbissen. Er konnte nicht zugeben, wenn er sich verrannt hatte.«

»Ist das oft passiert?«

»Öfter, als es ihm gutgetan hat«, sagt Monika Sand. »Und öfter, als ich ertragen konnte.«

»Trotzdem seid ihr zusammengeblieben.«

»Ich hab ihn sehr geliebt.«

»Eben hast du gesagt: Liebe allein reicht nicht.«

Monika Sand blickt hinaus in den Garten. Das Licht aus dem Wohnzimmer lässt den Schnee glitzern, die Schneekristalle wie funkelnde Sterne. »Dein Vater hatte etwas Dunkles an sich«, sagt sie. »Etwas, das er nicht besiegen konnte. Er war liebevoll, sanft, zuvorkommend. Und dann – von einer Sekunde zur anderen – kamen diese Dämonen nach oben, als würden sie ihn überfallen. Und diesen Mann, der er plötzlich war, konnte ich nicht lieben.«

»Hat er dir Gewalt angetan?«

Monika Sands Gesicht verschattet sich. »Er hat mir Angst gemacht, das war viel schlimmer. Seine Unberechenbarkeit. Am Anfang denkt man, das kommt nicht wieder vor. Aber es kam wieder vor. Immer und immer wieder. Es hat mich verändert. Mit einem Mal war die Leichtigkeit weg. Stattdessen diese dauernde Furcht, dass seine dunkle Seite wieder hochkommt.«

»Woher kam diese dunkle Seite?«

»Ich weiß es nicht«, sagt ihre Mutter. »Ich glaube, er wusste es selbst nicht so genau. Das war wie etwas tief in ihm Vergrabenes, an das er nicht herankam. Jeder Mensch hat Geheimnisse, manchmal sogar vor sich selbst.«

So wie ich, denkt Katja. Vielleicht kommt die tiefe Verbundenheit, die sie ihrem Vater gegenüber gespürt hat, genau daher. Vielleicht hat sie das von ihm übernommen. Und vielleicht hat sie ihre Mutter nur deshalb so beharrlich abgelehnt, um das Bild ihres Vaters in sich zu beschützen.

»Tut mir leid, Mama«, sagt sie.

»Was?«

»Alles.«

»Muss dir nicht leidtun.«

»Doch«, sagt Katja und fragt sich, wie es sein kann, dass sich von einer Sekunde zur anderen alles dreht. Der Garten, das Wohnzimmer, das Haus. Alles noch immer genau so wie in ihrer Kindheit. Und doch ganz anders. Weil das Leben nicht stehen bleibt. Weil sich die Perspektive ändert. Und mit der Perspektive der Blick auf die Dinge. Und auf die Menschen, die mit diesen Dingen zu tun haben. »Vielleicht wäre es besser gewesen, ihr hättet euch getrennt.«

Monika Sand lächelt wehmütig. »So was sagt sich so leicht. Erinnere dich an deine Trennung von Peter damals. An den Preis, den du dafür bezahlt hast. Deine Schuldgefühle. Ihm gegenüber, Jenny gegenüber. Dein jahrelanges Verheimlichen seiner Vaterschaft. Obwohl du längst nicht mehr mit ihm zusammen warst, hast du ihn mit dir rumgeschleppt all die Jahre.« Kein Vorwurf in ihrem Blick. Eher so etwas wie Traurigkeit. Das Mitgefühl einer Mutter für ihre Tochter, die es sich selbst so lange so schwer gemacht hat.

»Was wäre die Alternative gewesen, Mama?«

»Das kann ich dir nicht sagen. Es ist dein Leben, nicht meins.«

All die Wege, die wir gehen, denkt Katja, verschlungene Pfade im Dunkeln. Entscheidungen, die wir treffen. Gewollt oder ungewollt. Meistens anders als geplant. Das Ertragen von Konsequenzen, die wir vorher nicht überblicken können. Das Leben ist ein schmaler Grat, auf dem wir balancieren wie auf einem Hochseil ohne Netz.

»Hat Papas Krebs dir die Entscheidung damals abgenommen, Mama?«

»Ich weiß es nicht. Ich hab mich das selbst oft gefragt. Immer, wenn ich ihn auf dem Friedhof besucht habe. Genauso wie ich mich oft gefragt habe, warum ausgerechnet er Krebs bekommen hat. Ob es etwas mit den Dämonen in ihm zu tun hatte.«

»Und die Antwort?«

»Es gibt keine.«

Katja kehrt ihren Blick nach innen, lauscht in sich hinein. Versucht, die Stimme ihres Vaters zu hören. Spürt seine Hände auf ihrer Schulter. Sie sieht sich auf einem Kinderfahrrad sitzen, er schiebt sie an. Er lässt sie los, und sie fährt, ganz allein, von Stolz überflutet. Sie sieht ihn am Tisch sitzen – Vater, Mutter, Kind –, sie essen zu Abend. Er nimmt die Hand ihrer Mutter und drückt sie, voller Liebe, einfach so. Sie sieht ihn am Schreibtisch in seinem Arbeitszimmer. Draußen ist es schon dunkel. Das Licht der Tischlampe, das von der Seite auf sein Gesicht fällt, ihre Kinderhände, die sich um seinen Hals schlingen. Er greift sie unter den Achseln und zieht sie hinter seinem Rücken nach oben. Er hebt sie über seinen Kopf und setzt sie vor sich auf den Schreibtisch. Wen haben wir denn da, sagt er und lacht. Sie sieht den blumengeschmückten Sarg, in dem er liegt. Menschen in Trauerkleidung auf dem Weg zum Grab. Sie kann das Schweigen auf dem Waldfriedhof hören. Ihr eigenes und das der anderen.

So sehr sie auch sucht in den Schubladen ihrer Vergangenheit: Nirgendwo ist da ein lautes Wort, nicht die kleinste Unstimmigkeit zwischen ihren Eltern. Dafür zwischen ihr und ihrer Mutter. Nicht befolgte Verabredungen. Verbote, an die Katja sich nicht gehalten hat. Protest und Widerspruch, ein ständiges Ringen. Und über allem ihr unausgesprochener Vorwurf an die Mutter: Du bist schuld, dass Papa nicht mehr da ist!

»Wie hast du mich nur all die Jahre ausgehalten, Mama?«

»Du warst mein Kind, da stellt sich die Frage nicht.«

»Ich hab dich nicht gut behandelt.«

»Du hast um deinen Vater getrauert.«

»Ich hab ihn in den Himmel gehoben und dich bestraft.«

»Und ich hab darauf gewartet, dass es vorbeigeht«, sagt ihre Mutter. »Ich konnte ja nicht ahnen, dass es so lange dauern würde.«

Katja betrachtet sie. Die Frau, die da neben ihr auf dem Sofa sitzt, ist eine andere als die, die sie jahrelang in ihr gesehen hat. Ohne jede Härte. Weich und zerbrechlich.

»Du hast ihn trotz allem sehr geliebt, oder?«, fragt sie.

»Natürlich«, erwidert ihre Mutter. »Mehr, als ich es je für möglich gehalten hätte. Wie sehr, weiß man leider immer erst hinterher.«

»Warum hast du das Haus nie verändert?«

»Weil es unser Haus ist, nicht nur meins. Weil die zehn Jahre mit Papa und dir die schönsten meines Lebens waren.«

»Ach, Mama«, sagt Katja.

»Ich glaube, du musst los«, sagt Monika Sand. »Jenny wartet auf dich.«

Katja sitzt in ihrem Wagen, fährt die Nymphenburger Straße Richtung Osten, auf dem Weg nach Hause. Sie hat das Gefühl, gescheitert zu sein. Auf ganzer Linie. Eine Mutter, die sie zu Unrecht abgelehnt hat, ein Vater, den sie zu Unrecht vergöttert hat, eine Tochter, der sie ihren Vater vorenthalten hat. Ein Leben voll falscher Einschätzungen und Entscheidungen. Ihre Arbeit als Mordermittlerin ist der einzige Teil ihres Lebens, in dem sie erfolgreich ist.

Aber was heißt das schon? Sie klärt Morde auf, sie verhindert sie nicht. Sie rennt dem Tod hinterher. Tag für Tag. Ärzte retten Leben, sie verwaltet den Tod. Kriecht in fremde Leben, um Mörder zu überführen. Und wenn sie einen überführt hat, wird er angeklagt und weggesperrt. Totschlag oder Mord, mildernde Umstände oder besondere Schwere der Schuld, lebenslange Haft mit oder ohne anschließende Sicherungsverwahrung.

Während ihrer Ausbildung und in den ersten Jahren als Kommissarin war sie überzeugt von dem, was sie tat. Sie war sich sicher, auf der richtigen Seite zu stehen. Heute ist das anders. Mit jedem neuen Fall, selbst wenn sie ihn löst, wachsen ihre Zweifel. Und mit den Zweifeln ihre Dünnhäutigkeit. Es fällt ihr immer schwerer, sich von den Fällen abzugrenzen. Vor ihr die fremden Abgründe, in die sie täglich schauen muss, hinter ihr die eigenen Abgründe, denen sie nicht entkommen kann.

Sie muss sich von ihren düsteren Gedanken lösen, sonst ertrinkt sie darin. Kurz vor dem Stiglmaierplatz fährt sie rechts ran. Sitzt reglos in ihrem Wagen am Straßenrand und wartet darauf, dass es vorbeigeht. Aber es geht nicht vorbei.

Wann hat das alles angefangen? Mit dem Tod ihres Vaters, mit den Anfeindungen gegen ihre Mutter, den Lügen ihrer Tochter gegenüber?

Ihr Handy klingelt. Auf dem Display Jennys Name. Sie atmet tief durch, nimmt das Gespräch entgegen. »Hallo, mein Schatz.«

»Wo steckst du?«

»Im Auto.«

»Kommst du zum Essen?«

»Klar.« Sie schaut sich um. Auf der anderen Straßenseite, keine fünfzig Meter von ihr, das erleuchtete Schaufenster eines

Pizza-Services. »Ich dachte, ich bring uns eine Pizza mit. Okay für dich?«

»Total okay. Tonno ohne Zwiebeln.«

»Weiß ich doch.«

»Alles gut, Mama?«

»Alles fein. Bis gleich.« Sie legt auf und steigt aus.

Das Leben geht weiter, denkt sie, ob man will oder nicht.

# 21

»Bichler oder Kiefer?«, fragt Dorfmüller, als Katja am nächsten Morgen ins Büro kommt. Sie entscheidet sich für Kiefer.

Auf der Fahrt nach Harthof erzählt er ihr von der gestrigen Überprüfung von Bichlers Alibi. Sowohl im *Weizenstüberl* als auch im *Aukeller* konnte man sich an ihn erinnern. Genau wie in der Spielothek. Auf die Frage, ob man ihn am Tatabend gesehen habe, erntete Dorfmüller allerdings nur Schulterzucken. Ein klassisches »kann sein«, das ebenso gut ein »eher nicht« bedeuten konnte. Auf jeden Fall zu wenig, um Bichler dranzukriegen.

»Na toll«, sagt Katja und versucht erfolglos, den penetranten Geruch zu ignorieren, der dem ausgetauschten Duftbaum am Rückspiegel des Granadas entströmt. Amber-Marille, wie Dorfmüller ihr erklärt hat. Fruchtig frisches Sekundäraroma bei herber Grundnote. Katja fühlt sich eher an vergorenes Fallobst erinnert.

Eine halbe Stunde später stehen sie vor Josef Kiefer und sehen ihm zu, wie er entgeistert den Durchsuchungsbeschluss überfliegt.

»Was soll das?«, fragt er und reicht Katja das Schreiben zurück.

»Schon mal den Namen Bichler gehört?«, fragt sie.

Er antwortet nicht, aber die Muskeln in seinem Gesicht verraten ihn. Ein winziges Zucken der Augen, ein kaum sichtbares Zusammenpressen der Lippen.

»Dachte ich mir«, sagt Katja.

Sie nickt Dorfmüller zu, der ins Wohnzimmer geht, während sie sich dem Schlafzimmer zuwendet.

»Wird nicht lange dauern«, sagt sie. »Ist ja überschaubar bei Ihnen.«

Josef Kiefer steht reglos da, wie festgewachsen. Eine erwartbare Reaktion. Die Durchsuchung ihrer Wohnung ist für die meisten Menschen ein Schock. Ein massiver Eingriff in ihre Privatsphäre. Als würde man sie nackt ausziehen und öffentlich zur Schau stellen.

Katja öffnet den Schlafzimmerschrank. Zehn abgetragene Anzüge, aufgereiht an einer Kleiderstange. Konservativ geschnitten. Ein Berufsleben in Blau und Anthrazit, die Überbleibsel einer zwangsweise beendeten Karriere. Darunter mehrere Paar Schuhe, alle schwarz, alle ordentlich geputzt und mit Schuhspannern versehen. Sechsundzwanzig Jahre als Außendienstmitarbeiter einer Firma in Zamdorf. Druckpressen für die Kunststoffverarbeitung.

Katja geht hinüber ins Bad. Dieselbe Trostlosigkeit wie im Rest der Wohnung. In der Badewanne ein Wäscheständer. Über die Leinen gelegte Socken und Unterhosen. An der Duschstange zum Trocknen aufgehängte Herrenoberhemden. Über dem Waschbecken ein Spiegelschrank aus Kunststoff, darin ein Nagelknipser, ein Kamm, ein billiges Aftershave. Mehrere Medikamentenschachteln mit Herztabletten und Schmerzmitteln. Ein leerer Kulturbeutel, drei Tuben Zahnpasta zur Reserve, billiges Rasierzeug.

Sie geht ins Wohnzimmer. Als sie das erste Mal in Kiefers Wohnung war, hat sie sich gefragt, wie man freiwillig eine solche Umgebung ertragen kann. Jetzt stellt sie sich die Frage erneut.

»Haben Sie einen WLAN-Anschluss?«, will Dorfmüller von Kiefer wissen.

»Bitte?«

»Internet.«

»Ja, natürlich.«

»Das heißt, Sie besitzen einen Computer oder einen Laptop?«

»Meine Tochter hat mir zum Geburtstag ein Tablet geschenkt.«

»Müssen wir mitnehmen«, sagt Dorfmüller. Ruhig, aber bestimmt.

»Liegt neben dem Fernseher«, erwidert Kiefer und deutet auf den Beistelltisch.

Dorfmüller nimmt das Tablet an sich. »Hat das Ding ein Passwort?«

»Brauche ich nicht«, sagt Kiefer. »Hab nichts zu verbergen.«

»Gut für Sie.«

»Absolut.«

Er hat den ersten Schock über die Durchsuchung seiner Wohnung überwunden, denkt Katja. Jetzt versucht er es mit zur Schau gestellter Gleichgültigkeit. Als könnte ihm das alles nichts anhaben.

»Ihr Insulin«, fragt sie. »Bewahren Sie das im Kühlschrank auf?«

»Wo sonst?«

»Wie viel davon brauchen Sie?«

»Unterschiedlich.«

»Verstehe«, sagt Katja. »Hängt von Ihrem Blutzuckerspiegel ab.«

»Ganz genau.«

In Kiefers Augen die Andeutung eines Triumphes. Natürlich weiß er, warum sie sich nach seinem Insulinverbrauch erkundigt. Sie will herausfinden, ob er etwas davon abgezweigt hat, um seine Ex-Frau zu töten.

Katja verzichtet darauf nachzuhaken. Die Menge des verbrauchten Insulins würde nichts beweisen. Sie kann ja nicht mal die Frage beantworten, ob für den Mord an Selma Kiefer überhaupt Insulin benutzt wurde.

»War's das dann?«, fragt Kiefer.

»Ja«, sagt Katja. »Fürs Erste schon.«

Kiefers Lippen verziehen sich zu einem dünnen Lächeln.

»Was ist daran so lustig, Herr Kiefer?«

»Immer diese Standardsätze.«

»Bitte?«

»Ich hatte auch welche. Bei meiner Arbeit. Schmeicheln, verunsichern, Vertrauen schaffen. Deutlich machen, dass man sämtliche Probleme in den Griff bekommt. Das ganze Register. Trainiert man sich an und wird man nicht wieder los.«

»Wovon reden Sie?«

»Vom Leben, Frau Sand. Davon, dass sich alles ständig wiederholt. Dieselben Situationen, dieselben Sätze. Alles austauschbar. So wie man selbst austauschbar ist. Nicht leicht zu akzeptieren, aber so ist es nun mal, ob man will oder nicht.«

Sie gehen schweigend die Treppe hinunter. Dorfmüller ruft die beiden Kollegen an, die Koller abgestellt hat, um parallel zu ihnen das Haus von Bichlers Schwester in Pasing zu durchsuchen. Das Gespräch dauert keine dreißig Sekunden.

»Komplette Fehlanzeige«, sagt Dorfmüller. »Kein Reinigungsalkohol, kein Formalin, kein Skalpell. Nichts, was Bichler in irgendeiner Weise belastet. Er hat nicht mal ein Handy.«

»Zwei Durchsuchungen, und wir haben nichts weiter als ein verdammtes Tablet, Rudi?«

»Ich kann's nicht ändern«, sagt er.

Sie treten hinaus in die Kälte. Sofort zieht Dorfmüller den Reißverschluss seines Parkas zu, vergräbt die Hände in den Taschen und hastet hinüber zu seinem Granada.

Katja blickt in den Himmel. Die kalte Luft riecht nach Schnee, es wird bald wieder schneien. Als sie zu Dorfmüller in den Wagen steigen will, klingelt ihr Handy. Sie blickt auf das Display, nimmt das Gespräch entgegen. »Was gibt's, Reinhard?«

»Die Zentrale hat sich gemeldet«, sagt Koller. In seiner Stimme schwingt Unruhe mit, die er durch Nüchternheit zu überspielen versucht. Sie weiß sofort, was das bedeutet, auch wenn sie ihn nicht sehen kann. Sie spürt es durchs Telefon.

»Das, was ich denke?«, fragt sie.

»Ja«, sagt er. »Das, was du denkst.«

Dann gibt er ihr die Informationen, die sie braucht. Ein Arzt im Ruhestand. Professor Thomas Goldt. Sein Sohn hat ihn gefunden. In seinem Haus in der Rachelstraße in Bogenhausen. Ein Streifenwagen befindet sich bereits vor Ort, Doktor Levy ist unterwegs.

»Wir sind in zwanzig Minuten da«, sagt Katja und beendet das Gespräch. Sie steigt in den Granada. Amber-Marille. Sie nimmt den penetranten Geruch kaum wahr. Nicht jetzt, nicht unter diesen Umständen. »Bogenhausen«, sagt sie knapp.

Dorfmüller fragt nicht nach. Ihr Gesichtsausdruck sagt ihm alles, was er wissen muss.

# 22

Sie schweigen die ganze Fahrt über. Katja schaut hinaus auf die vorbeiziehende Stadt, vor ihr der graue Asphalt, die dunklen Schneeränder, in ihrem Kopf Leere.

Der Wunsch, einfach wegzulaufen, auszubrechen aus dieser immer gleichen Routine. Am Anfang ein Toter, am Ende ein überführter Täter. Manchmal ein Geständnis, genauso oft nur Schweigen. Nur die wenigsten übernehmen Verantwortung für ihre Tat. Die meisten sehen sich als Opfer der Umstände, getrieben von Verzweiflung, verstrickt in Ausweglosigkeit.

Sie passieren den Englischen Garten, überqueren die Herzog-Heinrich-Brücke, fahren die Effnerstraße hinauf. Dann biegt Dorfmüller auf die Richard-Strauss-Straße ab. Ein paar Minuten später erreichen sie den Böhmerwaldplatz und kurz darauf die Rachelstraße.

Wie von Koller angekündigt, steht ein Streifenwagen vor dem Haus des toten Professors. Eine alte Backsteinvilla aus den 1920er-Jahren. Ein gepflegter Vorgarten, Schnee auf den Kronen der gemauerten Pfeiler des Zauns, der das Grundstück vom Gehweg trennt. Die weißen Fenster eingerahmt von hölzernen Schlagläden. Über der Haustür das Blinklicht einer Alarmanlage.

»Wollen wir?«, fragt Dorfmüller.

»Ja«, sagt Katja.

Sie steigen aus, der Schnee knirscht unter ihren Füßen. Schwarze Sprenkel im Weiß, Splittkörner, ausgestreut gegen die Glätte. Das Zauntor quietscht leise.

»Er liegt in der Bibliothek«, sagt der Beamte, der sie in der geöffneten Haustür erwartet. »Geradeaus durch und dann rechts.«

Sie streifen sich Überzieher aus Papier über die Schuhe und treten in die hallenartige Diele, deren Boden mit hellen Sandsteinplatten belegt ist. Links von ihnen eine geschwungene Treppe, die ins Obergeschoss führt. Auf einem alten Birnenholztisch eine Schirmlampe mit einem Fuß aus Muranoglas. Darüber ein Ölgemälde. Das Porträt eines jungen Arztes in einem weißen Kittel. Er schaut den Betrachter an. Würde, Stolz und eine Spur Überheblichkeit, denkt Katja. In der rechten unteren Ecke die Initialen des Malers und eine Jahreszahl: 1924.

Sie wendet sich dem riesigen Wohnzimmer zu. Glastüren, die in den weitläufigen Garten führen. Eichenparkett, als Fischgratmuster verlegt, darauf ein wertvoller Seidenteppich aus China, drei mal vier Meter groß, ein dezentes Blumenmuster in blassen, unaufdringlichen Farben.

Auf der linken Seite ein alter Esstisch aus einem Klosterrefektorium mit acht Stühlen, dahinter die offene Küche. Ein Küchenblock mit Gasherd, mattweiße Fronten maßgefertigter Einbauschränke.

Auf der rechten Seite ein offener Kamin, davor eine moderne Sitzgruppe, bezogen mit einem weichen Wollstoff. Über die Lehne geworfen: ein Wintermantel, ein gemusterter Schal, ein paar dunkle Rindlederhandschuhe. An den Wänden moderne Kunst. Großformatig, abstrakt, geschmackvoll.

Rechts vom Kamin die Bibliothek. Deckenhohe Bücherregale, ein Stehpult, ein Eames Chair mit Fußhocker aus Nussbaum und schwarzem Leder.

Der gleiche Sessel wie in Hannings Praxis, denkt Katja, bevor ihre ganze Aufmerksamkeit schlagartig von dem alten Mann eingenommen wird, der rücklings auf dem Eichenparkett liegt, zwischen Sessel und Stehpult. Professor Thomas Goldt.

Leah Levy kniet neben dem Toten und untersucht ihn.

»Hallo, Leah«, sagt Katja.

Levy nickt ihr aus den Augenwinkeln zu. »Da seid ihr ja.«

Katja tritt an die Leiche heran. Lichtes weiß-graues Haar, Wangen und Kinn glatt rasiert. Eine scharf geschnittene Nase über einem weichen Mund. Die Augen halb geschlossen, nach oben verdreht. Ein winziges Stück grüner Iris im Weiß der Augäpfel. An seinem Hals die gleiche Einstichstelle wie bei Selma Kiefer, die gleiche kreisförmige Rötung vom Abdruck eines Spritzenkolbens. Ein gestreiftes Oberhemd, darüber eine schlammfarbene Strickjacke mit Schalkragen. Neben ihm auf dem Eichenparkett eine ordentlich zusammengelegte cognacfarbene Breitcordhose und hellblaue Boxershorts. Budapester Schuhe, darin seine Socken.

Der dringende Impuls, sich abzuwenden, der Zwang, weiter hinzuschauen, auf die Brust und den entblößten Bauch, auf dem ein geflochtener Dornenkranz liegt. Und weiter hinunter, dorthin, wo sich vor Kurzem noch ein männliches Geschlecht befand und jetzt nur noch freigelegtes Gewebe zu sehen ist, durchtrennte Gefäße, bläulich schimmernd, blutleer, mehrere Quadratzentimeter abgeschälter Haut, zum Rektum hin spitz zulaufend.

Sie blickt Dorfmüller an.

»So eine verdammte Scheiße!«, sagt er und fährt sich mit den riesigen Händen durchs Gesicht. Überwältigt. Hilflos.

»Alles genau wie bei Selma Kiefer«, sagt Katja zu Levy.

»Die gleiche Vorgehensweise«, bestätigt die Rechtsmedizinerin. »Praktisch identisch. Erst eine tödliche Injektion, dann das Warten darauf, dass das Blut gerinnt, und schließlich das Abschälen der Haut inklusive der primären Geschlechtsmerkmale.«

»Du hast das Säubern der Wunde vergessen.«

Levy nickt. »Reinigungsalkohol. Wenn man nah genug rangeht, kann man ihn noch riechen.«

»Danke«, sagt Katja. »Kein Bedarf.«

»Ich ruf den Fotografen und die Spurensicherung an«, sagt Dorfmüller.

»Mach das«, erwidert Katja. »Aber die Kollegen werden nichts finden. Genauso wenig wie in Selma Kiefers Wohnung.«

Levy beginnt die Untersuchungsutensilien in ihre Arzttasche zu packen.

»Kannst du mir was zum Tatzeitpunkt sagen?«, fragt Katja.

»Voll ausgeprägte Leichenstarre«, erwidert Levy. »Kiefer, Nacken, obere und untere Extremitäten. Muss mindestens zwölf Stunden her sein. Wie spät ist es jetzt?«

Katja schaut auf ihre Uhr. »Zwanzig vor elf.«

»Rechne es dir aus. Irgendwann vor dreiundzwanzig Uhr gestern Abend.«

Schweigen. Sie schaut hinüber zu Dorfmüller, der zum Kamin gegangen ist und leise in sein Handy spricht. Das Geräusch der medizinischen Untersuchungsgeräte, die in Levys Tasche landen, das Klacken des Verschlusses.

»Koller hat mir erzählt, dass sein Sohn ihn gefunden hat«, sagt Katja.

»Er ist oben«, erwidert Levy. »Ich hab ihm ein Beruhigungsmittel gegeben.«

»Okay. Ruf mich an, wenn du mit der Obduktion durch bist.«

»Mach ich.«

Katja wendet sich zum Gehen, hält aber mitten in der Bewegung inne. »Eins noch, Leah. Wegen Selma Kiefer. Fehlte der irgendwas? Organisch, meine ich. Krebs oder so was?«

Levy schüttelt den Kopf. »Sie war kerngesund.«

»Danke dir.«

Nachdenklich tritt Katja hinüber zu dem noch immer telefonierenden Dorfmüller, teilt ihm mit, dass sie nach oben gehen wird, um mit dem Sohn des Ermordeten zu sprechen, läuft dann weiter in Richtung Diele, über den chinesischen Teppich, sie kann die Qualität durch ihre Schuhe spüren, die Weichheit der Seide. Das Gefühl, zwischen den Welten zu pendeln. Die Erbärmlichkeit von Josef Kiefers Etagenwohnung an einem Mittwochmorgen und eine Stunde später dieses Haus, in jeder Hinsicht erlesen, überwältigend schön.

Sie geht die Treppe hinauf, die mit hellem Teppichboden belegt ist, genau wie das Obergeschoss.

»Hallo«, ruft sie leise.

Keine Antwort. Rechts und links von ihr Türen, alle geschlossen. Bis auf eine. Sie geht darauf zu. Behutsam drückt sie das Türblatt auf.

Ein Schlafzimmer. Auf dem Bett liegt ein Mann, Anfang vierzig vielleicht, kaum älter als sie. Schwarzer Rollkragenpullover, ausgeblichene Jeans, braune Chelsea-Boots. Der Sohn des Professors rührt sich nicht. Geschlossene Augen in einem Gesicht, das dem seines toten Vaters auffallend ähnelt. Dieselbe scharf geschnittene Nase, derselbe weiche Mund. Nur seine Haare sind voller als die seines Vaters und dunkelbraun statt grau. Er schläft.

Katja klopft vorsichtig gegen die Tür. »Herr Goldt?«

Ein paar Sekunden lang passiert nichts, dann schlägt Julian Goldt die Augen auf. Er blickt Katja an, ohne sich zu rühren. Sein Blick ist verschwommen, als wüsste er nicht, wo er sich gerade befindet oder was passiert ist.

»Mein Name ist Sand«, sagt Katja. »Mordkommission München. Wir müssen uns unterhalten.«

Julian Goldt richtet sich langsam auf, angestrengt, mühsam. Hebt die Füße vom Bett, setzt sie auf den Boden. Stützt sich mit den Händen auf den Knien ab, starrt auf den Teppichboden vor sich. »Ja«, sagt er nach einer gefühlten Ewigkeit. »Das müssen wir wohl.«

# 23

Noch immer sitzt Julian Goldt reglos da, die Hände auf die Knie gestützt, und starrt Löcher in den Teppichboden.

Lass ihm die Zeit, die er braucht, denkt Katja. Sie ist ans Fenster getreten, die Straße im Blick. Zwei Wagen der Spurensicherung sind vorgefahren. Die Kollegen schlüpfen in ihre weißen Overalls, ziehen die Reißverschlüsse zu, streifen sich die Kapuzen über die Köpfe. Begrüßen den ankommenden Polizeifotografen. Gehen dann mit ihren Spusikoffern und Überziehern für die Füße zum Haus.

»Ich verstehe das nicht«, sagt Goldt in die Stille zwischen ihnen. »Gestern haben wir noch telefoniert, da war alles wie sonst. Und jetzt …« Er beendet den Satz nicht, ein unausgesprochener Gedanke, der sich wie eine Schlinge um seinen Hals legt und ihm die Luft abschnürt.

»Ich weiß, dass das alles nicht leicht ist für Sie«, sagt Katja. Und nach einer kurzen Pause: »Sie haben ihn gefunden, ist das richtig?«

»Ja.«

»Haben Sie ihn angefasst?«

»Ich hab ihm den Puls gefühlt. Am Hals. Aber da war nichts mehr. Er war schon ganz kalt, die Totenstarre hatte längst eingesetzt.«

»Sie kennen sich aus mit so was?«

»Ich bin Arzt. Notfallambulanz im Klinikum Schwabing.«

Katja mustert ihn. Tiefe Augenringe, ins Gesicht eingegrabene Erschöpfung. Er ist nicht der erste Arzt, den sie befragt. Sie erinnert sich an den Doppelmord im Sommer und ihre Fahrt nach Innsbruck. Dr. Hofer, ein Unfallchirurg, der eines der beiden späteren Mordopfer von Hanning nach einer Lawinenverschüttung behandelt hatte. Sie hatte mit ihm in der Kantine des Universitätsklinikums gesessen und ihm Fragen gestellt, während er hastig ein Schnitzel hinunterschlang. Danach eine Schale mit Erdbeerquark. Bis sein Beeper ihn wieder zu einem Notfall rief und er davonhastete. Er hatte ähnlich müde ausgesehen wie Julian Goldt. Ausgelaugt, abgekämpft. Ein Dienst nach dem anderen, nie Zeit für sich selbst.

»Anstrengender Job«, sagt sie.

»Ja«, erwidert er.

Sie schaut auf seine Hände. Lange, feingliedrige Finger. Ein schmaler Ehering aus Rotgold. »Sie sind verheiratet?«

Er zögert mit der Antwort. »Ja, bin ich.«

»Nicht leicht in Ihrem Beruf, oder?«

»Was meinen Sie?«

»Das miteinander zu verbinden, Job und Ehe.«

»Nein«, erwidert er. »Nicht wirklich.« In seinen Augen eine tiefe Traurigkeit. Der Ausdruck eines unausgesetzten Scheiterns. Das ständige Gefühl, nie gerecht zu werden. Nicht den anderen, nicht sich selbst.

»War Ihr Vater nicht ebenfalls Arzt?«

Goldt nickt. »Chefarzt in der Kinderchirurgie.«

»Auch am Klinikum Schwabing?«

»Ja.«

»Haben Sie da noch zusammengearbeitet?«

»Ein halbes Jahr. Dann ging er in den Ruhestand.«

»Eine Art Staffelübergabe«, sagt Katja. »Der eine geht, der andere kommt.«

»Wenn Sie so wollen.« Er wirkt plötzlich zugeknöpft. Das Thema scheint ihm nicht zu gefallen.

»Das Bild unten in der Diele«, sagt Katja. »Wer ist das?«

»Mein Urgroßvater Ludwig.«

»Offensichtlich auch Arzt.«

»So was pflanzt sich fort.«

»Bis zu Ihnen.«

»Ja«, sagt Julian Goldt. »Bis zu mir.«

»Hätten Sie lieber was anderes gemacht?«

»Ich weiß es nicht, die Frage hat sich nie gestellt.«

Eine Wahl, die keine war, denkt Katja. Der Zwang, den Erwartungen des Vaters zu entsprechen. Die Verbindungen des Älteren, die dem Jüngeren einen Weg gebahnt haben, der nicht sein eigener war. Ein gemachtes Nest, das wie ein goldener Käfig empfunden wurde. »Ich habe selten ein so schönes Haus gesehen«, sagt sie.

»Ja«, erwidert er düster. »Da haben Sie wohl recht.«

Katja denkt: Und zu der Scham, sich nicht zur Wehr gesetzt zu haben, kommt die demütigende Erkenntnis, aus eigenen Stücken nie das erreichen zu können, was der Vater erreicht hat.

»Warum sind Sie heute Morgen hierhergekommen?«, fragt sie.

»Er hat mich eingeladen. Zum Frühstück. Wollte irgendwas mit mir besprechen.«

»Müssen Sie nicht in die Klinik?«

»Spätdienst.«

»Verstehe«, sagt Katja. Und dann: »Was wollte er denn mit Ihnen besprechen?«

»Das weiß ich nicht«, erwidert Goldt. »Hat er mir am Telefon nicht gesagt.«

Katja überlegt: Die Parallelen zum Fall Kiefer sind unübersehbar. Der gleiche Tatablauf, die gleichen Details. Also auch derselbe Täter und damit dasselbe Motiv. Alles deutet auf Franz Bichler hin. Aber der hat damals nur schwerkranke Frauen getötet. Leah Levy hat eben gesagt, dass Selma Kiefer kerngesund war. Ihre Ermordung passt nicht in Bichlers Opferprofil. Und ein männliches Mordopfer passt noch viel weniger.

»Wie sind Sie ins Haus gekommen, Herr Goldt?«

»Ich habe einen Schlüssel. Den hat er mir gegeben. Für alle Fälle.«

»Haben Sie nicht zuerst geklingelt?«

»Doch, natürlich. Aber er hat nicht aufgemacht. Also habe ich aufgeschlossen.«

»Haben Sie den Hausschlüssel Ihres Vaters immer dabei?«

»Befindet sich an meinem Schlüsselbund.«

»Kann ich den mal sehen?«

»Natürlich.« Er fährt sich suchend über die Taschen seiner Jeans, zieht ein abgegriffenes Lederetui mit Druckknopf aus der Gesäßtasche, reicht es ihr.

Sie öffnet es. Im Inneren mehrere Schlüssel.

»Der mit der roten Plastikkappe«, sagt er. »Aber warum wollen Sie den sehen? Glauben Sie mir nicht?«

Katja antwortet nicht. Gibt ihm das Schlüsseletui zurück und fragt: »Was haben Sie dann gemacht?«

»Ich bin rein, habe nach ihm gerufen. Er hat nicht geantwortet, also habe ich nach ihm gesucht.«

»Unten oder oben?«

»Ich bin zuerst ins Wohnzimmer«, sagt Goldt. »Danach in die Küche und schließlich in die Bibliothek.«

»Und weiter?«

»Nichts weiter. Er lag da, und ich war total geschockt. Sie haben doch gesehen, was dieser Typ mit ihm gemacht hat.«

»Welcher Typ?«

»Der ihn umgebracht hat«, erwidert Goldt. »Wer sonst?«

Er atmet jetzt schwer, fährt sich mit der Zunge über die Lippen. Schüttelt abwehrend den Kopf, als könnte er so das in ihn eingebrannte Bild seines ermordeten und geschändeten Vaters loswerden.

Funktioniert nur leider nicht, denkt Katja, das Bild wird bleiben. Im besten Fall wird es irgendwann verblassen, ganz verschwinden wird es nicht.

»Ich will Sie wirklich nicht quälen«, sagt sie. »Aber es ist wichtig, dass Sie mir so detailliert wie möglich erzählen, was weiter passiert ist.«

Sein Kopfschütteln geht in ein Nicken über.

»Ich hab mich gezwungen, hinzuschauen«, sagt er. »Ich bin Arzt. Da muss ich das. Ob ich will oder nicht.«

Katja weiß, was er damit meint. Ob ich will oder nicht – genau wie bei ihr.

»Und was haben Sie da gesehen?«, fragt sie.

»Als ich ihm am Hals den Puls gefühlt habe, ist mir eine Einstichstelle aufgefallen. In der Halsmuskulatur. Ich dachte sofort: Dieser Typ hat ihn tot gespritzt. Und dann hab ich mir diese Wunde zwischen seinen Beinen genauer angeschaut. Und dachte: Er muss ein Skalpell benutzt haben.«

»Warum?«

»Wegen der präzisen Schnitte. Keinerlei Ausfransungen an den Kanten.«

»Ein Profi?«

»Nicht unbedingt. So was kann man sich im Internet aneignen. Da finden Sie alles, was Sie dafür wissen müssen. Fotos, Videos über Anatomie und die Präparation von Leichen.«

»Sonst ist Ihnen nichts aufgefallen?«

»Doch. Da war kein Blut. Kein bisschen. Auch nicht auf dem Boden.«

»Haben Sie eine Erklärung dafür?«

»Es gibt nur eine.«

»Nämlich?«

»Er muss nach dem Eintreten des Todes gewartet haben, bis das Blut im Körper meines Vaters geronnen war.«

»Ja«, sagt Katja. »So sehe ich das auch.«

Julian Goldt ringt um Fassung. »Ist Ihnen klar, was das heißt? Dieser Scheißkerl hat seelenruhig dagesessen, vor meinem toten Vater, eine Stunde lang mindestens, bevor er …« Er spricht nicht weiter, stützt sich mit den Ellenbogen auf den Knien ab, nimmt den Kopf in die Hände, seine Finger krallen sich in seine Haare. Als würde er sich vor der Wirklichkeit beschützen wollen, sich vor ihr verstecken.

Sie muss an Hanning denken. An das, wonach er sie bei ihrem Besuch in der JVA Straubing gefragt hat. Das, vor dem sie sich beschützen und verstecken will. Diesen Albtraum, der sie auch nach Jahren nicht loslässt, die Scheune am Waldrand damals. Zeit, die stehen bleibt und weiterläuft, vorwärts und rückwärts, beides gleichzeitig. Das Gefühl, davongetrieben zu werden, raus aus diesem Zimmer, weg von diesem Tatort. Sie zwingt sich innezuhalten, sie darf die Dinge nicht vermischen.

»Und dann?«, fragt sie. »Wie ging's weiter?«

»Ich hab die Polizei angerufen«, sagt Goldt. »Den Notruf. Und danach meine Frau.«

»Ihre Frau?«

»Ich saß da und hab gewartet. Ich musste mit irgendjemandem reden, um nicht verrückt zu werden. Also habe ich meine Frau angerufen.«

»Klar«, sagt Katja. »Kann ich verstehen.«

»Fünfzehn Minuten später kamen Ihre Kollegen, kurz darauf die Gerichtsmedizinerin und dann Sie. Das ist alles.«

Katja blickt aus dem Fenster. Inzwischen ist der Leichenwagen eingetroffen. Zwei Bestatter ziehen einen Zinksarg aus dem Heck, tragen ihn ins Haus. Auffindung, Erstbeschau, Abtransport. Die immer gleiche Routine, die ewig gleichen Abläufe.

»Haben Sie irgendwas verändert?«, fragt sie. »An der Leiche, um die Leiche herum? Irgendwas weggenommen oder hinzugefügt?«

»Nein«, erwidert Goldt. »Natürlich nicht.«

Katja hört die Bestatter durchs Haus gehen, ihre Schritte auf den Sandsteinplatten in der Diele. Den Kameraauslöser des Fotografen. Die leisen Stimmen der Spurensicherer, die Geräusche, die sie bei ihrer Arbeit machen. Das Knistern ihrer Overalls, wenn sie sich bewegen. Wie ein weit entferntes Blätterrascheln im Wind.

»Ich würde Sie gerne etwas fragen«, sagt Goldt.

»Ja?«

»Es ist derselbe, oder?«

»Derselbe was?«

»Sonntagabend, der Mord an der alten Frau. *Abendzeitung, tz, Süddeutsche.* Die Zeitungen sind voll davon.«

»Dazu kann ich Ihnen nichts sagen.«

»Können nicht oder wollen nicht?«

»Ich darf es nicht.«

Goldt schaut sie offen an. »Dann ist es also derselbe!« Und nach einer kurzen Pause: »Warum tut er das? Zwei alte Menschen töten und ihnen das Geschlecht abschneiden? Steckt da was Sexuelles dahinter, oder ist er einfach nur krank?«

Seine Frage ist nachvollziehbar. Er will eine Erklärung. Katja hasst Situationen wie diese. Dem Angehörigen eines Tatopfers Informationen vorenthalten zu müssen. Zum Lügen gezwungen zu sein. Den eigenen Wissensvorsprung auf keinen Fall aus der Hand zu geben, weil der Angehörige selbst in die Tat verwickelt sein könnte.

»Ich weiß es nicht«, sagt sie ausweichend und versucht, das Thema zu wechseln. »Haben Sie sich gut verstanden mit Ihrem Vater?«

»Ach so«, sagt Goldt. »Jetzt kommt das.«

»Tut mir leid, aber ich muss Sie das fragen.«

»Schon gut, kein Problem. Um es auf den Punkt zu bringen: Er war ein Arschloch, ganz einfach.«

»Ich finde das nicht einfach, so über seinen Vater zu reden.«

»Sie haben ihn nicht gekannt, ich schon.« Sein Mund verzieht sich zu einem schmerzhaften Lächeln. »Warum wird jemand Chirurg, was glauben Sie?«

»Sagen Sie's mir. Sie sind der Arzt.«

»Mein Vater war ein Narzisst«, sagt Goldt. »Der Gedanke, Herr über Leben und Tod zu sein, hat ihn berauscht. Ein weißer Kittel verleiht Macht. Immer noch. Unter den Mächtigen sind die Chirurgen die Könige, und ihr Chefarzt ist der Kaiser. Was er sagt, ist Gesetz. Und alle spielen mit. Die Kollegen, das Pflegepersonal, die Patienten. Zweifel sind unerwünscht, Fehler passieren nicht. Und wenn einer passiert, wird er totgeschwiegen. Jede OP stellt ein Risiko dar. Gerade bei Kindern. Das ist es, was einem Chirurgen den Kick gibt. Je größer das Risiko, desto größer der Kick. Dein Leben in meiner Hand! Wenn es schiefgeht, lag es am Risiko, das der Patient mit seiner Unterschrift abgesegnet hat. Wenn es gut geht, ist es das alleinige Verdienst des Operateurs und seiner herausragenden Fähigkeiten.«

»Meinen Sie nicht, Sie übertreiben ein wenig?«

»Ja vielleicht, wahrscheinlich sogar. Ich konnte ihn einfach nicht leiden, das ist alles.«

»Was ist mit Ihrer Mutter?«

»Die ist tot. Autounfall.«

»Tut mir leid.«

»Muss es nicht. Ist schon ewig her. Als es passierte, hatte mein Vater nur eine einzige Sorge.«

»Nämlich?«

»Dass der Unfall als Suizid bewertet werden könnte. Das hätte seine weiße Weste befleckt und seine Autorität in der Klinik untergraben.«

»Hätte Ihre Mutter denn einen Grund gehabt, sich was anzutun?«

»Na ja«, sagt Goldt sarkastisch. »Wenn Sie mit einem Mann verheiratet sind, der sich nur für seinen Job und sich selbst interessiert und hinter Ihrem Rücken alles vögelt, was ihm vor die Flinte kommt, dann haben Sie tausend Gründe. Da ist es natürlich praktisch, wenn man mithilfe seiner Beziehungen den Obduktionsbericht so manipulieren kann, dass nicht rauskommt, dass die eigene Frau vor ihrem Unfall Schlaftabletten geschluckt hat.«

»Woher wissen Sie das?«

»Ich hab die leeren Blister gefunden. Zu Hause im Badezimmer. Ich war zwölf damals.«

»Haben Sie Geschwister?«

»Nein«, erwidert Goldt. »Ich hatte allein das Vergnügen.«

»Klingt so, als wären Sie wütend auf Ihren Vater.«

Goldt lächelt versonnen. »Macht das auf Sie den Eindruck? Ja, kann sein, vielleicht. Aber vor allem tut er mir leid. Er hat einen hohen Preis bezahlt für das Leben, das er gelebt hat. So ein Krankenhaus hat seine ganz eigenen Regeln. Eine strenge Hierarchie mit Intrigen und Machtkämpfen. Solange Sie an der Spitze stehen, genießen Sie Privilegien. Sobald Sie raus sind, verschwinden Sie in der Bedeutungslosigkeit. Mein Vater hat versucht, sich in seiner neuen Einsamkeit einzurichten. Er hat Kunst gesammelt, hat das Haus renoviert, als könnte er so das Nest wieder aufbauen, das er dreißig Jahre zuvor verwüstet hat. Dann hat ihn seine Freundin verlassen. So alt wie ich. Für einen Jüngeren. Das hat ihn verrückt gemacht. Gespräche mit ihm waren Monologe. Er hat immer nur über sich selbst geredet, ohne dabei etwas über sich zu erzählen. Wahrscheinlich kannte ich ihn gar nicht richtig.« Und, nach einer kurzen Pause: »Ich habe ihn mir immer als einen sehr unglücklichen Menschen vorgestellt. Hinter sich nichts als Trümmer, vor sich gähnende Leere.«

Wieder blickt Katja aus dem Fenster. Es hat inzwischen angefangen zu schneien. Kein Schneetreiben wie vorgestern, als Rudi und sie Paula Kiefer vor der Rechtsmedizin getroffen haben;

zarte und leichte Flocken, schwerelos fast, die sich vor ihr auf die Fensterbank setzen, die Autodächer unter ihr, die Straße, den Vorgarten.

Einen Moment lang wünscht sie sich, sie wäre eine von ihnen, ein winziges Schneekristall in einem Winterhimmel, geboren in einer Wolke, lautlos und leicht hinabsinkend, ein kleines weißes Nichts im Nirgendwo.

Aber da ist der Mord an Selma Kiefer und der an Professor Thomas Goldt, da sind die Abdrücke von Spritzen an ihren faltigen Hälsen und die entstellten Geschlechter zwischen ihren toten Beinen. Da sind die Aussagen der Hinterbliebenen, unzuverlässige Erinnerungen, zurechtgebogene Wahrheiten. Da sind die beiden Tatverdächtigen, Josef Kiefer und Franz Bichler, ein früherer Ehemann und ein freigelassener Serienmörder. Und da ist sie, Katja Sand, die Licht ins Dunkel bringen soll und von der Dunkelheit in sich selbst aufgefressen wird. Die die Wahrheit herausfinden soll, während sie vor ihrer eigenen Wahrheit flieht.

»Alles in Ordnung mit Ihnen?«, hört sie Goldt fragen.

»Ja«, sagt sie. »Alles gut.«

Sie versucht sich zusammenzureißen, von sich abzulenken, das Thema zu wechseln. »War Ihr Vater krank?«

»Was meinen Sie mit krank?«

»Krebs zum Beispiel. Irgendwas Unheilbares, Lebensbedrohliches.«

»Bis auf seine Traurigkeit war er kerngesund. Passionierter Läufer. Fünfzig Kilometer in der Woche. Wieso interessiert Sie das?«

»Nur so«, weicht Katja aus. Und dann: »Sie sagen, Sie haben gestern Abend noch miteinander telefoniert.«

»Ja.«

»Wann genau?«

»Gegen neun.«

»Eine Einladung zum Frühstück. Um mit Ihnen zu reden.«

»Ja.«

»Und Sie haben keine Ahnung, worüber?«

Julian Goldt weicht ihrem Blick aus, zögert. »Nein.«

»Irgendeine Idee?«

Wieder ein Zögern. »Nein.«

»War er nervös am Telefon? Aufgeregt, irritiert?«

»Er war ganz normal. So wie immer.«

Sie fragt sich, warum er sie anlügt. Er muss gewusst haben, was sein Vater von ihm wollte, worüber er am nächsten Morgen mit ihm sprechen würde. Warum verschweigt er das?

Aus dem Erdgeschoss dringen laute Stimmen nach oben. Der Beamte, der Dorfmüller und sie hereingelassen hat. Dann ein Schrei. »Julian!« Eine weibliche Stimme. Schrill, ängstlich, aufgewühlt.

»Das ist meine Frau«, sagt Goldt. »Miriam.«

# 24

Katja folgt Julian Goldt die Treppe hinunter. In der Diele steht der Beamte, er hält eine Frau an den Schultern fest. Ende dreißig, Anfang vierzig, auffallend schlank, nicht sonderlich groß. Ein dunkelbrauner, figurbetonter Mantel, schulterlange blonde Haare. Sie versucht, sich loszumachen, während er auf sie einredet und sie zur Haustür zurückdrängen will.

»Bitte«, sagt Katja. »Lassen Sie sie los.«

Der Beamte löst die Hände von den Schultern der Frau.

Sie läuft auf ihren Mann zu, die Treppe hinauf, zwei, drei Stufen. Die Erwartung einer Umarmung. Aber er bremst sie mit den Händen, schiebt sie von sich. »Was machst du hier?«

»Du hast mich angerufen.«

»Nicht, damit du herkommst.«

»Soll ich dich etwa alleinlassen, wenn so was passiert?«

»Du tust dir damit keinen Gefallen.«

»Was redest du denn da?«

»Und mir auch nicht.« Er wendet sich ab.

»Sieh mich an, Julian«, sagt sie leise, aber bestimmt. »Bitte!«

Eine eigentümlich schöne Frau, denkt Katja. Klare, entschlossene Züge. Sehr markant. Kein bisschen durchschnittlich.

Julian Goldt wendet den Blick zögernd seiner Frau zu. Sie nimmt ihn in den Arm, presst ihn tröstend an sich, er lässt es geschehen, erwidert dann unwillkürlich die Umarmung. Und plötzlich ist er es, der sie umarmt, und sie diejenige, die sich trösten lässt. Julian und Miriam Goldt, ein trauernder Mann und seine trauernde Frau. Trotz der grausamen Umstände ein schönes Paar.

Die Art, wie die beiden dastehen, erinnert Katja an einen frühen Morgen vor vielen Jahren. Sie stand damals auch so da, genau wie Miriam Goldt, in den Armen eines Mannes. Peter Schäfer hielt sie fest, sie schmiegte sich an ihn, der Morgennebel über der Scheune hinter ihr, der Geruch seines Aftershaves, seine beruhigenden Worte, und einen kurzen Moment lang war alles gut, sie fühlte sich in Sicherheit. Aber der Moment verflog, genau wie das Gefühl der Sicherheit. Was blieb, war die lähmende Gewissheit, dass nichts mehr so sein würde wie zuvor.

Sie schaut in die Augen von Miriam Goldt, die sie über die Schulter ihres Mannes anblickt. Tief und unergründlich.

»Sind Sie von der Polizei?«

»Ja«, sagt Katja. »Bin ich.«

In der Tür zum Wohnzimmer taucht Dorfmüller auf, schaut Katja fragend an. In der rechten Seitentasche seines Parkas steckt ein Schnellhefter, der Länge nach gebogen, damit er hineinpasst.

Sie nickt ihm unmerklich zu.

Miriam Goldt bemerkt das, dreht sich zu ihm um.

»Ein Kollege von mir«, erklärt Katja.

»Wer tut so was?«, fragt Miriam Goldt. »Einen alten, wehrlosen Mann töten. Das macht doch überhaupt keinen Sinn!«

Katja antwortet nicht. Was soll sie darauf auch antworten? Das Auslöschen eines fremden Lebens macht niemals Sinn. Einerseits. Andererseits gibt es immer einen Grund. Das, was man Motiv nennt. Hat man das Motiv, findet man den Mörder. Aber was ist hier das Motiv? Der fortgesetzte Wahn eines freigelassenen Serienmörders? Die Nachahmungstat eines wegen gefährlicher Körperverletzung angeklagten Ex-Mannes? Franz Bichler hat nur schwerkranke alte Frauen ermordet. Selma Kiefer war zwar alt, aber völlig gesund. Ihre Tötung passt nicht in sein Muster. Genauso wenig wie die Ermordung eines gesunden alten Mannes. Und Josef Kiefer? Der hat zwar ein Motiv, seine Ex-Frau zu beseitigen, aber warum sollte er anschließend einen ehemaligen Chefarzt der Kinderchirurgie umbringen?

Ihr Handy klingelt. Ein Blick aufs Display. Koller! »Entschuldigung«, sagt sie. »Aber da muss ich drangehen.« Mit dem klingelnden Handy in der Hand läuft sie die Treppe wieder hinauf, zurück in das Schlafzimmer, in dem sie mit Julian Goldt geredet hat. Sie schließt die Tür hinter sich, nimmt das Gespräch entgegen: »Ja, Reinhard?«

»Ich hab gerade einen Anruf aus Pasing bekommen«, sagt Koller am anderen Ende der Leitung. »Von Bichlers Schwester.« Er macht eine Pause.

Auch wenn sie es nicht wahrhaben will: Katja weiß, was sie jetzt zu hören bekommen wird. Und Koller bestätigt ihre Befürchtung. Versteckt seine Betroffenheit hinter Sachlichkeit. Das Handy in ihrer Hand, seine Stimme an ihrem Ohr, sie lässt sich auf das Bett sinken, auf dem ein paar Minuten zuvor Julian Goldt saß und von seinem selbstbezogenen Vater erzählt hat. Sie blickt aus dem Fenster, die tanzenden Flocken im Winterhimmel, die Welt vor ihren Augen verschwimmt.

»Katja?«, fragt Koller nüchtern. »Bist du noch dran?«

»Ja«, sagt sie. »Bin ich.« Und fügt leise hinzu: »Wir kümmern uns darum.«

Sie drückt das Gespräch weg. Als sie mit Dorfmüller vor einer halben Stunde von Kiefers Wohnung hierherfuhr, hatte Leere in ihrem Kopf geherrscht. Jetzt hat sie das Gefühl, als hätte jemand das Innere ihres Schädels ausgekratzt. Ihre Hände krallen sich in den Bettüberwurf. Sie möchte laut losschreien, aber das darf sie nicht. Ein Stockwerk unter ihr wird gerade ein geschändeter toter Mann von zwei Bestattern in einen Zinksarg gehoben, auf der Treppe steht sein Sohn, seine verzweifelte Frau im Arm. Das hier ist ein Tatort, sie ist Mordermittlerin, sie muss funktionieren.

Katja steht auf, öffnet die Tür. Geht rüber zur Treppe, hält kurz inne, um sich zu sammeln. Sie darf sich nichts anmerken lassen! Sie zwingt sich einen neutralen Ausdruck ins Gesicht und geht, so beiläufig wie möglich, die Stufen wieder hinunter.

Dorfmüller schaut sie an. Er merkt, dass etwas nicht stimmt, sie sieht es in seinem Blick. Aber er reißt sich genauso zusammen wie sie, ein jahrelang eingeübtes Verhalten.

Die Bestatter kommen mit dem geschlossenen Zinksarg aus dem Wohnzimmer, tragen ihn an Julian Goldt und seiner Frau vorbei auf die Straße.

Miriam Goldt starrt auf den grauen Deckel, unter dem ihr toter Schwiegervater liegt. »Mein Gott«, sagt sie leise.

Katja wendet sich an ihren Mann. »Vielleicht bringen Sie sie lieber nach Hause. Wir melden uns bei Ihnen, wenn wir noch Fragen haben.«

Julian Goldt nickt stumm. Er will seine Frau aus dem Haus führen.

»Warten Sie«, ruft Katja ihm zu. Und zu Dorfmüller: »Rudi!«

Er weiß sofort weiß, was sie meint. Er geht ins Wohnzimmer und kehrt mit Goldts Mantel, seinem Schal und den Handschuhen zurück.

»Danke«, sagt Julian Goldt und zieht sich den Mantel über. Dann verlässt er mit seiner Frau das Haus. Sie zittert noch immer.

»Und?«, fragt Dorfmüller. »Was ist los?«

»Pasing«, sagt Katja.

Mehr sagt sie nicht.

# 25

Dorfmüller stoppt den Granada vor dem Haus der Fischers. Es hat aufgehört zu schneien. Ein dünner Flaum auf dem geräumten Gehsteig, der graue alte Schnee überdeckt mit frischen weißen Flocken, weich und zart wie die Samen der Pusteblumen aus Katjas Kindheit.

Die Haustür öffnet sich, bevor sie den Vorgarten durchquert haben. Ines Fischer blickt sie stumm an, die Lippen zusammengepresst, ihr Gesicht wie ein eingefrorener Schrei.

»Hallo, Frau Fischer«, sagt Katja.

Ines Fischer antwortet nicht. Tritt wortlos zur Seite, die Hände auf den Türgriff gepresst, als wollte sie sich daran festhalten.

Katja und Dorfmüller betreten das Haus. Stickige Luft, schal und verbraucht. Im Wohnzimmer ist Achim Fischer damit beschäftigt, die Spuren der Hausdurchsuchung zu beseitigen. Klappt Aktenordner zu, räumt ausgeleerte Schubladen wieder ein. Keine Geste der Begrüßung, nur ein kurzer Blick, offen zur Schau gestellte Feindseligkeit.

»Sie kennen ja den Weg«, sagt Ines Fischer.

Ja, denkt Katja, ich kenne den Weg. Die Treppe hinunter in den Keller. Gestern ist sie ihn zum ersten Mal gegangen. Voller Neugier, eine Jägerin, die Witterung aufgenommen hatte und einer Spur folgte. Jetzt ist alles anders. Die Witterung ist verflogen, die Spur nur noch vage, die Konsequenz endgültig. Jeder Tritt auf eine weitere Treppenstufe ist ein Schritt zurück. Franz Bichler im Verhörraum, vor ihr am Tisch, eingeholt von einer Vergangenheit, die er überwunden zu haben glaubte, bettelnd und flehend: Bitte, ich war das nicht! Und sie, die Jägerin, in seiner Miene lesend, abwägend: Vielleicht warst du es ja doch.

Dorfmüllers Atem in ihrem Rücken, ein leises Seufzen. Er will nicht wahrhaben, was ihn da unten erwartet, genau wie sie.

Die Tür zum Hobbykeller ist geschlossen. Franz Bichlers Rückkehr in die Freiheit. Ein halbes Leben lang weggesperrt. Erst in einer Zelle, dann in der Sicherungsverwahrung der JVA Straubing. Schließlich untergekrochen in einem Kellerraum im Haus seiner Schwester, unwillig geduldet von seinem verhassten Schwager.

Katja zieht Latexhandschuhe aus ihrer Manteltasche, streift sie sich über. Dorfmüller tut dasselbe. Sie schauen sich an, sie nickt ihm zu, er legt die Hand auf die Klinke. Langsam drückt er sie hinunter, stößt die Tür auf.

Der Gestank nach Schweiß und Urin schlägt ihnen entgegen.

Franz Bichler hängt am rechten der beiden vergitterten Kellerfenster. Um seinen zugedrückten Hals der Gürtel aus seiner Hose. Er hat das gelochte Ende durch die Schnalle geführt, sich auf einen Stuhl gestellt, das Fenster geöffnet, den Gürtel zwischen Rahmen und Gitter eingeklemmt und das Fenster wieder geschlossen. Dann hat er sich die Gürtelschlinge über den Kopf gezogen und den Stuhl mit den Füßen umgestoßen.

Unter ihm auf dem grauen Estrich ein gelber Fleck. Seine Füße sind nach unten geklappt, weiße Tennissocken, die Fußsohlen bräunlich verfärbt. Das linke Hosenbein ist bis hoch in den Schritt von Urin durchnässt. Darüber ein Stück Haut, sein Bauchnabel, von Haaren umwachsen. Der Saum seines verwaschenen Sweatshirts, seine Hände, die aus den Ärmeln ragen, leblos, nutzlos, die Fingernägel abgekaut. Sein Kopf mit dem gebrochenen Genick, leicht nach oben und zur Seite gedreht, die Augäpfel nach außen gedrückt, der tote Blick an die Decke gerichtet. Seine Zunge, geschwollen und bläulich verfärbt, ragt halb zwischen den geöffneten Lippen hervor, in den Mundwinkeln klebrige Schaumblasen, erstarrt im Moment des Todes.

Katja erträgt den Anblick nicht länger, wendet sich ab. An der zusammengeklappten Tischtennisplatte lehnt ein Besen. Davor ein kleiner Haufen aus Staub. Franz Bichler hat den Raum vor seinem Suizid durchgefegt. Seine Schuhe stehen neben dem umgefallenen Stuhl, das Bett ist gemacht. Sämtliche persönlichen Gegenstände befinden sich in seinem zerkratzten Koffer, der mit geöffnetem Deckel auf dem Bett liegt. Kleidung, Zeitschriften, Unterwäsche. Sorgfältig hineinsortiert, ein letztes Mal zusammengefaltet. Obenauf seine Armbanduhr.

Alles, was ihm geblieben ist, denkt Katja, seine ganze Existenz in einem billigen Koffer. Ein verunglücktes Leben voller Schuld und Scham. Alles zerstört. Nichts, das noch hätte repariert oder geordnet werden können. Also hat er das Einzige geordnet, was ihm geblieben ist: ein paar abgetragene Kleidungsstücke, fadenscheinige Socken, zerschlissene Unterhosen.

Dorfmüller zieht sein Handy aus der Tasche, ruft die Kollegen an. Schutzpolizei, Spurensicherung, Rechtsmedizin – das übliche Prozedere.

Hinter ihr auf der Treppe zögerliche Schritte. Dann die Stimme von Ines Fischer: »Sie können wirklich stolz auf sich sein!«

Katja dreht sich um.

Franz Bichlers Schwester steht auf der Treppe, eine Hand umkrampft das Geländer, die Fingerknöchel treten weißlich hervor. »Sie waren das«, sagt sie, hart und voller Kälte. »Sie sind schuld daran. Sie haben das zu verantworten. Sie allein!«

Keine Anklage, denkt Katja, ein Urteil.

»Sie wissen genau, dass der Franz das nicht war«, fährt Ines Fischer fort. »Sie haben es gestern schon gewusst. Trotzdem haben Sie ihn mit Ihren Vermutungen und Unterstellungen gequält, ohne auch nur einen Hauch davon beweisen zu können. Er hat sich nicht wehren können, das hat er schon als Kind nicht gekonnt. Hat sich lieber verprügeln lassen, als zurückzuschlagen. Vielleicht war er krank, vielleicht war er nicht richtig im Kopf. Er hat unschuldige Frauen getötet. Aber er hat dafür gebüßt. Hat sich nie beschwert. Hat geglaubt, dass es richtig war, dass sie ihn eingesperrt haben, sein halbes Leben lang. Er hat davon geträumt, dass er noch einmal von vorne anfangen könnte. Er wollte nicht viel. Nur einen Platz, wo man ihn in Ruhe lässt. Einen Ort, wo niemand wissen würde, was früher war. Wissen Sie, was er zu mir gesagt hat, als er gestern nach Hause kam, nachdem Sie ihn stundenlang verhört haben? ›Es wird nie aufhören, Ines, niemals!‹ Aber er hat sich geirrt. Du hast dich geirrt, Franz. Es hat aufgehört. Jetzt endlich hat es aufgehört. Wenigstens das.«

»Besser, wir besprechen das oben«, sagt Katja. »Meinen Sie nicht?«

Ines Fischer starrt sie an, dann dreht sie sich um und geht die Treppe hinauf.

»Zieh dir diesen Schuh bloß nicht an«, sagt Dorfmüller.

»Natürlich nicht«, sagt Katja und streift sich die Latexhandschuhe von den Fingern. Und merkt, wie das Gift zu wirken beginnt.

Achim Fischer räumt noch immer auf, als sie ins Wohnzimmer kommen. Seine Frau steht an der Terrassentür, den Blick in den kleinen Garten gerichtet.

»Also«, sagt Katja. »Was genau ist passiert?«

Ines Fischer reagiert nicht. Schaut weiter reglos hinaus in den Schnee.

»Frau Fischer?«

Keine Antwort. Katja wendet sich an ihren Mann. »Dann eben Sie!«

Achim Fischer braucht ein paar Sekunden, ehe er zu sprechen beginnt, unsortiert, ein wütendes Sprudeln. Er und seine Frau saßen am Frühstückstisch, als es klingelte. Der Franz war im

Keller, hat noch geschlafen. Vor der Tür standen zwei Kriminalbeamte mit einem Durchsuchungsbeschluss. Keine Erklärung, nur dieses Blatt Papier mit Stempel und Unterschrift. Keine Möglichkeit, sich zu wehren. Hilfslos mussten er und seine Frau zuschauen, wie diese Kerle ihre Sachen durchwühlten. Die Schubladen in der Küche, die Schränke im Bad. Das Schlafzimmer, das Bett noch ungemacht. Nichts, was sie sich nicht angeschaut haben. Nicht mal vor der Unterwäsche seiner Frau haben sie haltgemacht. Und dann kam der Franz nach oben, aufgeweckt durch den Lärm. Hat die Beamten in den Keller geführt. Zehn Minuten später kamen sie wieder hoch und verabschiedeten sich. Verschwanden einfach wieder, als wäre nichts geschehen. Ohne irgendetwas gefunden oder beschlagnahmt zu haben. Der Franz war noch immer im Keller. Die Ines hat sich Sorgen um ihn gemacht. Also ist sie runter, um mit ihm zu reden. Aber mit dem Franz war nicht mehr zu reden. Weil er sich inzwischen aufgehängt hatte. Ende der Geschichte.

Katja schaut hinüber zu Ines Fischer, die noch immer reglos dasteht. Auch wenn ihre Anklage in Wahrheit gegen sich selbst gerichtet ist, trifft sie den Kern ihres beruflichen Dilemmas. Katja klärt auf, aber sie verhindert nicht. Sie kommt immer erst dann ins Spiel, wenn eine Tat bereits begangen wurde. Sie läuft immer nur hinterher. Wie bei einem Windhundrennen. Eine Polizeipsychologin hat ihr das mal erklärt. Die Hunde hetzen einem Hasen aus Stoff hinterher, aber sie erreichen ihn nie. Einer von ihnen gewinnt das Rennen, aber der Hase bleibt unerreichbar.

Genauso ist es in ihrem Job. Sie versucht, Täter zu überführen, und meistens gewinnt sie. Und doch kommt sie immer zu spät. Weil der Preis ihres Sieges das verlorene Leben eines Opfers ist.

»Wo war Ihr Schwager gestern Abend?«, fragt sie Achim Fischer.

»Warum wollen Sie das wissen?«, fragt er zurück.

»Wo, Herr Fischer?«

»Ich weiß es nicht.«

»Also war er nicht hier.«

»Nein.«

»Können Sie mir sagen, wann er nach Hause gekommen ist?«

»Ich hab geschlafen«, erwidert er gereizt. »Genau wie meine Frau. Tief und fest.« Er deutet auf den Boden. »Unglaublich, was Ihre Kollegen hier veranstaltet haben. Überall Straßendreck. Dafür werden Sie bezahlen, nur dass das klar ist. Ich werde das ganze Haus professionell reinigen lassen und Ihnen die Rechnung schicken!«

»Machen Sie das«, sagt Katja müde.

Es klingelt.

»Das dürften die Kollegen sein«, sagt Dorfmüller.

»Was denn für Kollegen?«, fragt Achim Fischer.

»Spurensicherung und Gerichtsmedizin.«

»Hier kommt keiner mehr rein!«

»Herr Fischer, das hier ist ein Tatort«, sagt Katja. »Da unten hängt Ihr toter Schwager. Dem Sie wochenlang vermittelt haben, dass er unerwünscht ist. Den Sie aus Ihrem Haus ekeln wollten. Also reißen Sie sich zusammen!« Sie geht zur Haustür, lässt die Kollegen von der Spurensicherung herein. Leah Levy ist nicht bei ihnen, sie muss noch auf dem Weg sein.

Katja tritt in den Vorgarten, zieht die Haustür hinter sich zu, ohne sie zu schließen. Sie nimmt ihr Handy aus der Tasche. Die Idee ist ihr schon beim Anblick des toten Thomas Goldt gekommen. Dorfmüller wird versuchen, sie davon abzuhalten, also muss sie sich beeilen. Sie geht ihre Anrufliste durch, bis sie die Nummer aus Straubing findet.

Der Direktor der JVA spielt das alte Spielchen mit ihr. Fragt wie beim ersten Mal, warum sie sich nicht regulär zu einem

Besuch bei Hanning anmeldet. Berauscht sich an seiner Macht, bevor er sich endlich erweichen lässt. »Also gut, Frau Sand.«

Sie bedankt sich höflich, legt auf und denkt dasselbe wie nach ihrem ersten Anruf bei ihm: So ein verdammtes Arschloch!

»Was soll das, Katja?«, hört sie Dorfmüller fragen.

Sie fährt erschrocken herum. Er steht in der offenen Haustür. Sie fühlt sich wie ein ertapptes Kind. Sie weiß nicht, wie viel er von ihrem Telefonat mit dem Direktor mitbekommen hat, aber sein vorwurfsvoller Blick spricht Bände.

»Dasselbe könnte ich dich fragen«, entgegnet sie gereizt. Er ist ihr Assistent, sie ist die Chefin. Sie muss sich nicht vor ihm rechtfertigen.

»Du tust dir damit keinen Gefallen, Katja.«

»Bitte, Rudi!«

»Damit hat Hanning dich in der Hand.«

»Meine Entscheidung, nicht deine!«

Sie schaut auf ihre Uhr. Gleich Viertel vor zwölf. Mit der S-Bahn zum Stachus, dann mit der U-Bahn ins Lehel. Eine gute halbe Stunde, mit etwas Glück ein paar Minuten weniger. Zwei Stunden braucht sie mit dem Auto nach Straubing, zwei zurück. Eine Stunde für das Gespräch. Zusammen fünfeinhalb Stunden. Wenn alles gut geht.

»Ich bin um halb sechs zurück. Wir treffen uns im Büro.«

# 26

Derselbe Tisch im Besuchsraum, derselbe Beamte neben der Tür, dieselbe Aussicht durch die vergitterten Fenster auf den gegenüberliegenden Zellentrakt. JVA Straubing, sie wartet auf Hanning.

Sie sieht den toten Franz Bichler vor sich, seine an die Kellerdecke starrenden Augen, seine aus dem Mund herausquellende Zunge. Während der ganzen Fahrt von München hierher hat sie die Frage umgetrieben, ob sein Selbstmord als Schuldeingeständnis zu bewerten ist. Oder als Resignation angesichts der Unfähigkeit, seine Unschuld zu beweisen. Die Kapitulation vor einer Welt, die in ihm immer nur den Mörder sieht, nicht den Menschen, der jahrzehntelang für seine Schuld gebüßt hat.

Entweder hat sich Bichler in den Tod geflüchtet, oder er ist hineingetrieben worden. War er der Hase aus Stoff, der von den Windhunden in den Tod gehetzt wurde? Und wenn er der Hase war, ist sie dann einer der Windhunde?

Ines Fischer macht sie verantwortlich für den Tod ihres Bruders. Da ist diese Stimme in Katja, die ihr recht gibt. Die andere Stimme gehört Dorfmüller: Zieh dir diesen Schuh bloß nicht an! Auch er hat recht. Franz Bichler hat eine verzweifelte, unumkehrbare Entscheidung getroffen. Sie ist nicht verantwortlich dafür, aber sie hat mitgewirkt an den Gründen, die zu seiner Entscheidung geführt haben.

Sie schaut auf ihre Uhr. Kurz vor halb drei. Sie hört Schritte auf dem Flur, dann wird die Tür aufgeschlossen. Derselbe Ablauf wie vorgestern: Ein JVA-Beamter führt Hanning herein, nickt seinem Kollegen zu und geht wieder hinaus.

»Hallo, Frau Sand.«

»Doktor Hanning.«

Er lächelt. Er genießt seinen Auftritt. Schlendert in seiner verwaschenen Anstaltshose und dem grauen Sweatshirt langsam hinüber zum Tisch, setzt sich ihr gegenüber.

»Das ging ja schneller, als ich dachte«, sagt er.

»Ja«, erwidert Katja. Genau wie bei ihrem ersten Besuch ist ihr Mund staubtrocken, auf ihrer Zunge ein pelziger Geschmack.

»Wie auch immer«, sagt Hanning. »Ich freue mich, Sie zu sehen.«

Das Lächeln in seinem Gesicht wird breiter. Herzlich und zugewandt. Du und ich, sagt dieses Lächeln. Sie fragt sich, ob es ehrlich ist. Ihm ist klar, dass er sie in der Hand hat. Sie wäre nicht hier, wenn der Druck auf sie und ihre Ermittlungen in den letzten Tagen nicht massiv gewachsen wäre.

Sie hält seinem Lächeln stand, auch wenn es ihr schwerfällt, schaut in die stahlblauen Augen hinter seiner goldgerandeten Brille. Wässrige Unergründlichkeit, der sie nicht ausweichen darf, wenn sie den Erfolg des vor ihr liegenden Gespräches nicht gefährden will.

Er sieht in ihr die Patientin, die er aufbrechen will, entblößen bis auf den Grund ihrer Seele. Ihr zu helfen, verschafft ihm Befriedigung. Nicht auf einer körperlichen, sexuellen, sondern auf einer geistigen Ebene. Ein Spiel, bei dem aus seiner Sicht beide gewinnen. Er befriedigt sein Ego, sie erhält Einsicht in sich selbst. Vielleicht kann er sie sogar erlösen. Was sie dabei von ihm will, interessiert ihn nur am Rande. Eine aus dem Ärmel geschüttelte Nebensächlichkeit. Ein Geschenk an sie, für das sie bezahlen soll. Mit der Offenbarung ihres Inneren.

Je stärker ihr Widerstand, desto größer die Herausforderung

für ihn. Dabei muss er das Gefühl haben, die Regeln zu bestimmen. Denn auch wenn sie einander auf Augenhöhe begegnen: Er bleibt immer der Eingesperrte, sie kann jederzeit gehen. Also wird sie ihm dieses Gefühl geben.

»Sind Sie weitergekommen, Frau Sand?«

»Was genau meinen Sie?«

»Beides«, sagt er. »Das eine und das andere.«

»Nicht wirklich«, erwidert sie. »Weder beim einen noch beim anderen.«

»Und trotzdem sind Sie hier.«

»Ja«, sagt sie. »Trotzdem bin ich hier.«

Er mustert sie, die Hände gefaltet auf der Tischplatte. Durchdringt sie mit seinem Blick, bohrt sich in sie hinein. Verharrt dort einen Moment. Kehrt wieder an die Oberfläche zurück, wandert über ihr Gesicht, schließt unvermittelt die Augen. Und sagt in die Stille: »Sie wirken erschüttert, Frau Sand.«

»Ist das alles, was Sie sehen?«

Er öffnet die Augen. Wieder dieses Lächeln. Spöttisch fast. Ihre Provokation scheint ihn zu amüsieren. Er lehnt sich in seinem Stuhl zurück, zur Schau gestellte Entspannung, seine Hände noch immer gefaltet auf der Tischplatte, als wollte er ihr Zeit geben, ihre Frage zurückzunehmen. Sie tut ihm den Gefallen nicht. Lehnt sich ihrerseits zurück und wartet.

Geduld ist eine starke Waffe. Hanning weiß das. Er ist Psychoanalytiker. Wenn jemand geübt ist in der Kunst, zuzuhören und abzuwarten, dann er. Dummerweise sitzt er lebenslang in einer JVA. Zusammen mit Häftlingen, von denen kaum einer seinen intellektuellen Ansprüchen genügt. Er hungert nach geistiger Nahrung. Katja ist die Einzige, die ihm diese Nahrung geben kann. Und dieser Versuchung kann er nicht widerstehen. Also gibt er nach. Löst sich von der Stuhllehne, beugt sich nach vorne.

»Sie haben Angst, sich in Ihren Ermittlungen zu verlieren«,

sagt er. »Nicht mehr trennen zu können zwischen dem Beruflichen und dem Privaten. Sie befürchten, überrollt zu werden.«

»Wovon?«

»Von den Parallelen zwischen dem Fall und Ihrer eigenen Situation. Dabei ist es völlig egal, ob es diese Parallelen wirklich gibt. Ihre innere Not zwingt sie, danach zu suchen. Und wer sucht, der findet. Immer!«

Ein Schauer läuft ihr über den Rücken. »Und was macht man dagegen?«, fragt sie.

»Das eine vom anderen trennen«, erwidert er.

»Gerade haben Sie noch davon geredet, dass ich genau das nicht kann.«

»Nein, das habe ich nicht gesagt. Ich habe von Ihrer Angst gesprochen, es nicht länger zu können.«

»Was heißt das konkret?«

»Angst ist wichtig. Weil sie uns davor beschützt, Risiken einzugehen, denen wir nicht gewachsen sind. Wer keine Angst hat, bringt sich in Gefahr.«

»Vielleicht bin ich schon in Gefahr.«

»Nicht vielleicht, Frau Sand, ganz sicher! Aber genau darin liegt auch eine Chance.«

»Welche Chance?«

»Den Weg zu Ende zu gehen, auf dem Sie sich schon seit Langem befinden. Die Tür endlich aufzustoßen. Hineinzuschauen, was dahinter ist.«

»Fangen Sie wieder damit an?«

»Nicht ich, Frau Sand, Sie selbst tun es. Schon seit Jahren. Weil Sie wissen, dass Ihnen letztlich nichts anderes übrig bleibt. Angst und Sehnsucht sind miteinander verwandt. Sie streichen um diese Scheune herum, den Fuß auf der Schwelle, die Hand an der Klinke. Aber Sie weigern sich, sie hinunterzudrücken. Sie halten sich für feige, und Sie schämen sich dafür.«

»Vielleicht weiß ich längst, was mich dahinter erwartet.«

»Das haben Sie schon mal behauptet. Aber Ahnung und Gewissheit sind nicht dasselbe. Glauben Sie mir, ich weiß, wovon ich rede.« Er macht eine Pause, das Lächeln auf seinen Lippen von Ernst und Trauer überschattet. »Sie haben mich vor einem halben Jahr gezwungen, durch meine eigene Tür zu gehen«, fährt er fort. »Meine eigene Scheune zu betreten. Wissen Sie, was ich darin gefunden habe?«

»Sagen Sie es mir.«

»Mich selbst«, erwidert Hanning. »Einen kleinen Jungen, der hilflos zuschauen musste, wie seine Mutter verbrannte. Und einen Mann, der zwei Menschen getötet hat. Für den kleinen Jungen empfand ich Mitgefühl, für den Mann nur Verachtung. Der Preis, den ich gezahlt habe, war sehr hoch.«

»Der Preis, den die beiden Toten gezahlt haben, war höher.«

»Zugegeben«, sagt Hanning. »Aber ich kann es nicht mehr ändern.«

Katja mustert ihn. Sie fragt sich, ob er sich wirklich dafür verachtet, dass er zwei Menschen auf dem Gewissen hat. Oder ob er nicht vielmehr noch immer berauscht ist vom eigenen Überschreiten dieser Grenze, hinter der es kein Zurück gibt.

»Dann wäre das ja damit geklärt«, sagt sie.

Langsam weicht er über den Tisch zurück, richtet seinen Oberkörper auf. Sein Rücken spannt sich, seine Gesichtszüge verhärten.

Er fühlt sich ertappt, denkt sie. Unbewusst hat er sich ihr offenbart und damit die Oberhand verloren. Jetzt wird er versuchen, die verlorene Kontrolle zurückzugewinnen. Und als Erstes wird er sich wieder zu einem Lächeln zwingen.

Genau das tut Hanning. Lächelt und löst seine gefalteten Hände. Betrachtet seine geöffneten Handinnenflächen, schließt sie wieder und blickt auf. »Haben Sie ihn inzwischen gefunden?«, fragt er und schaut ihr direkt in die Augen. Freundlich, lauernd.

»Wen meinen Sie?«, fragt sie zurück und versucht, ihre Überraschung zu verbergen.

»Na, kommen Sie«, sagt er, und sein Lächeln wird zu einem Grinsen. »Sie wissen doch genau, wen ich meine. Franz Bichler. Den mordenden Krankenpfleger aus Ingolstadt.«

Sie starrt ihn an. Er hat es die ganze Zeit über gewusst! Schon bei ihrem ersten Besuch. Anstatt es ihr zu sagen, hat er ihr lediglich Brotkrumen hingeworfen, Anhaltspunkte, von denen er genau wusste, dass sie ihnen nachgehen würde. Sie fühlt sich ausgezogen, ausgeliefert, nackt. Er hat mit ihr gespielt. Und jetzt strahlt er sie an, selbstgefällig, triumphierend, jede Sekunde purer Genuss.

»Ich muss gestehen, dass mich Ihre Ahnungslosigkeit überrascht hat«, sagt er. »Spätestens, als Sie die Dornenkrone erwähnt haben, wusste ich Bescheid.«

»Ach ja?«

»Seine Morde gingen damals durch die Presse. Ein Riesenthema. Was mich seinerzeit so daran interessiert hat, war diese Verbindung ins Metaphysische. Sein Versuch, den Tod seiner Opfer zu überhöhen. Ihn ins Religiöse zu überführen. Die Selbststilisierung zum Messias, das Thema der Erlösung. Diese ungestillte Sehnsucht, die auch Sie so gut kennen.«

Katjas Hände krallen sich in die Tischkante. Sie schiebt den Stuhl, auf dem sie sitzt, abrupt nach hinten, erhebt sich.

»Danke für Ihre Zeit, Doktor Hanning.«

»Sind Sie jetzt beleidigt, Frau Sand?«

»Nein«, sagt Katja, mühsam um Fassung ringend. »Eher enttäuscht.«

»Worüber?«

»Dass Ihre Eitelkeit wesentlich größer ist als Ihre Expertise. Dass Sie es nötig haben, mit mir zu spielen.«

»Ist das so? Tue ich das?«

»Sie sind ein verurteilter Mörder, Doktor Hanning. Sie haben zwei Menschen getötet, nur um endlich herauszufinden, wer Sie sind. Dafür waren Sie bereit, jeden Preis zu bezahlen. Das Leben Ihrer Opfer war Ihnen völlig egal. Und doch sind Sie gescheitert. Sie haben es nicht geschafft. Ohne mich würden Sie noch immer im Dunkeln tappen, nur durch mich wissen Sie, wer Sie wirklich sind. Und das nagt an Ihnen. Erst haben Sie versucht, mich ebenfalls zu töten, jetzt wollen Sie mich dafür bestrafen. Das ist die eine Seite. Auf der anderen Seite sind Sie auf Ihrem Gebiet unbestritten ein Fachmann. Sie sehen Dinge, die anderen verborgen bleiben.«

»Auch was Sie betrifft«, erwidert er ruhig.

»Vielleicht auch was mich betrifft. Aber das spielt hier keine Rolle.«

»Glauben Sie das wirklich?«

»Absolut!«, sagt sie und denkt das Gegenteil. Natürlich könnte er ihr helfen, das Tor der Scheune zu öffnen. Niemand könnte es besser als er. Sie hat das schon vor einem halben Jahr gespürt, als sie ihm in seiner klimatisierten Praxis gegenübersaß. Der Wunsch, sich ihm zu offenbaren. Die verzweifelte Sehnsucht, die Vergangenheit endlich abzuschließen. Ein einziger Schritt, und alles würde gut sein.

»Lebt Ihr Vater noch, Frau Sand?«

»Warum fragen Sie?«

»Also nicht mehr.«

Sie antwortet nicht.

»Wann ist er gestorben? Ich nehme an, es ist schon lange her. Wie alt waren Sie damals? Zehn? Zwölf?«

»Warum wollen Sie das wissen?«

»Weil Sie nach ihm suchen.«

»Tue ich das?«

»Ja, das tun Sie. Unablässig. Und wenn ich Ihnen einen Tipp geben darf: Hören Sie auf damit. Sie haben das nicht nötig. Sie sind viel stärker, als Sie denken.«

Bin ich das wirklich, fragt sie sich. Und wird im selben Moment von einer Welle aus Zorn überrollt. Hanning will, dass sie sich diese Frage stellt. Wahrscheinlich glaubt er, dass sie in ihm ihren verlorenen Vater sieht. Genießt das Gefühl väterlicher Autorität. Und sie gibt ihm freiwillig diese Macht über sich, lässt sich von ihm immer mehr über sich entlocken. Sitzt ihm im Besuchsraum der JVA Straubing gegenüber und schaut hilflos zu, wie er die Grenze zu ihrem Innersten immer weiter verschiebt. Stück für Stück, kaum merklich, bis sie wie flüssiges Wachs in seinen Händen ist. Sie darf sich nicht weiter von ihm manipulieren lassen, sie muss ihm einen Riegel vorschieben. Jetzt!

»Es gibt zwei Möglichkeiten«, sagt sie. »Entweder beenden wir das Gespräch an dieser Stelle, und zwar endgültig. Oder Sie akzeptieren die Regeln.«

»Sie meinen: Ihre Regeln.«

»Noch mal, Doktor Hanning: Ich wäre nicht hier, wenn ich nicht davon überzeugt wäre, dass Sie mir in Zusammenhang mit meinen Ermittlungen helfen können. Aber meine private Situation oder das, was Sie dafür halten, bleibt außen vor. Und das ist nicht verhandelbar. Sie können dem zustimmen oder es ablehnen – Ihre Entscheidung.«

Sie geht zu dem Beamten an der Tür, bittet ihn, seinen Kollegen zu rufen, um den Gefangenen zurück in seine Zelle zu bringen.

»Warten Sie«, sagt Hanning in ihrem Rücken.

Sie hält inne, dreht sich langsam zu ihm um.

Er deutet auf ihren Stuhl. »Setzen Sie sich wieder hin. Bitte.«

Sie reagiert nicht. Bleibt weiter stehen, schaut ihn abwartend an.

Aus seinem Blick ist die Wärme gewichen. Stattdessen vorgetäuschte Ergebenheit, hinter der sich die alte Überheblichkeit nur mühsam verbirgt. »Nur Ihre Ermittlungen«, lenkt er ein. »Keine privaten Interventionen.«

Sie geht zurück zum Tisch, setzt sich. Sie hat gepokert und gewonnen. Aber sie muss aufpassen. Sobald sich die Gelegenheit bietet, wird er erneut versuchen, ihre privaten Probleme zum Thema zu machen.

»Also«, sagt Hanning. »Was gibt es Neues?«

Nüchtern informiert sie ihn über das, was sie hat. Überschreitet damit zum zweiten Mal die Grenzen ihrer Dienstpflicht, die ihr verbietet, Unbeteiligte oder Nichtkollegen in laufende Ermittlungen einzuweihen. Fasst Bichlers Aussage über seine Mutter zusammen. Über ihr vom Krebs zerstörtes Geschlecht und seinen verzweifelten Wunsch, ihr zu helfen. Erzählt von der gescheiterten Durchsuchung beim früheren Ehemann der getöteten OP-Schwester und dem Mord an einem Chefarzt im Ruhestand. Berichtet von dem Einstich an seinem Hals und der Dornenkrone auf seinem Bauch. Weist darauf hin, dass der Täter gewartet hat, bis das Blut im Körper seines Opfers geronnen war, es dann kastriert und die Wunde anschließend gereinigt hat.

»Was sagt denn unser Freund Bichler dazu?«, fragt Hanning.

»Gar nichts«, erwidert Katja. »Er hat sich umgebracht. Heute Morgen. Aufgehängt am Fenster eines Kellerraumes im Haus seiner Schwester.«

»Ich verstehe.«

»Was verstehen Sie?«

»Sie fühlen sich schuldig an seinem Tod.«

»Darum geht es nicht!«

»Hätte er den zweiten Mord begehen können?«

»Theoretisch ja.«

»Aber Sie glauben nicht daran.«

»Ich weiß nicht mehr, was ich glauben soll.«

»Was spricht für ihn als Täter?«

»Nur das mögliche Tatmotiv.«

»Der innere Zwang, seine Morde von damals zu wiederholen.«

»Ja.«

»Irgendwelche konkreten Beweise?«

»Kein einziger.«

Niedergeschlagenheit breitet sich in ihr aus. Mit Hanning über all das zu sprechen, macht ihr schmerzhaft klar, wie wenig Dorfmüller und sie gegen Bichler in der Hand hatten. Vermutungen, nichts weiter. Gespeist aus einer Mordserie, die mehr als ein Vierteljahrhundert zurückliegt. Und jetzt ist Bichler tot.

»Er war es nicht«, sagt Hanning. »Niemals!«

»Was macht Sie so sicher?«

»Denken Sie nach«, sagt er. »Zwei Dinge, die dabei eine wesentliche Rolle spielen. Erstens: Wenn er weitermordet, muss er seinem alten Muster folgen. Aber damit macht er sich extrem verdächtig. Er muss davon ausgehen, dass ihm die Polizei auf die Schliche kommt. Punkt zwei, und das ist entscheidender: Die neuen Morde folgen dem bekannten Muster gar nicht.«

»Die Vorgehensweise ist absolut identisch.«

»Aber nicht die Geschichte, die er mit den Morden damals erzählt hat. Wenn ich mich richtig erinnere, waren die Tatopfer seinerzeit alle todkrank.«

»Ja.«

»Mit den Morden hat er seine Opfer von ihrem Leiden erlöst und ihr Geschlecht in einen ursprünglichen Zustand von Schönheit und Reinheit zurückversetzt. Stellvertretend für seine vom Krebs verunstaltete Mutter.«

»Ja.«

»War die ermordete OP-Schwester todkrank?«

»Nein.«

»Sehen Sie, die Tat passt nicht in Bichlers Muster. Keinerlei Bezug zu seiner Mutter. Genauso wenig wie bei dem ermordeten Chefarzt. Der zudem nicht mal eine Frau war. Da gibt es weder eine religiöse noch eine versteckt sexuelle Konnotation. Nichts, was aus psychologischer oder psychiatrischer Sicht auch nur im Ansatz auf Bichler als Täter deuten würde.«

Das Lächeln kehrt in Hannings Gesicht zurück. Zufrieden mit sich blickt er sie an, wartet auf eine Reaktion.

Sie schweigt. Was er gesagt hat, ist schlüssig. Es gibt nichts, was sie dem entgegnen könnte. Aber was folgt daraus?

»Sie wollen wissen, was daraus folgt?«, fragt er, als könnte er ihre Gedanken lesen. »Ist das nicht offensichtlich?«

»Ein Nachahmungstäter«, sagt Katja.

Hanning nickt. »Jemand, der mit dem Mord an der OP-Schwester den Verdacht zwingend auf Franz Bichler lenkt. Und dann, wenn die Falle über dem armen Kerl zugeschnappt ist, den zweiten eigentlichen Mord begeht. Der zwar erheblich vom Muster abweicht, was Bichler aber nicht helfen wird. Weil das Urteil über ihn längst gesprochen ist. Nicht von der Justiz, viel schlimmer: von der Öffentlichkeit. Bichler kennt diese Mechanismen nur zu gut. Von damals, als die Presse ihn zum Monster erklärt hat. Er weiß, dass er verloren hat. Also bringt er sich um. Und liefert der Welt damit das Schuldeingeständnis, das die Welt von ihm erwartet. Das ist perfekt. Besser geht's nicht!«

Katja weiß nicht, was sie sagen soll. Seinen Ausführungen zu folgen, verursacht ihr Übelkeit. Weil sie die Konsequenzen sofort überblickt.

Und wieder ist es, als könnte Hanning ihre Gedanken lesen. »Ich nehme an, Ihnen ist klar, was das heißt«, sagt er.

»Ja«, erwidert sie leise. »Natürlich.«

»Der Täter hat sich selbst gerichtet, die Ermittlungen werden eingestellt. Die Öffentlichkeit kann wieder beruhigt schlafen und in ein paar Tagen die Geburt Jesu Christi feiern. Und mit ein bisschen Glück bleibt der Schnee bis dahin liegen. Weiße Weihnacht in München. Halleluja!«

Sein Sarkasmus macht sie wütend. Dass er recht hat, ist einfach nur unerträglich. Ein paar Minuten lang hat Katja geglaubt, dass sie ihn bezwingen könnte. Aber die kalte Logik seiner Gedankenspiele und die daraus folgenden präzisen Schlussfolgerungen haben ihren Sieg in eine krachende Niederlage verwandelt.

Das Gefühl vollkommener Leere. Sie fragt sich, was sie jetzt tun soll, was sie überhaupt noch tun kann. Sie findet keine Antwort. Mühsam steht sie auf, streckt Hanning die Hand entgegen. »Das war's«, sagt sie.

»Sie wollen aufgeben?«, fragt er zurück.

»Was soll ich sonst tun?«

»Das passt nicht zu Ihnen, und das wissen Sie. Ich an Ihrer Stelle würde nach Verbindungen suchen. Zwischen dem ersten und dem zweiten Opfer. Eine OP-Schwester und ein Chefarzt. Da muss es irgendwas geben.«

»Danke für den Tipp.« Sie nickt dem Beamten an der Tür zu, wendet sich zum Gehen.

Genau wie bei ihrem letzten Besuch hält Hanning sie auf. »Ehe ich es vergesse«, sagt er. »Ich soll Ihnen etwas geben.«

Sie wendet sich zu ihm um.

Er hält einen mehrfach gefalteten Zettel in der Hand.

»Was ist das?«, fragt sie.

»Ich schätze, ein Brief«, sagt er.

»Von wem?«

Hanning lächelt gut gelaunt: »Von wem wohl?«

Sie zögert, dann nimmt sie den Zettel entgegen. Sie darf sich keine weitere Blöße geben, so schwer ihr das auch fällt. Sie wendet sich von ihm ab, faltet das Schreiben auseinander.

*Liebe Katja Sand*, liest sie. *Ich höre, dass Sie sich mit Doktor Hanning treffen. Da dachte ich mir, ich spreche Sie einfach an: Besuchen Sie mich doch auch mal! Ich würde mich über ein Wiedersehen mit Ihnen wirklich freuen. Mit herzlichen Grüßen, Martin Wolf.*

Da ist er. Dieser verfluchte Name, den sie nicht aussprechen will. Schwarz auf weiß, wie ein Messerstich mitten in ihr Herz. Sie spürt Hannings gierigen Blick in ihrem Rücken. Seinen Versuch, ihr von hinten in die Seele zu schauen.

»Und?«, hört sie ihn fragen. »Was schreibt er denn?«

»Machen Sie's gut«, sagt sie, ohne sich noch einmal zu ihm umzudrehen.

# 27

Sie sitzt in ihrem Wagen auf dem Parkplatz der JVA Straubing und schreit. Schreit sich ihre ganze Wut aus der Seele. Zwei ungelöste Morde, keine belastbare Spur. Die Tatverdächtigen: ein aus der Haft entlassener Serienmörder und ein geschiedener Ehemann. Der eine bringt sich um. Der andere kommt zwar als Täter des ersten Mordes infrage, besitzt aber für den zweiten Mord kein Tatmotiv.

Dazu kommt die Demütigung durch Hanning. Der genüsslich zuschaut, wie sie mühsam auf Franz Bichlers Spur kommt, obwohl er längst von ihm weiß. Den sie für seine Hilfe bei den Ermittlungen mit der Offenlegung ihres Inneren bezahlen soll. Der versucht, sie zu häuten wie eine Zwiebel. Und immer wieder den Finger in eine unverheilte Wunde legt, die noch immer schmerzt wie am ersten Tag. Nichts ist vorbei, alles kommt zurück!

Eine Sparkasse in Giesing, ein heißer Sommertag vor mehr als fünfzehn Jahren. Der Überfall auf einen Geldtransporter. Genau wie ihr Freund Peter Schäfer ist Katja damals Kommissarin im Kommissariat K 21 in der Landshuter Allee. Raub- und Erpressungsdelikte. Die beiden stehen vor der Sparkasse. Sie koordiniert die weiträumige Absperrung des Tatortes, er leitet den Einsatz, führt die telefonischen Verhandlungen mit den beiden Tätern, die sich in der Filiale verschanzt und mehrere Geiseln genommen haben. Sie verlangen ein Fluchtfahrzeug, um mit der Beute und einer der Geiseln abzuhauen. Ein Sondereinsatzkommando ist auf dem Weg, um die Sparkasse zu stürmen und die geplante Flucht zu verhindern.

Vor ein paar Wochen haben Peter und sie angefangen, sich nach einer gemeinsamen Wohnung umzusehen. Er ist ihre große Liebe. Katja sehnt den Moment herbei, an dem er ihr einen Antrag macht. Sie weiß, dass er damit wartet, bis sie zusammengezogen sind. Am Tag ihres Einzugs wird er sie über die Schwelle tragen, und dabei wird er sie fragen. Die Zukunft ein großes Versprechen, sie ist so glücklich wie noch nie in ihrem Leben. Weil sie sicher ist, dass er der Richtige ist. Sie wird nie einen anderen wollen.

Jetzt also dieser Einsatz. An einem heißen Sommertag in Giesing. Sie schaut zu, wie Peter in dem für die Flucht bereitgestellten dunkelblauen Siebener-BMW einen Sender versteckt, mit dem die Täter später geortet werden sollen. Gleichzeitig versucht er, die Geiselnehmer weiter hinzuhalten. Er will Zeit gewinnen, bis das Sondereinsatzkommando vor Ort ist. Aber die Täter verlieren die Nerven. Sie tauchen mit einer Geisel im Eingang der Sparkasse auf, halten ihr eine Pistole an den Kopf. Wenn der versprochene Wagen nicht in den nächsten Minuten bereitsteht, wird die Geisel sterben. Peter Schäfer bleibt nichts anderes übrig, als den BMW vorfahren zu lassen.

Katja schaut hinüber zu der Geisel. Eine Frau Anfang zwanzig, Todesangst im Gesicht. Und noch etwas sieht sie: Die junge Frau ist schwanger, hier steht nicht nur ein Leben auf dem Spiel, hier geht es um zwei Leben! Was Katja dazu bringt, den Geiselnehmern einen verhängnisvollen Vorschlag zu machen.

Sie sitzt in ihrem Wagen auf dem Parkplatz der JVA Straubing und hört noch einmal diese schlagartige Stille, die mit dem Ende ihrer Worte einsetzte. Zählt noch einmal im Geist die Sekunden, die vergingen, ehe die Geiselnehmer ihr Angebot annahmen. Fühlt noch einmal die Entschlossenheit, die sie in diesem Moment erfasste, die Klarheit ihrer Entscheidung, dieses unbedingte Gefühl, das Richtige zu tun.

Auch wenn danach alles schiefging und nichts mehr so war

wie vorher: Sie hat diese Entscheidung nie infrage gestellt oder bereut. Sie hat sie nicht getroffen, weil sie als Polizistin gelernt hatte, in bestimmten Situationen auf eine bestimmte Art und Weise zu handeln. Sie hat sie getroffen, weil sie sie treffen musste. Aus sich selbst heraus. Weil sie so war, wie sie war.

Vier Monate später war die junge Frau aus der Giesinger Sparkasse im Kommissariat aufgetaucht, ihr Baby in einem Tragetuch über ihrer Brust, und hatte sich bei ihr bedankt. Anschließend hatte Katja sich in der Toilette eingeschlossen und eine halbe Stunde lang geheult.

Sie hat sich oft gefragt, wo sie heute stehen würde, wenn die Dinge damals anders gelaufen wären. Hätte sie die Liebesbeziehung mit Peter retten können? Wären sie heute verheiratet? Und wenn: Hätte sie ein gemeinsames Leben mit ihm und Jenny überhaupt ertragen?

Sinnlose Fragen, denkt sie. Weil sie nur dieses eine Leben hat. Das sie erfüllt und das sie liebt. Sie hat es bis hierhin geschafft, sie wird es auch weiterhin schaffen. Sie hat noch nie kapituliert, sie wird es auch jetzt nicht tun. Aufzugeben war noch nie eine Option für sie.

Sie fährt los, sieht die Mauern der JVA im Rückspiegel kleiner werden.

Keine zwei Stunden später stellt sie ihren Wagen vor der Mordkommission in München ab. Kurz vor halb sechs. Sie steigt aus, saugt die kalte Luft tief in ihre Lungen. Sie lächelt. Hanning hat recht: Sie ist stärker, als sie denkt.

Katja geht über den Flur, passiert Kollers Büro. Die Tür steht wie immer offen. Verwundert stellt sie fest, dass er nicht da ist.

»Wo ist Koller?«, fragt sie, als sie keine dreißig Sekunden später ihr eigenes Büro betritt.

Dorfmüller sitzt an seinem Schreibtisch und packt gerade eine Leberkässemmel deluxe aus. Viel Gurke und extra viel süßer Senf. »Staatsanwalt Marquart«, sagt er beim Zubeißen. Die Semmelkruste knackt, Krümel fliegen über den Schreibtisch.

»Was will er da?«, fragt Katja.

»Du meinst: Was muss er da?« Dorfmüller leckt sich den Senf aus den Mundwinkeln. »Antreten zum Rapport. Sich den üblichen Scheiß anhören, so wie immer. Kritik am Stand der Ermittlungen. Zwei Morde in vier Tagen, und der Hauptverdächtige bringt sich um. Er wird keine gute Laune haben, wenn er zurückkommt. Und wir werden's abkriegen, vor allem du.«

Sie schaut auf seine Hand. Auf das Papier, in das seine Leberkässemmel eingeschlagen ist. Metzgerei Zoller. Wo hat sie das schon mal gesehen?

»Levy hat sich den toten Bichler angeschaut«, sagt er, während er erneut abbeißt.

»Und?«

»Wie erwartet. Keinerlei fremde Fingerabdrücke am Gürtel oder am Fenster. Auch auf dem Stuhl nicht. Er hat das ganz alleine gemacht.«

Katja nickt. Und muss plötzlich schmunzeln.

»Was?«, fragt Dorfmüller.

Katja deutet auf seine Leberkässemmel. »Du hast die Brünette mit dem Pferdeschwanz getroffen.«

»Bitte?«

»Metzgerei Zoller. Wo wir angehalten haben. Nach unserem Besuch in der Rechtsmedizin. Ich hab im Auto auf dich gewartet.«

»Die haben die besten Leberkässemmeln von ganz München.«

»Ich dachte, die gäb's am Hauptbahnhof.«

»Die hier sind noch besser.«

»Die Semmeln oder die Brünette, die sie verkauft?«

»Du weißt genau, wie sehr ich auf Qualität stehe.«

»Und auf lange braune Haare mit Pferdeschwanz. Draller

Körper, rosige Wangen, ein charmantes Lächeln. Wie heißt sie denn?«

»Ich weiß nicht, wovon du redest.«

»Jetzt komm schon, Rudi, ich bin nicht blind. Du hast mit ihr geflirtet. Ganz eindeutig. Also?«

Dorfmüller schaut auf die Leberkässemmel in seiner Hand, als wäre ihm plötzlich der Appetit vergangen.

»Susi«, sagt er leise.

»Susi«, wiederholt Katja, jede der beiden Silben genussvoll auskostend.

»Jetzt hör schon auf«, sagt Dorfmüller. »Ich steh nicht auf die.«

»Natürlich nicht«, erwidert Katja. »Deswegen gehst du ja auch nicht in die Kantine, wenn du Hunger hast, sondern setzt dich mitten im Berufsverkehr in deinen duftbaumverseuchten Granada und fährst durch die halbe Innenstadt, nur um dir von der Susi eine Leberkässemmel deluxe machen zu lassen. Mit viel Gurke und extra viel süßem Senf.«

Dorfmüller errötet wie ein kleiner Junge und knallt die angegessene Leberkässemmel auf den Schreibtisch. »Können wir jetzt bitte zu den wesentlichen Dingen kommen?«

»Das sind die wesentlichen Dinge, Rudi!«

Ihr Grinsen macht ihn verrückt. Er weiß nicht, wohin mit seinen riesigen Händen, greift wieder nach der Semmel, beißt erneut hinein. Nur um seine Verunsicherung zu verbergen. Seine Augen schweifen suchend über den Schreibtisch, bleiben schließlich an dem Schnellhefter hängen, den er im Haus des ermordeten Chirurgen gefunden und in die Tasche seines Parkas gesteckt hat. Wortlos schiebt er ihn zu Katja herüber.

»Willst du ablenken, Rudi?«

»Schau einfach rein!«

Sie klappt den Hefter auf. Er enthält Thomas Goldts aktuellen Schriftwechsel mit seiner Bank. Ein Brief an seinen Broker, datiert vom 1. Dezember, in dem er ihm mitteilt, dass er sein gesamtes Aktiendepot in Form einer Schenkung auf seine Schwiegertochter Miriam übertragen will. Dann die Kopie der Eröffnung eines Wertpapierdepots durch Miriam Goldt, drei Tage später bei derselben Bank. Schließlich die eigentliche Übertragung vom 5. Dezember, von Goldt unterschrieben. Dazu ein Kontoauszug mit der Höhe des Depots zum Zeitpunkt der Schenkung: knapp vierhundertzwanzigtausend Euro.

Katja starrt Dorfmüller überrascht an. »Keine drei Wochen her«, sagt sie. »Warum macht er so was?«

»Keine Ahnung«, erwidert Dorfmüller. »Musst du seine Schwiegertochter fragen.«

Katja versucht, sich zu sammeln. Eine alte Frau, die ihren Ex-Mann anzeigt und kurz darauf getötet wird. Ein alter Mann, der seiner Schwiegertochter ein Vermögen schenkt und kurz darauf ebenfalls getötet wird. Ein freigelassener Serienmörder, der in Tatverdacht gerät und sich aufhängt. Nichts passt zusammen, nichts ergibt Sinn. Weil das Gesamtbild fehlt.

Jede Mordermittlung ist wie ein Puzzle. Der Schwierigkeitsgrad hängt ab von der Anzahl der Teile und den Besonderheiten des Motivs. Es gibt Puzzles, die auf beiden Seiten mit unterschiedlichen Motivvorlagen bedruckt sind, und solche, die kein Motiv besitzen. Wenn es gelingt, die richtigen Teile zusammenzufügen, kommt man irgendwann zum Ganzen. Wenn es nicht gelingt, weil man sich verrennt und die falschen Schlüsse zieht, landet man in Sackgassen und steht am Ende mit leeren Händen da.

Um das zu verhindern, müssen Dorfmüller und sie zurück auf null. Analysieren, was sie haben, nüchtern und klar, Stück um Stück, Punkt für Punkt.

»Reset!«, sagt sie.

»Bitte?«, fragt Dorfmüller.

»Alles wieder auf Anfang, Rudi.«

Er verzieht die Augenbrauen, aber das ist ihr egal. Sie beginnt ihre Zusammenfassung chronologisch, mit der Vorgeschichte. In den Jahren 1996 bis 1998 ermordet der Krankenpfleger Franz Bichler in Ingolstadt drei alte Frauen. Alle drei sind todkrank. Als Jugendlicher hat Bichler den Krebstod seiner Mutter miterleben müssen, deren Unterleib durch ein Vaginalkarzinom grausam entstellt war. Mit seinen Morden will er seine Opfer von ihrem Leid erlösen. Mit der Häutung ihres Geschlechts gibt er der durch den Krebs verwüsteten Vagina seiner Mutter symbolisch ihre Schönheit und Reinheit zurück. Kein Zerstören, ein Wiederherstellen. Ein messianischer Akt. Bichler wird der Morde überführt und zu einer lebenslangen Haftstrafe mit anschließender Sicherungsverwahrung verurteilt, die er in der JVA Straubing verbüßt. Nach mehr als zwanzig Jahren wird er Ende November entlassen und findet bei seiner Schwester Unterschlupf.

Sonntag, dritter Advent. In ihrer Wohnung wird die ehemalige OP-Schwester Selma Kiefer getötet. Das Tatgeschehen gleicht bis ins Detail Bichlers Mordserie: die mit einem Skalpell ausgeführten Verstümmelungen des Tatopfers, hier wie dort ein Dornenkranz auf dem Bauch der Toten, das Warten auf das Gerinnen des Blutes vor dem Ansetzen des Skalpells, die anschließende Reinigung der Wunde mit Alkohol.

Franz Bichler hat kein Alibi für die Tatzeit. Aber er ist nicht der einzige Tatverdächtige. Selma Kiefers Ex-Mann Josef besitzt ein starkes Tatmotiv: Mit dem Mord an seiner Ex-Frau kann er den bevorstehenden Prozess wegen gefährlicher Körperverletzung verhindern, den sie gegen ihn angestrengt hat und bei dem es aufgrund der eindeutigen Beweislage zu einer Verurteilung kommen dürfte. Die naheliegende Vermutung: Kiefer hat Bichlers Morde kopiert, um den Verdacht von sich abzulenken.

Dorfmüller hakt ein. »Ich hab mir sein Tablet angeschaut. Hatte ja heute Nachmittag genug Zeit dazu.«

Katja geht nicht auf seine versteckte Spitze ein. »Und?«, fragt sie.

»Auf den ersten Blick nichts. Sauber wie ein frisch gewickelter Kinderpopo. Was zwei Schlüsse zulässt. Entweder er hat nichts mit der Sache zu tun, oder er hat seine Festplatte aufgeräumt.«

»Komm zum Punkt, Rudi!«

»Ich hab mit den IT-Experten von der KTU gesprochen. Die haben mir erklärt, wie man gelöschte Dateien wiederherstellen kann. Willst du wissen, wie?«

»Sag mir lieber, was dabei rausgekommen ist.«

»Kiefer hat im Internet ausgiebig über den Bichler-Fall recherchiert.«

»Und konkret?«

»Er hat mehrfach die Seite des *Donaukurier* aufgerufen und dessen Archiv durchstöbert.«

»Wann?«

»Kurz nach Bichlers Entlassung.«

»Was bedeutet, dass er davon gewusst haben muss.«

»Auch das hab ich überprüft. *Süddeutsche, Abendzeitung, tz* – alle drei haben Ende November darüber berichtet.«

»Dann könnte Kiefer in der Zeitung darüber gelesen haben. Und das hat ihn auf die Idee gebracht. Er recherchiert im Netz. Versucht, Details über Bichlers Morde rauszufinden. Damit er sie möglichst genau kopieren kann. Um anschließend seine Frau zu beseitigen und damit seinen Prozess zu verhindern. Und Bichler die Tat in die Schuhe schieben zu können.«

»Sieht jedenfalls ganz so aus.«

»Deswegen seine Suche im Archiv des *Donaukurier*. Um an die Details zu kommen. Weil dort damals ausführlich über den Fall berichtet wurde.«

Dorfmüller nickt. »Nicht nur über die Morde selbst. Auch über Bichlers anschließenden Prozess.«

»Hast du dir die von Kiefer aufgerufenen Archivseiten angeschaut?«

»Soll das ein Witz sein?«, sagt Dorfmüller beleidigt. »Natürlich hab ich das. Über vierzig Artikel, verteilt auf drei Jahre. Vom ersten Mord im August 1996 bis zum Prozess im Herbst 1998.«

»Und da steht alles drin?«

»Das Wer, das Wo, das Wann und das Wie. Die Tatausführungen mit Insulinspritze und Skalpell ebenso wie die Sache mit der Dornenkrone. Dazu der persönliche Hintergrund der Tatopfer und des Täters. Und schließlich eine ausführliche Berichterstattung über das Gerichtsverfahren. Inklusive sämtlicher psychiatrischen Gutachten. Alles, was ein Nachahmungstäter wissen muss.«

»Das notwendige Insulin besitzt Kiefer wegen seiner Diabeteserkrankung«, sagt Katja. »Aber was ist mit dem Skalpell?«

»Ich dachte schon, du würdest gar nicht mehr danach fragen.« Dorfmüller grinst jetzt über das ganze Gesicht, stolz auf das, was er ermittelt hat. »Kiefer hat sich eins bestellt. Online. Bei der Firma Dr. Scherer medical GmbH in Erlangen. Zum Einmalgebrauch, einzeln steril verpackt, gehärteter Edelstahl, Mikroschliff. Zwanzig Stück zum Preis von sechzehn Euro neunundvierzig.«

Katja ist beeindruckt. »Gute Arbeit, Rudi!«

Er grinst immer noch. »Nicht besser als üblich.«

»Soll ich dich festschnallen, damit du nicht abhebst?«

»Wusste gar nicht, dass du auf so abgedrehtes Zeug stehst.«

Sie verzichtet auf eine Antwort. Konzentriert sich lieber auf das weitere Zusammenfassen der Fakten. Franz Bichler wird vernommen. Er hat kein Alibi für die Tatzeit. Damit wird er einerseits dringend tatverdächtig, andererseits kann man ihm den Mord an Selma Kiefer nicht nachweisen. Die Ermittlungen stagnieren. Dann werden Katja und Dorfmüller ins Haus von

Thomas Goldt gerufen. Der ehemalige Chefarzt der Kinderchirurgie am Klinikum Schwabing ist von seinem Sohn tot aufgefunden worden. Ermordet auf die gleiche Weise wie Selma Kiefer und Bichlers Tatopfer aus den Neunzigerjahren. Die gleiche Vorgehensweise inklusive Dornenkrone und Häutung. Keine Stunde später erhängt sich Franz Bichler im Keller des Reihenhauses seiner Schwester.

Und genau das stellt Katja vor erhebliche Probleme. Die Frage ist, welche Konsequenzen Bichlers Suizid für die Ermittlungen hat. Die Polizei ist wie die Staatsanwaltschaft eine Strafverfolgungsbehörde. Geschieht eine Straftat, wird ein Ermittlungsverfahren eingeleitet. Die Polizei erforscht den Sachverhalt, die rechtliche Leitung liegt in den Händen der Staatsanwaltschaft, die gegenüber der Polizei weisungsbefugt ist und darüber entscheidet, ob Anklage erhoben wird oder nicht. Staatsanwälte unterliegen der Ministerialhierarchie. Sie sind ihren Vorgesetzten gegenüber weisungsgebunden. Oberster Dienstherr ist der Justizminister des jeweiligen Bundeslandes. Der wiederum Teil der Landesregierung ist. Was zu Interessenskonflikten führen kann.

Der gewaltsame Tod von Selma Kiefer hat die Öffentlichkeit aufgeschreckt, der Mord an Thomas Goldt wird zu einem medialen Tsunami führen. Was wiederum die Politik in Aufruhr versetzen wird. Je schneller der Öffentlichkeit ein Täter präsentiert wird, desto schneller werden die Wogen geglättet sein. Es ist nur eine Frage der Zeit, bis beim zuständigen Staatsanwalt Marquart ein Anruf aus der Staatskanzlei eingeht. Mit dem Vorschlag einer einvernehmlichen Lösung. Wenn Marquart den Suizid des tatverdächtigen Franz Bichler als Schuldeingeständnis wertet, kann er das Ermittlungsverfahren einstellen, weil ein toter Täter nicht angeklagt werden kann.

»Deshalb sitzt Koller in diesem Moment bei Marquart«, sagt Katja. »Aus keinem anderen Grund.«

»Du meinst, er wird Koller anweisen, die Ermittlungen einzustellen?«

»Du weißt doch, wie's läuft, Rudi: Klappe zu, Affe tot! Aber das werde ich nicht zulassen. Dafür gibt es zu viele Ungereimtheiten.«

»Der Mann ist ehrgeizig, Katja, der will ganz nach oben. Der wird nicht zulassen, dass du ihm an den Karren pisst. Schon um seiner Karriere willen nicht.«

»Interessiert mich nicht«, sagt Katja. »Ich bin Mordermittlerin, keine Politikerin.«

»Kann ja sein«, erwidert Dorfmüller. »Aber aus der Nummer kommst du nur raus, wenn du dich wie eine verhältst.«

Katja schaut ihn an. »Stichwort Öffentlichkeit?«

Dorfmüller hebt seine riesigen Hände. »Ich bin der Pilatus von Thalkirchen, ich hab nichts gesagt.«

Aber er grinst. Und sie weiß, dass er dasselbe denkt wie sie.

»Dann wollen wir mal Fakten schaffen«, sagt sie und geht die Anrufliste ihres Handys durch. Sie sucht nach dem Lokalreporter der *Abendzeitung*, den sie vor einem halben Jahr schon einmal angerufen hat. Ferdinand Kneissl.

Er meldet sich nach dem zweiten Klingeln. »Frau Sand. Was für eine Ehre.«

»Sparen Sie sich das Gesülze«, sagt Katja. »Schon gehört, was heute passiert ist?«

»Natürlich«, sagt Kneissl. »Hat sich rumgesprochen wie ein Lauffeuer, auch wenn Ihr Chef Koller mauert wie verrückt. Sitze gerade an einem Artikel für unsere Onlineausgabe. Wird heute Abend noch ins Netz gestellt.«

»Trifft sich ja bestens«, sagt Katja und malt sich Kneissls Gesicht beim Schlucken des Köders aus. »Was wird denn drinstehen?«

»Na ja«, sagt der Journalist. »Zwei Morde innerhalb einer Woche. Und was ich so höre, wurden sie beide auf die gleiche

Art ausgeführt wie die Serienmorde eines gewissen Franz Bichler in den Neunzigern. Dürfte kein Zufall sein, dass der gute Mann sich heute Morgen aufgehängt hat.«

»Fragt sich nur, was daraus folgt«, sagt Katja.

»Eins und eins macht zwei«, erwidert Kneissl.

»Zwei Morde, ein Täter.«

»Plus drei macht fünf. Da tut jemand was für sein Konto.«

»Und wenn Ihnen eine gut informierte anonyme Quelle versichern würde, dass Bichler es nicht war?«

»Käme auf die Quelle an.«

»Die auf jeden Fall anonym bleiben würde?«

»Aber sicher«, sagt Kneissl. »Das Gespräch, das wir gerade miteinander führen, hat nie stattgefunden.«

»Ich sehe, wir verstehen uns.«

»Haben wir doch früher schon getan.«

»Umso besser«, sagt Katja. »Dann hören Sie jetzt gut zu: Wie's aussieht, hat Bichler für den zweiten aktuellen Mord ein Alibi.«

»Nicht Ihr Ernst!«

»Und wenn, wie Sie völlig richtig sagen, beide Morde vom selben Täter begangen worden sind, dann kann Bichler auch den ersten nicht begangen haben. Können Sie mir folgen?«

»Absolut.«

»Tja«, sagt Katja. »Dann will ich Sie nicht länger aufhalten, Herr Kneissl. Muss ja heute noch raus, Ihr Artikel.« Sie legt auf.

Dorfmüller schaut sie ungläubig an.

»Was?«, fragt Katja. »Du hast doch gesagt, ich soll mich wie eine Politikerin verhalten. Hab ich gemacht.«

»Aber Bichler hat gar kein Alibi für die Tatzeit!«

»Genau deswegen hat das Telefonat gerade auch gar nicht stattgefunden. Das ist ja das Schöne an so einer anonymen Quelle: Die Pressekonferenz von Staatsanwalt Marquart ist fürs Erste verschoben, und wir gewinnen Zeit. Alles klar? Also weiter!«

Sie informiert Dorfmüller über ihr Gespräch mit Hanning.

Beide Morde passen nicht in Bichlers Tatmuster: Weder Selma Kiefer noch Thomas Goldt sind todkrank, der Professor ist zudem ein Mann. Was eindeutig für einen Nachahmungstäter spricht. Der darauf spekuliert, dass sich die Medien und die Öffentlichkeit auf Bichler stürzen werden. Gegen den auch ohne Beweise ein Urteil gesprochen ist. Mit seinem Suizid bestätigt er seine Schuld. Die aufgebrachte Öffentlichkeit ist beruhigt, und der wahre Täter kommt straflos davon. »Ein perfider Plan«, schließt Katja. »Einfach und effektiv!«

»Okay«, erwidert Dorfmüller. »Aber was steckt dahinter?«

»Wir brauchen das Tatmotiv, Rudi!«

»Josef Kiefer besitzt eins.«

»Aber nur für den Mord an seiner Ex-Frau. Warum sollte er anschließend auch noch Professor Goldt töten?«

»Um von dem ersten Mord abzulenken.«

»Das hat er doch schon längst getan, indem er sie auf die gleiche Weise umgebracht hat wie Bichler damals die drei Frauen.«

»Du glaubst, er war's nicht?«

»Hier geht's nicht darum, was ich glaube. Hier geht's um Logik.«

Hannings Worte kommen ihr in den Sinn: Ich an Ihrer Stelle würde nach Verbindungen suchen.

»Die entscheidende Frage ist, ob die beiden Morde etwas miteinander zu tun haben. Gibt es eine Verbindung zwischen Selma Kiefer und Thomas Goldt?«

»Der eine ist Chirurg, die andere OP-Schwester.«

»Dann ist die nächste Frage, ob sie sich gekannt haben.«

»Er war im Klinikum Schwabing, sie bei den Barmherzigen Brüdern.«

»Aber was war vorher?«

»Du meinst, ob die mal zusammengearbeitet haben?«

»Genau das meine ich, Rudi!«

# 28

Schon beim Betreten der Wohnung schlägt ihr dieser unwiderstehliche Geruch entgegen. Sie zieht ihren Mantel aus und geht in die Küche.

Jenny steht am Herd und fischt Schweinerippchen aus einem Schmortopf. Neben ihr ein Brett mit Petersilie und frischem Oregano.

»Du kochst?«, fragt Katja überrascht.

»Ich versuch's«, sagt Jenny und beginnt, mit einem Messer das Fleisch von den Rippchen zu lösen. Die abgeschälten Knochen legt sie auf einen Teller, das abgelöste Fleisch landet wieder im Topf.

»Riecht köstlich«, sagt Katja. »Was wird das?«

»Ragù. Aber nicht irgendeins.«

»Sondern?«

»Streng geheimes Originalrezept.«

»Von wem?«

»Von Maria. Aus dem *Delfino*. Hat sie mir gegeben, als ich mit Oma im Sommer da war. Ich musste ihr versprechen, es nicht weiterzugeben. Also komm bloß nicht auf die Idee, es nachzukochen.«

Katja ist sprachlos. Marias Ragù. Ihre Ferien im *Delfino*. Sie kann das Seewasser auf ihrer Haut spüren, die Wärme der Sonne auf ihrem Bauch, sie riecht den Duft der Weinreben in der Abenddämmerung, hört das Plaudern der Hotelgäste auf der Terrasse, das Klappern des Geschirrs beim Essen. »Sie hat es immer mit selbst gemachten Papardelle serviert«, sagt sie.

»Weiß ich«, erwidert Jenny und präsentiert ihr eine Packung handgemachter Pasta. »Hab ich aus einem Laden in der Theatinerstraße. Verdammt teuer, aber saugut.«

»Kann ich dir helfen?«, fragt Katja.

»Kannst den Wein aufmachen«, sagt Jenny und deutet auf eine Flasche Rotwein, die auf dem Tisch steht. »Ein Bardolino vom Weingut Tre Colle. Oma hat mir erzählt, dass sie mal mit dir da war.«

»Du hast mit Oma geredet?«

»Ich telefoniere mit ihr, ich treffe sie, ich fahre mit ihr in den Urlaub. Liegt in der Natur der Sache, Mama.«

»Klar«, sagt Katja. Und spürt sofort, dass mehr dahintersteckt. »Wann hast du denn das letzte Mal mit ihr gesprochen?«

»Heute«, sagt Jenny. »Warum?«

»Nur so«, sagt Katja und nimmt den Korkenzieher aus einer der Schubladen.

Jenny hackt die Petersilie und das Oregano, gibt es zu dem Ragù in den Schmortopf. Dann setzt sie Wasser für die Papardelle auf.

»Auch ein Glas?«, fragt Katja.

»Ich bin fünfzehn, Mama!«

»Und hast noch nie Alkohol getrunken. Und noch nie gekifft. Wer's glaubt.«

Jenny lächelt. »Na gut, aber nur einen Schluck zum Anstoßen.«

Katja nimmt zwei Weingläser aus dem alten Bauernschrank, den sie vor Jahren in einem Antiquitätengeschäft gekauft hat, und gießt ein. Sie betrachtet den Rücken ihrer Tochter, die Selbstverständlichkeit, mit der sie das Essen zubereitet. Als hätte sie nie etwas anderes getan. Du bist so groß geworden, denkt Katja, und so wunderschön. Sie erinnert sich an den Moment, als sie Jenny zum ersten Mal im Arm hielt, ihr kleines, zartes Mädchen, noch ganz blau von den Anstrengungen der Geburt, ein zerbrechliches Bündel Mensch, schutzlos und stark zugleich. Der Wille zu leben! Monate zuvor hatte Katja mit sich gerungen, hatte sich entschieden abzutreiben und es dann doch nicht übers Herz gebracht. Und dann lag sie da, im Krankenhausbett einer Geburtsstation, Jenny im Arm, von Glück überflutet.

»Auf dich«, sagt sie und hebt ihr Glas. »Auf das Beste, was mir im Leben passiert ist.«

»Jetzt übertreib mal nicht«, sagt Jenny.

»Ist eher untertrieben«, entgegnet Katja.

»Auf uns«, sagt Jenny.

Sie stoßen an. Der Bardolino ist samtweich.

Katja sieht sich auf der Küstenstraße am See entlangfahren. Ein heißer Nachmittag Anfang Juli, sie haben sich ein Cabrio gemietet, Peter hat darauf bestanden. Ihr erster Sommer am Gardasee, ihr letzter gemeinsamer Urlaub. Aber das wissen sie zu diesem Zeitpunkt noch nicht. Seine Hände auf dem Lenkrad, die Haare auf seinen Unterarmen golden. Die Sonnenbrille, die sie ihm geschenkt hat, dunkelgrünes Glas mit einem feinen Goldrand. Der Wind, der mit seinen Haaren spielt, Peter sieht aus wie ein Filmschauspieler. Das Gefühl, ewig so weiterfahren zu wollen, die Zeit anzuhalten, einzufrieren in diesem einen Moment auf einer Küstenstraße am Gardasee zwischen Bardolino und Sirmione. Sie wollte ein Kind von ihm, vom ersten Tag an, er war der, auf den sie so lange gewartet hatte. Und ein paar Monate später war alles vorbei.

»Magst du den Tisch decken, Mama?«

»Klar, Liebes, mach ich.«

»Und nenn mich nicht ›Liebes‹, du weißt, dass ich das nicht mag.«

»Alles klar, Schatz«, sagt sie und zwinkert Jenny zu. Die droht ihr mit dem Kochlöffel. Ragù spritzt Katja auf Wangen und Nase. Sie wischt es sich aus dem Gesicht, leckt sich die saucenbeschmierten Finger ab, verzieht angewidert den Mund. Was

Jenny zum Lachen bringt. Eine Mutter und ihr Kind, die miteinander scherzen.

Irgendwann werde ich das Kind sein, denkt Katja, während sie die Teller aus dem Schrank nimmt, eine alte Frau, angewiesen auf Hilfe. Nach der Zeit mit Peter gab es ein paar Liebhaber, kurze, flüchtige Affären. Nichts, was Bestand gehabt hätte. Sie hat es nie wieder geschafft, sich auf einen Mann oder eine feste Beziehung einzulassen. Noch ein paar Jahre, dann ist Jenny aus dem Haus, und sie wird allein zurückbleiben. Sie fürchtet sich davor. Jennys Zukunft ist ein leeres Blatt Papier, weiß und leicht und unbeschrieben. Voller Erwartungen und Träume. Anders als ihre Zukunft. Auch ihr Blatt Papier ist weiß, aber weder leer noch leicht. Es ist vollgeschrieben mit ihren Erlebnissen und Erfahrungen, belastet mit ihrer Vergangenheit.

Jenny gießt die Nudeln ab und füllt die Teller. Papardelle con Ragù.

»Lass es dir schmecken, Mama.«

Sie schaut erwartungsvoll zu, wie Katja probiert. »Und? Was sagst du?«

»Ganz im Ernst? Fantastisch. Maria muss sich warm anziehen.«

Jenny verdreht die Augen. Aber dann probiert sie selbst. Und lächelt stolz.

Sie essen und plaudern. Trinken Bardolino und genießen die Nähe zwischen ihnen. Jenny berichtet von der Schule, tratscht über ihre Freundinnen. Katja erzählt von Dorfmüller und den Flugzeugen in seinem Bauch. Sie glaubt, dass er sich ernsthaft verknallt hat. In Susi, eine Fleischereifachverkäuferin. Jenny muss lachen. Rudi und eine Frau?

»Warum denn nicht?«, fragt Katja schmunzelnd. »Er ist doch auch nur ein Mann.«

»Und du bist eine Frau, Mama.«

»Was willst du damit sagen?«

»Wird Zeit, dass du dich auch endlich mal verknallst.«

»In wen, bitte schön, sollte ich mich verknallen?«

»Da draußen laufen Millionen von denen rum. Da sollte ja wohl einer dabei sein, der passt.«

»Vielleicht habe ich einfach keinen Bedarf.«

»Quatsch, Mama. Jeder sehnt sich danach.«

Wenn du wüsstest, wie recht du hast, denkt Katja. Wie oft liegt sie nachts wach und stellt sich vor, den Körper eines anderen zu umfassen. Ihres Geliebten, ihres Mannes. Das Heben und Senken seiner Brust im Schlaf, seine Schultern zwischen den Laken, die Wärme seiner Achselhöhlen. Seine Hände auf sich zu spüren, den vertrauten Atem an ihrem Hals. Sie weiß nicht mehr, wie das ist.

»Du hast ihn nie vergessen, oder?«, fragt Jenny.

»Wen?«

»Papa.«

»Nein, habe ich nicht«, sagt Katja und weiß, dass sie aufpassen muss. Ihr Gespräch nimmt eine gefährliche Wendung. Es gibt Dinge, über die sie mit Jenny nicht sprechen kann und nicht sprechen will. Weil das alles zwischen ihnen zerstören würde.

»Macht es dir was aus, dass seine Familie nicht deine ist?«

»Nein.«

»Irgendwie komisch«, sagt Jenny nach kurzem Innehalten. »Ich kenne euch beide. Dich besser als ihn. Und ihn besser als du.«

»Und ich ihn anders als du«, sagt Katja.

»Ich glaube, das wäre auf Dauer nicht gut gegangen mit euch«, sagt Jenny.

»Was heißt ›wäre‹?«, erwidert Katja. »Es ist nicht gut gegangen.«

»Ich hätte es mir trotzdem gewünscht.«

»Ich mir auch«, sagt Katja und schiebt Jenny ihren leer gegessenen Teller hin. »Kriege ich noch was?«

»Klar«, sagt Jenny und steht auf. Füllt den Teller ihrer Mutter erneut. Wirkt plötzlich bedrückt.

»Alles klar?«, fragt Katja, obwohl sie die Antwort kennt.

Jenny schaut sie traurig an. »Wieso wiederholen sich die Dinge immer, Mama?«

»Was meinst du?«

»Ich bin ohne Vater aufgewachsen und du auch.«

»Das ist nicht dasselbe.«

»Aber irgendwie ähnlich.«

»Du hast deinen gewonnen, ich hab meinen verloren.«

»Ich hätte ihn gerne kennengelernt.«

»Und ich hätte ihn gerne behalten.«

»Du hast mir nie gesagt, dass er dir fehlt.«

»Vielleicht wollte ich einfach nicht, dass dir dein Vater dann noch mehr fehlt.«

»Mehr ging nicht«, sagt Jenny. Ein Satz aus drei Worten, ohne jeden Vorwurf, einfach nur eine nüchterne Feststellung. Und deswegen umso schmerzhafter.

»Ich nehme an, Oma hat dir von unserem Gespräch erzählt.«

»Du kennst sie doch.«

Ja, denkt Katja, ich kenne sie. Sie merkt, dass sie wütend ist. Das, was sie mit ihrer Mutter besprochen hat, war nicht für Jenny bestimmt. Einen Moment lang hat sie das Gefühl, verraten worden zu sein. Aber dann besinnt sie sich. »Es war gut, dass wir endlich darüber geredet haben«, sagt sie. »Mein Vater stand irgendwie immer zwischen uns.«

»So wie meiner zwischen dir und mir«, sagt Jenny. Und wieder dieser Schmerz. Auch wenn sie das nicht böse gemeint hat. Sie will einfach nur ernst genommen werden. Gleichberechtigt sein. Nicht länger nur das Kind.

»Dein Opa hatte Krebs«, sagt Katja. »Die einen kriegen ihn, die anderen nicht. Niemand hat das in der Hand, niemand ist schuld daran. Aber ich hab Oma dafür verantwortlich gemacht, dass er gestorben ist. Ich war zehn damals, ich brauchte eine Erklärung. Und ich hab sie jahrelang büßen lassen dafür. Sie hat gedacht, es ginge irgendwann vorbei. Aber das tat es nicht. Im Gegenteil, es wurde immer schlimmer. Sie war meine Mutter, und ich konnte sie immer weniger leiden. Ich hab mich geschämt, und auch dafür hab ich sie verantwortlich gemacht. Ich hab immer gedacht, sie interessiert sich nur für sich selbst. Dabei war sie genauso traurig wie ich. Je länger mein Vater tot war, desto mehr hab ich ihn in den Himmel gehoben. Und dauernd hab ich gedacht: Wäre er doch nur da.«

»Ich hab dasselbe gedacht«, sagt Jenny leise. »Und mich genauso geschämt dafür wie du.«

»Ich weiß«, sagt Katja. »Und das tut mir sehr leid.«

»Muss es nicht. Jetzt ist er ja da.«

»Ja«, sagt Katja. »Jetzt ist er da.« Auch in meinem Leben, denkt sie, da, wo ich ihn nie mehr haben wollte. »Als ich gestern bei Oma war und sie nach meinem Vater gefragt hab und sie mir von ihm erzählt hat – da ist mir klar geworden, dass der Ehemann, von dem sie sprach, mit dem Vater, den ich mir über all die Jahre in meiner Erinnerung zusammengebaut habe, nicht das Geringste zu tun hatte.«

»Meiner ist auch ganz anders, als ich gedacht habe«, sagt Jenny.

»Inwiefern?«

»Na ja, er will immer alles bestimmen. Die Art, wie er mit seiner Frau umgeht – also, ich würde mir das ehrlich gesagt nicht gefallen lassen.«

»Bist ja auch meine Tochter.«

»Als wir im Sommer zusammen in Frankreich waren, nachdem ich ihn kennengelernt hab – ich hab ihn die ganze Zeit beobachtet und mich dauernd gefragt, welche meiner Eigenschaften von ihm sind.«

»Und, welche sind von ihm?«, fragt Katja.

»Er kann ganz schön aufbrausend sein. Wusstest du das?«

Katja lacht. »Das war er schon damals.«

»Aber er liebt Kinder.«

»Dich auch?«

»Glaub schon.«

»Und du?«

»Ich liebe ihn auch.«

Katja greift nach der Flasche mit dem Bardolino, schenkt sich und Jenny nach. Dann hebt sie ihr Glas und zwinkert ihr zu. »Auf unsere Väter!«

»Und auf unsere Mütter«, sagt Jenny.

# 29

Koller ist fuchsteufelswild. Genau wie sie erwartet hat. Sie sitzt ihm mit Dorfmüller in seinem Büro gegenüber und lässt seine Tiraden über sich ergehen. Donnerstagmorgen, draußen vor dem Fenster regnet es, der Schnee beginnt zu schmelzen, der weiße Überzug auf den Zweigen und Ästen der Bäume löst sich auf.

Koller will wissen, wo die undichte Stelle ist. Welcher Idiot dem Schmierfink von der *Abendzeitung* gesteckt hat, dass Bichler für den Mord an Thomas Goldt ein Alibi hat. Angeblich, denn in Wirklichkeit hat er ja gar keins.

»Vielleicht doch«, sagt Katja. »Wir sind noch dabei, das zu überprüfen.«

»Was heißt das?«, bellt Koller.

»Dass die Kollegen sich noch einmal in sämtlichen Gaststätten und Spielsalons in und um Pasing umhören. Die Orte, wo er sich bevorzugt aufgehalten hat. Was natürlich nicht ausschließt, dass er sich am Tatabend irgendwo anders hat volllaufen lassen. Es gibt viele Tresen in München.«

»Willst du damit sagen, dass nichts dabei herauskommen wird?«

»Ich gehe davon aus«, erwidert Katja. »Ich fürchte, dass sich die Frage nach seinem Alibi nicht abschließend beantworten lassen wird. Der Mann ist tot, Reinhard.«

»Ich weiß, dass er tot ist!«

»Was bedeutet, dass wir ihn nicht mehr fragen können.«

Koller versucht, sich zusammenzureißen. Was ihm sichtlich

schwerfällt. Er steckt in der Bredouille, denkt Katja. Staatsanwalt Marquart wird in diesem Moment genauso toben wie er. Weil Kneissls Onlineartikel ihm seine Pressekonferenz versaut hat. Sein großer Triumph fällt ins Wasser. Und dafür wird er Koller verantwortlich machen.

Der schaut Katja wütend an. »Warst du das?«

»Bitte?«

»Hast du diesem Lokalreporter den Floh ins Ohr gesetzt?«

»Traust du mir so was zu?«

»Ich trau dir alles zu«, giftet Koller zurück. »Im Sommer ist dasselbe schon mal passiert. Der Tote im Kühlschrank, die Ermittlungen im Fall Hanning, erinnerst du dich?«

»Hätte es diesen Artikel nicht gegeben, wäre der Fall eingestellt worden, und Hanning hätte weiter getötet. Ich verstehe ja, dass Marquart der aufgewühlten Öffentlichkeit unbedingt einen Täter präsentieren will. Ein paar Tage vor Weihnachten. Aber ich bin nicht für seine Karriereplanung verantwortlich. Und du auch nicht, Reinhard! Unsere Aufgabe ist es nicht, Gefälligkeitsergebnisse zu liefern, wir müssen Morde aufklären. Es gibt begründete Zweifel, dass Bichler der Täter ist. Und solange das so ist, wird sich der ehrgeizige Herr Staatsanwalt gedulden müssen.«

Sein Blick durchbohrt sie. Sie hält ihm stand. Die Szene aus dem Sommer. Dieselbe Situation. Koller hatte genau gewusst, dass sie hinter dem Artikel stand. Mit einer Mischung aus Respekt und Verärgerung hatte er zu ihr gesagt: Vielleicht habe ich dir zu viel beigebracht. Er hatte gelächelt.

Jetzt lächelt er nicht.

»Raus mit euch«, sagt er müde und tut ihr fast ein bisschen leid dabei.

Dorfmüller und sie gehen schweigend zurück in ihr Büro.

Rudi lässt sich auf seinen Stuhl fallen, die Gasdruckfederung zischt unter seinem Gewicht.

»Mann, oh Mann«, sagt er angefasst.

Katja grinst. »Komm schon, Rudi, so schlimm war's nun auch wieder nicht.«

»Ich dachte glatt, er killt dich!«

»Alles nur Geplänkel«, erwidert sie. »Er ist auf unserer Seite. Er darf es uns nur nicht zeigen.«

»Und Marquart?«

»Der wird sich schon wieder beruhigen.«

»Schon mal überlegt, in die Politik zu gehen, Frau Sand?«

»Da bin ich doch längst, Herr Dorfmüller. Hast du bloß nicht mitgekriegt.«

Sie sammelt sich, geht ihre Optionen durch. Das Gespräch mit Koller hat ihnen eine Atempause verschafft, mehr nicht. Sie werden Ergebnisse liefern müssen, und sie werden sie bald liefern müssen.

»Wir teilen uns auf«, sagt sie zu Dorfmüller. »Du nimmst dir Josef Kiefer vor, und ich kümmere mich um Goldts Schwiegertochter.«

Zehn Minuten später sitzt sie im Auto Richtung Schwabing. Ein bleierner Himmel, darunter die farblose Stadt. Der Regen hat zugenommen, die Scheibenwischer hinterlassen Schlieren auf der Windschutzscheibe. Auf den Straßen und Gehsteigen schmutzgraues Wasser, das sich in Pfützen sammelt, bevor es in die Gullys abfließt.

Katja fährt die Ludwigstraße hinunter, vorbei an der Universität und weiter bis zur Franz-Joseph-Straße. Sie biegt links ab, lässt den Elisabethplatz hinter sich. Dann die zweite rechts in die Isabellastraße. Der Altbau, in dem Miriam Goldt und ihr Mann wohnen, liegt auf der linken Seite. Katja hat Glück, dass sie einen Parkplatz findet.

Den Mantelkragen nach oben geklappt, hastet sie durch den Regen ein Stück zurück und klingelt. Der Türsummer ertönt, sie drückt die Haustür auf und geht hinauf in den dritten Stock. An der Wand lehnen gefaltete Umzugskartons, die Wohnungstür der Goldts ist geschlossen. Sie klopft.

»Komme«, hört sie eine Stimme aus dem Inneren der Wohnung rufen, dann öffnet sich die Tür.

»Hallo, Frau Goldt«, sagt Katja. »Sie erinnern sich an mich?«

»Natürlich«, sagt Miriam Goldt. »Die Polizistin. Wie war noch mal Ihr Name?«

»Sand«, sagt Katja. Und dann: »Hätten Sie einen Moment für mich? Nur ein paar Fragen, dauert auch nicht lange.«

Miriam Goldt tritt wortlos zur Seite, lässt sie herein. An ihren Füßen handgestrickte Wollsocken.

Die Wohnung ist ein einziges Chaos. Der Geruch nach Pappe, ein Hauch von Lavendel aus dem Inneren von Kleiderschränken. In jedem Zimmer Umzugskartons. Einige voll, gestapelt im Flur, bereit, hinausgetragen zu werden. Andere halb gefüllt, ein paar noch ungepackt, eben erst auseinandergefaltet. Vereinzelte Bilder, abgehängt und an die Wände gelehnt. Die Schranktüren im Schlafzimmer stehen offen, auf dem Bett liegen Blusen und Kleider, noch an ihren Bügeln. Im Wohnzimmer halb leere Regale, auf dem Boden Bücherstapel.

Das, was bleibt, und das, was verschwinden wird, denkt Katja, die Gnadenlosigkeit einer Trennung, die Auflösung eines gemeinsamen Hausstandes.

»Sie wundern sich jetzt sicher«, sagt Miriam Goldt.

»Na ja«, sagt Katja. »Ein bisschen schon.«

»Hat leider nicht funktioniert.«

»Da sind Sie nicht die Einzige.«

»Haben Sie so was auch schon mal hinter sich gebracht?«

Katja zögert. »Ja.«

»Ich hätte nie gedacht, dass es mir so schwerfällt«, sagt Miriam Goldt leise.

»Ging mir damals genauso«, erwidert Katja und schreckt zurück angesichts der plötzlichen Privatheit zwischen ihnen.

»Waren Sie auch verheiratet?«

»Nein.«

Aber ich wäre es gerne gewesen, denkt Katja. Was das Problem zwischen Peter und ihr nicht gelöst, sondern nur verlängert hätte. Zu der unvermeidlichen Trennung wäre noch eine Scheidung hinzugekommen. Wenigstens die hat sie sich gespart.

Sie betrachtet Miriam Goldt. Ihre eigentümliche Schönheit, der Schmerz in ihren Augen wie eingebrannt.

»Stört es Sie, wenn ich weiter packe? Ich muss bis heute Nachmittag fertig sein, dann werden die Kisten abgeholt.«

»Kein Problem«, sagt Katja. »Machen Sie nur.«

Sie folgt Miriam Goldt hinüber ins Schlafzimmer, schaut zu, wie sie ihre Blusen und Kleider mitsamt den Bügeln in einen der leeren Kartons legt, rasch, ohne besondere Sorgfalt. Als wäre ihr das alles egal.

Aber das ist es nicht, denkt Katja, sie will es einfach nur hinter sich bringen, so schnell wie möglich. Abstand schaffen. Eine Flucht, genau wie bei mir damals. »Vielleicht nicht unbedingt die beste Zeit, um sich zu trennen«, sagt sie. »Nach allem, was passiert ist.«

»Gibt's dafür eine beste Zeit?«, fragt Miriam Goldt zurück. »Gab's die bei Ihnen?«

»Nein«, erwidert Katja.

»Irgendwann geht es einfach nicht mehr«, sagt Miriam Goldt. »Da können Sie nicht mehr wegschauen oder sich das schönreden. Da entsteht so ein Wunsch, aufzuräumen, verstehen Sie?«

»Ja«, sagt Katja. Und erinnert sich an den Moment, als Peter vor ihr stand, in ihrer kleinen Wohnung. Dieses Unverständnis in seinen Augen, während sie nur noch das Verlangen hatte, das, was unvermeidlich war, zu Ende zu bringen. Die Klarheit ihres Entschlusses, seine Unfähigkeit, es zu begreifen. Die Scham über ihre Erleichterung, als die Tür hinter ihm zufiel.

»Und jetzt stehe ich hier«, sagt Miriam Goldt. »Packe Umzugskartons und frage mich, ob der Preis zu hoch ist.«

»Das habe ich mich damals auch gefragt«, sagt Katja und sieht sich am Küchentisch ihres kleinen Anderthalbzimmerapartments sitzen, das sie so gerne gegen eine große gemeinsame Wohnung mit Peter eingetauscht hätte, spürt dieses entsetzliche Gefühl der Lähmung, das Gewicht der Entscheidung, die vor ihr liegt und für die es keine Alternative gibt.

»Und? War er zu hoch?«, fragt Miriam Goldt.

»Nein«, sagt Katja. »Und selbst wenn: Ich hätte nicht anders gekonnt.«

Sie wundert sich über sich selbst. Sie gibt Dinge von sich preis, die sie noch nie jemandem preisgegeben hat. Sie muss aufpassen. Sie ist nicht hierhergekommen, um mit einer Wildfremden über ihre gescheiterte Beziehung zu reden.

Stumm schaut sie zu, wie Miriam Goldt einen weiteren Karton auseinanderklappt, die Falzen ineinanderschiebt, die Grifflöcher aufstößt.

Die Tage nach der Trennung von Peter. Sie war Mitte zwanzig, er ein paar Jahre älter. Das Traumpaar des K 21. Zwei, die sich perfekt ergänzten. Unter den Kollegen galt es als ausgemachte Sache, dass sie heiraten würden. Die Nachricht von der Trennung schlug in den Fluren und Büros ein wie eine Bombe. Niemand im Kommissariat hätte mit so etwas gerechnet. Die Verunsicherung, wie man damit umgehen sollte. Das Getuschel hinter ihrem Rücken, von dem sie nicht wusste, ob es tatsächlich stattfand oder nur eingebildet war. Sie zwang sich, so zu tun, als ob nichts wäre. Lief durch die Gänge wie ihr eigener Schatten, unfähig, sich auf ihre Arbeit zu konzentrieren, während Peter sich mit derselben Arbeit erfolgreich betäubte. Sie schottete sich ab, mied jede Privatheit mit den Kollegen, sah sich selbst immer weiter an den Rand der Ermittlungsgruppe driften, hilflos und voller Angst. Bis sie nicht mehr dazugehörte. Das Einzige, was blieb, war ihr Antrag auf Versetzung in ein anderes Dezernat. So wurde Reinhard Koller ihr Chef. Sie hat es nie bereut.

»Wir müssen über Ihren Schwiegervater reden«, sagt sie.

»Sonst wären Sie ja nicht hier.«

»Nein«, erwidert Katja. »Sonst wäre ich nicht hier.«

»Was wollen Sie wissen? Fragen Sie. Ich werde antworten, so gut ich kann.«

»Wir haben in seinem Haus Unterlagen gefunden. Die Überschreibung eines Wertpapierdepots auf Sie. Anfang Dezember. Aktien und dergleichen.«

»Er wollte das so.«

»Über vierhunderttausend Euro. Eine erhebliche Summe.«

»Ich hab ihn nicht darum gebeten.«

»Trotzdem hat er das getan. Sie werden verstehen, dass ich mich frage, warum?«

»Ja«, sagt Miriam Goldt. »Das verstehe ich.«

»Und die Antwort?«

Etwas in Miriams Goldts Gesicht verändert sich. Eine kaum merkliche Verhärtung ihrer Züge, der Ansatz eines Versteinerns.

Katja denkt: ein an die Oberfläche gespülter Schmerz, den sie verbergen will, aber nicht verbergen kann.

Nur ein paar Sekunden später hat Miriam Goldt sich wieder im Griff. »Er wollte, dass ich versorgt bin«, sagt sie.

»Wegen Ihrer Trennung?«

»Ja.«

»Auf welcher Seite stand er?«

»Wie meinen Sie das?«

»Na ja, man sagt doch: Blut ist dicker als Wasser.«

»Tut mir leid, aber ich weiß nicht, worauf Sie hinauswollen.«

»Auf Ihr Verhältnis. Schwiegertochter zu Schwiegervater. Mochten Sie sich?«

»Wir haben uns gut verstanden, wenn Sie das meinen. Und das mit den Wertpapieren habe ich Ihnen doch erklärt.«

Hat sie das wirklich? Wieder ist da diese Härte in ihrem Gesicht. Und ein abwehrender Unterton in ihrer Stimme. Sie versucht, mir auszuweichen, denkt Katja. Sie will nicht darüber reden. »Wie hat denn Ihr Mann darauf reagiert?«

»Das können Sie sich doch denken«, sagt Miriam Goldt. »Das Geld geht von seinem Erbe ab.«

»Hat er versucht, seinen Vater umzustimmen?«

»Sie haben sich gestritten deswegen. Aber mein Schwiegervater hatte sich nun mal entschieden. Sich gegen ihn durchsetzen zu wollen ist aussichtslos.«

»Ihr Mann hat mir erzählt, dass sein Vater ihn gestern zum Frühstück eingeladen hat. Um ihm etwas mitzuteilen. Haben Sie eine Idee, was das gewesen sein könnte?«

Miriam Goldt schüttelt den Kopf. »Woher sollte ich das wissen?« Um ihren Mund die Spur eines Lächelns. So als wüsste sie insgeheim genau, was bei diesem gemeinsamen Frühstück besprochen werden sollte.

»Warum lächeln Sie?«, fragt Katja.

»Wie kommen Sie darauf, dass ich lächle?«, fragt Miriam Goldt zurück.

»Ich hatte den Eindruck«, sagt Katja. »Sah so aus.«

»Meine Ehe ist kaputt. Mein Schwiegervater wurde gestern ermordet aufgefunden. Glauben Sie, dass ich da einen Grund hätte zu lächeln?« Miriam Goldt ist jetzt unverhohlen feindselig. Und gibt sich keinerlei Mühe, es zu verbergen. Blaue Adern, die an ihren Schläfen hervortreten.

»Ich versuche nur, meinen Job zu machen«, sagt Katja und merkt, wie klein sich das anhört. Als müsste sie sich rechtertigen vor dieser Frau, die so kraftvoll wirkt in ihrem Leid. So merkwürdig strahlend und schön, umgeben von einer Aura der Klarheit.

»Ich dachte, Ihr Job wäre es, den Mann zu fassen, der meinen Schwiegervater und diese alte Frau getötet hat, von der seit

Tagen in den Medien berichtet wird. Ich bin keine Polizistin wie Sie, aber da steckt doch ein Muster dahinter. Das ist doch eindeutig derselbe Täter, oder sehe ich das falsch?«

»Ich kann mich zu laufenden Ermittlungen nicht äußern.«

»Aber Fragen stellen, die mit diesen Morden nichts zu tun haben, das können Sie! Willkürlich in privaten Angelegenheiten herumwühlen.«

»Ich will mir nur ein Bild machen«, erwidert Katja. »Von Menschen, Umständen, möglichen Tathintergründen. Nichts davon ist willkürlich. Wenn ich Sie beleidigt haben sollte, dann entschuldige ich mich ausdrücklich dafür.«

Miriam Goldt wendet den Blick ab, starrt vor sich hin. Ihre Wut verwandelt sich in Erschöpfung. Sie nickt fahrig. »Ich bin diejenige, die sich entschuldigen muss«, sagt sie. »Ist einfach alles zu viel.«

Ein Moment des Schweigens inmitten leerer und voller Umzugskartons. Die angehaltene Zeit zwischen einer Mordermittlerin und der Angehörigen eines Mordopfers, so wie Katja das in ähnlichen Situationen schon hundertfach erlebt hat. Auf ihrer Seite das Bemühen, Gefühle außen vor zu lassen, um den eigenen Blick nicht zu trüben, bei ihrem Gegenüber das Ringen darum, sich von den eigenen Gefühlen nicht überwältigen zu lassen.

»Wo wollen Sie denn hin mit all diesen Kartons?«, fragt Katja vorsichtig.

»Clemensstraße«, sagt Miriam Goldt. »Zwei Zimmer, möbliert. War das Einfachste und Schnellste in meiner Situation.«

# 30

»Sand«, sagt sie. »Mordkommission München. Ich bin auf der Suche nach Doktor Goldt.«

Der Mann hinter der Glasscheibe schaut sie sprachlos an, blickt dann auf ihren Dienstausweis, den sie ihm entgegenhält.

Sie steht vor der Pforte des Klinikums Schwabing. Aufzugtüren, die sich hinter ihr öffnen und schließen. Patienten und Besucher, die hinein- und hinausströmen. Klinikpersonal, das Rollwagen vor sich herschiebt. Das Klappern von Schuhabsätzen, das Quietschen von Gummisohlen auf dem glänzenden, gebohnerten Boden. Gesprächsfetzen und Gelächter, zurückgeworfen von den Wänden der Halle, ineinander übergehend, ein unverständliches Rauschen.

»Haben Sie gehört, was ich gesagt habe?«, fragt Katja.

»Ja«, sagt der Mann hinter der Scheibe. »Doktor Goldt.«

»Ganz genau«, sagt Katja und deutet auf das Telefon vor dem Mann. »Wenn Sie dann so nett wären, für mich rauszufinden, wo ich ihn finden kann.«

Der Mann nickt, greift nach einem Ringordner, schlägt ihn auf. Eine Liste mit Namen, in Sichthüllen geschobene Blätter aus Papier. Er fährt mit dem Zeigefinger über die Zeilen, bis er fündig wird. Zieht den Finger hinüber in die Spalte mit den Telefonnummern, drückt die entsprechenden Tasten auf seinem Telefon und wartet auf die Verbindung. »Die Pforte, Grabosch. Ich hab hier eine Frau Sand. Mordkommission München. Sie würde gerne mit Doktor Goldt sprechen.«

»Und zwar dringend«, sagt Katja.

»Dringend«, wiederholt Grabosch, wartet auf eine Erwiderung am anderen Ende der Leitung, nickt und legt auf. Nennt ihr die Station und das dazugehörige Stockwerk.

»Geht doch«, sagt Katja und wünscht ihm einen schönen Tag. Sie eilt hinüber zu den Aufzügen. Schiebt einen Fuß zwischen zwei zugleitende Türen, die sich daraufhin wieder öffnen. »Entschuldigung«, sagt sie und quetscht sich in die volle Aufzugkabine. Menschen, die gezwungen sind, enger zusammenzurücken, Gesichter, die sie gereizt anstarren. Sie lächelt einer Frau zu, deutet auf das Bedienfeld des Aufzugs. »Zweiter Stock. Wenn Sie so nett wären.«

Widerwillig drückt die Frau einen der Knöpfe, die Türen schließen sich wieder.

Im zweiten Stock steigt Katja aus, betritt die Station. Sie hasst Krankenhäuser. Diesen Geruch nach Bohnerwachs und Desinfektionsmitteln, der sie an ihre Kindheit erinnert. Diese laute Stille. Die Besuche bei ihrem sterbenden Vater, sein verlöschendes Leben. Die schreckliche Wandfarbe in seinem Zimmer, das Piepsen der Maschinen, die Beatmungsmaske auf seinem Kopf. Die mitleidigen Blicke der Ärzte und Schwestern. Ihre Mutter, die bis zum Schluss so tat, als würde alles wieder gut. Obwohl sie genau wusste, dass nichts je wieder gut werden würde.

Katja schaut den langen Flur vor sich hinunter, ihr Atem geht schwer, ihr Puls rast, sie muss sich zwingen weiterzugehen. Ein Schritt nach dem anderen, jeder neue schwerer als der vorhergehende. Stell dich nicht so an, denkt sie, das ist doch lächerlich! Und spürt, dass sie eine Pause machen muss, nur einen kurzen Moment, sie muss sich sammeln, sie kann Julian Goldt nicht in diesem Zustand gegenübertreten.

Also bleibt sie stehen, lehnt sich an die Wand, die Augen geschlossen, den Rücken und die Handinnenflächen gegen den Putz gedrückt. Mit aller Kraft, fest und immer fester. Versucht, sich ihre Beklemmung aus dem Körper zu pressen. Es gelingt ihr nicht. Sie ist wieder das zehnjährige Mädchen, hilflos im Angesicht eines herankriechenden Todes, wütend auf ihre Hilflosigkeit und auf ihre Mutter, die ihr die Wahrheit so lange verschwiegen hat.

»Frau Sand?« Hände, die sich auf ihre Schultern legen. Sie öffnet die Augen. Vor ihr steht Julian Goldt. Er blickt sie besorgt an. »Geht's Ihnen gut?«

»Ja«, ringt sie sich mühsam ab. »Alles in Ordnung.«

»So wie Sie aussehen, ist gar nichts in Ordnung.«

»Wie sehe ich denn aus?«

»Kalkweiß.«

»Ist gleich vorbei. Nur der Kreislauf.«

Goldt schaut sich um. »Kommen Sie, ich helfe Ihnen.« Er zieht sie zu sich heran, stützt sie unter den Armen und führt sie über den Flur in ein leer stehendes Patientenzimmer. Vor ihr ein frisch desinfiziertes Bett, überzogen mit einer Schutzfolie aus Kunststoff.

»Ruhen Sie sich einen Moment aus«, sagt er. »Nur ein paar Minuten.«

Sie setzt sich, er nimmt ihre Beine, hilft ihr, sich hinzulegen. Die Folie unter ihr knistert.

»Ich bin gleich zurück«, sagt er und verlässt das Zimmer, das im Halbdämmer daliegt. Das Deckenlicht ist nicht eingeschaltet, kaum Helligkeit von draußen, nur das eintönige Grau des Regens.

Sie schließt wieder die Augen. Vom Flur her die üblichen Klinikgeräusche, wie von weit her, sie vermeidet jede Bewegung, um nicht das Knistern der Folie unter ihrem Körper hören zu müssen. Liegt einfach still da, in einem Patientenzimmer im zweiten Stock des Klinikums Schwabing, herausgefallen aus Zeit und Raum. Lauscht in sich hinein, spürt den Schmerz des kleinen Mädchens, das sie vor einer gefühlten Ewigkeit war. Dieselbe Einsamkeit, das Ende der Welt. Warum hast du mich verlassen, Papa? Keine Antwort, nur das Piepsen von Maschinen, die sein Sterben hinauszögern. Sie versucht, ihn anzusehen, seinen eingefallenen Körper, sein vom Schmerz gezeichnetes Gesicht, aber sie sieht nur seine verschwommenen Konturen unter einer transparenten Beatmungsmaske, beschlagen von seinem künstlich aufrechterhaltenen Atem. Sehnsucht überschwemmt sie, in ihrer Brust ein berstendes Herz.

»Was machen Sie denn da?«, hört sie eine Frauenstimme fragen. Sie dreht sich der Stimme zu. Eine Schwester, die in der Tür steht und sie vorwurfsvoll anblickt.

»Alles gut, Schwester«, sagt der hinzutretende Julian Goldt, in der Hand ein Tablett mit zwei Kaffeetassen und einem Päckchen Traubenzucker. »Ich hab ihr gesagt, sie soll sich hinlegen.«

Die Schwester verschwindet im Flur, Julian Goldt schließt die Tür, stellt das Tablett auf den Beistelltisch neben dem Bett.

»Schwester Angelika«, sagt er. »Ein echter Drachen.« Und dann: »Ich hab Ihnen Traubenzucker mitgebracht. Für Ihren Kreislauf. Und einen Kaffee, wenn Sie mögen.«

»Danke«, sagt Katja und schaut zu, wie er die Folie vom Traubenzucker reißt und ihr ein Stück reicht.

»Ist nicht nötig«, sagt sie.

»Ist absolut nötig«, erwidert Julian Goldt.

Verkehrte Welt, denkt sie. Der, den sie befragen will, sagt ihr, was sie tun soll. Widerwillig legt sie sich den Traubenzucker auf die Zunge, beißt ein Stück ab, zerkaut es, schluckt es hinunter. Fühlt ihren Kreislauf in Schwung kommen, spürt, wie ihre Kraft zurückkehrt.

Er zieht sich einen Stuhl heran, setzt sich und nimmt einen Schluck Kaffee. »Also«, sagt er mit einem Lächeln. »Sie wollten mich sprechen.«

»Ja«, sagt Katja. »Ich war gerade bei Ihrer Frau.«

Das Lächeln auf seinem Gesicht erstirbt schlagartig. Sie kann ihm ansehen, wie es in ihm arbeitet.

»Sie können sich vorstellen, dass ich einigermaßen überrascht war«, sagt sie.

»Ja«, erwidert Julian Goldt. »Das kann ich mir vorstellen.«

Äußerlich scheint er seine Fassung zurückgewonnen zu haben, aber da ist ein nervöses Zucken um seine Augen, eine innere Unruhe, die sich auf seinen Körper überträgt.

»Was wollten Sie denn von ihr?«, fragt er verunsichert und ist plötzlich nicht mehr der Arzt, der ihr Anweisungen erteilt. Jetzt gibt sie wieder den Takt vor.

»Antworten«, sagt sie knapp.

»Worauf?«, fragt Julian Goldt.

»Auf Fragen, die aufgetaucht sind.«

Julian Goldt nickt. Ein Reflex. Aber dann schüttelt er unvermittelt den Kopf. Als verstünde er nicht, wie man angesichts der Eindeutigkeit dessen, was passiert ist, überhaupt noch Fragen haben könne. »Entschuldigen Sie, aber ich dachte …«

»Was dachten Sie?«

»Na ja«, sagt er. »Die Sache ist doch klar.«

»Ist sie das?«

»Wir haben doch darüber gesprochen. Sie und ich. Im Haus meines Vaters. Dass es derselbe kranke Täter sein muss, der auch diese alte Frau getötet hat.«

»Das haben Sie gesagt, nicht ich.«

»Aber die Art und Weise ist doch absolut identisch«, beharrt er. »Die Zeitungen sind seit Tagen voll davon.«

Er will die Oberhand zurückgewinnen, denkt Katja. »Und?«, fragt sie und richtet sich auf. Nimmt ihre Füße vom Bett und stellt sie auf den Boden. Versucht, das unangenehme Knistern der Folie zu ignorieren.

»Ich verstehe einfach nicht, warum Sie meine Frau aufsuchen«, sagt Julian Goldt. »Nur um Antworten auf irgendwelche Fragen zu bekommen, die mit dem Mord an meinem Vater nicht das Geringste zu tun haben.«

»Kennen Sie denn die Fragen, die ich ihr gestellt habe?«

»Nein«, sagt Julian Goldt. »Woher sollte ich sie kennen?«

Katja schaut zu dem Tablett auf dem Beistelltisch.

»Ich glaube, ich komme doch auf Ihr Angebot zurück«, sagt sie und greift nach der zweiten Kaffeetasse. Nimmt einen Schluck. Dann einen zweiten. Blickt Julian Goldt dabei die ganze Zeit an. Seine Kiefer mahlen. Sie lässt sich Zeit. Dann sagt sie langsam: »Vierhundertzwanzigtausend Euro.«

»Na und?«, entgegnet Julian Goldt nervös. »Was hat das mit dem Mord an meinem Vater zu tun?«

»Hat es etwas damit zu tun?«, fragt Katja ruhig zurück.

»Nein!«

»Warum regen Sie sich dann so auf?«

»Mein Leben geht Sie nichts an. Und das meiner Frau auch nicht.«

»Kommt ganz drauf an«, erwidert Katja.

»Was wollen Sie, Frau Sand?«

»Einen Mord aufklären. Herausfinden, wer Ihren Vater getötet hat. Und wer hinter dem Mord an der alten Frau steckt. Das ist mein Job, und ich bin gut darin. Allerdings reagiere ich ziemlich allergisch, wenn mir jemand vorschreiben will, was dazugehört und was nicht.«

Julian Goldt weicht ihrem Blick aus, fährt sich mit der Hand durchs Gesicht. Eine Geste der Ratlosigkeit.

Jetzt fragt er sich, wie er aus der Nummer wieder rauskommt, denkt Katja. Sie wird ihm nicht dabei helfen.

»Tut mir leid«, sagt Julian Goldt zerknirscht. »Ich wollte Sie nicht angreifen. Ich bin übers Ziel hinausgeschossen. Es ist nur … Meine Ehe geht den Bach runter, und dann wird auch noch mein Vater getötet. Ich weiß einfach nicht, wie ich das alles auf die Reihe kriegen soll.«

So ähnlich hat das auch Miriam Goldt gesagt. Katja glaubt ihm. Was er sagt, wirkt ehrlich.

»Ihre Frau hat mir berichtet, dass es Streit gegeben hat.«

»Den gibt es immer bei einer Trennung. Das ist unvermeidlich.«

»Nicht zwischen ihr und Ihnen – zwischen Ihnen und Ihrem Vater.«

»Das hat sie Ihnen erzählt?«

»Das Wertpapierdepot, das er ihr überschrieben hat, geht von Ihrem Erbe ab. Mit Ihrer Trennung verlieren Sie vierhundertzwanzigtausend Euro. Ich an Ihrer Stelle wäre verdammt sauer gewesen.«

»Ich habe es einfach nicht verstanden.« Julian Goldt klingt verbittert. »Ich bin doch nicht irgendwer. Ich bin sein Sohn! Meine Frau verlässt mich, und er belohnt sie auch noch dafür.«

»Sie sagt, er wollte sie versorgt wissen.«

»So ein Unsinn. Die haben sich doch überhaupt nicht verstanden. Von Anfang an nicht. Er hat sie verachtet. Kein abgeschlossenes Hochschulstudium. Ein Ding der Unmöglichkeit für ihn.«

»Vielleicht hatte er Mitleid mit ihr.«

»Mein Vater? Der Mann war Chirurg, Frau Sand! Der hatte keine Gefühle für andere. Der hat sich nur für sich selbst interessiert.«

»Warum also schenkt er ihr so viel Geld?«

»Um mir eins reinzuwürgen.«

»Eine ziemlich kostspielige Art, dem eigenen Sohn eins reinzuwürgen.«

»Aber eine sehr effektive. Die Summe hat ihm doch nicht wehgetan. Seine Altersbezüge waren höher als mein Bruttogehalt. Und dann das Haus. Wissen Sie, wie viel das wert ist? In der Lage?«

»Eine Menge«, sagt Katja.

Sie betrachtet ihn schweigend. Den Rücken gebeugt, schaut er hinaus in den Regen, der graue Himmel so tief, dass er die

Klinikgebäude zu erdrücken scheint. Die mangelnde Helligkeit im Zimmer zeichnet Schatten auf sein Gesicht, die Hälfte seiner Züge liegt im Dunkeln.

»Was macht Sie so wütend, Herr Goldt?«, fragt Katja.

»Ich bin ihm mein ganzes Leben lang hinterhergerannt«, erwidert Julian Goldt leise. »Ich hab um seine Aufmerksamkeit gebettelt. Um jede noch so kleine Anerkennung. Wie ein winselnder Hund. Und je mehr ich gebettelt habe, desto mehr hat er mich ignoriert. Wissen Sie, was mich verrückt macht?«

»Sagen Sie's mir.«

»Ich mag, was ich tue. Wirklich. Ich bin gerne Arzt. Von ganzem Herzen. Aber ich bin es nur geworden, weil mein Vater es so wollte. Und das macht irgendwie alles kaputt. Können Sie das verstehen?«

»Ich glaube schon«, sagt Katja.

»Weil es nicht meine Entscheidung war, auch wenn sie richtig war. Weil ich das alles nur ihm zuliebe gemacht habe. Nicht für mich selbst.«

»Ich bin Kommissarin, keine Psychologin«, sagt Katja. »Aber vielleicht liegt darin ja auch eine Chance.«

Sie denkt an Hanning, der ihre eigene Situation ganz ähnlich beschrieben hat.

»Wie meinen Sie das?«, fragt Julian Goldt.

»Die eigene Einstellung zu hinterfragen. Die Dinge neu zu bewerten. Das, was Sie wollen, und das, was Sie nicht wollen.«

»Kann schon sein«, sagt Julian Goldt. Noch immer geht sein Blick aus dem Fenster, aber jetzt wirkt es so, als blickte er dabei auch in sich selbst.

»Wissen Sie, wie Ihre Frau das genannt hat?«

»Nein.«

»Aufräumen«, sagt Katja. »Vielleicht hat sie ja recht. Vielleicht muss man einfach ab und zu mal aufräumen in seinem Leben. Egal, ob man es freiwillig tut oder dazu gezwungen wird.«

Julian Goldt wendet ihr langsam den Kopf zu. Sein verschattetes Gesicht, der Blick eines kleinen Jungen, fragend und verunsichert. Dieser Moment, in dem man auf dem Sprungturm eines Freibades steht und nicht weiß, ob man springen soll oder nicht. Und weiß, dass es kein Zurück gibt. Dass die Entscheidung längst gefallen ist.

»Eine Frage hätte ich noch«, sagt Katja. »Sie haben mir erzählt, dass Ihr Vater Sie zum Frühstück eingeladen hat, um etwas mit Ihnen zu besprechen.«

»Ja.«

»Und dass Sie nicht wussten, worum es dabei gehen sollte.«

»Ja.«

»Stimmt das?«, fragt Katja. »Wissen Sie wirklich nicht, was er von Ihnen wollte?«

Julian Goldt lässt sich Zeit mit der Antwort. Aber anders als seine Frau lächelt er nicht. Er wägt ab, denkt Katja, er will nichts Falsches sagen. Und auf keinen Fall will er mit hineingezogen werden. »Er hat Andeutungen gemacht«, sagt Julian Goldt zögernd.

»Was für Andeutungen?«

»Ich bin mir nicht sicher. Am Telefon hat er von einem schlimmen Fehler gesprochen, den er irgendwann mal gemacht hat. Und dass ihn dieser Fehler jetzt einholt.«

»Das war alles?«

»Ja.«

»Ein alter Fehler, der ihn einholt?«

»Ja.«

»Irgendeine Idee, was er damit gemeint haben könnte?«

»Nein.«

»Hört sich an, als hätte auch er in seinem Leben aufräumen wollen.«

»Vielleicht«, erwidert Julian Goldt. »Ich weiß es nicht.«

Sie schließt die Augen. Immer mehr lose Enden ineinander

verschlungener Seile und in der Mitte ein Knoten, der immer verwickelter wird. Du musst es sortieren, denkt sie, Ordnung in das Chaos bringen. Trennen, was nicht zusammengehört, zusammenfügen, was unverbunden scheint. Endlich den Schlüssel finden, mit dem sich das Schloss öffnen lässt.

Für den ersten Mord gibt es ein Tatmotiv und einen Tatverdächtigen. Josef Kiefer, der mit dem Tod seiner Ex-Frau den Kopf aus der Schlinge zieht. Um von sich abzulenken, imitiert er die Taten des entlassenen Serienmörders Franz Bichler. Das Insulin, das er dafür braucht, hat er als Diabetiker zu Hause, das Skalpell bestellt er im Internet. Die Indizien gegen ihn sind erdrückend.

Aber dann geschieht dieser zweite Mord, für den es weder ein Motiv noch irgendeine Beziehung zu Kiefer gibt. Selbst wenn er Thomas Goldt zufällig ausgesucht hat, nur um erneut von sich abzulenken und auch diese Tat Bichler in die Schuhe zu schieben: Warum wählt er einen Mann als Opfer? Er kennt doch das Muster hinter Bichlers Morden, ihm muss klar sein, dass ein getöteter Mann nicht zu diesem Muster passt.

»Entschuldigung«, hört sie Julian Goldt vorsichtig fragen. »War es das dann?«

Sie antwortet nicht, will sich nicht aus dem Fluss ihrer Gedanken reißen lassen. Egal, wie sie es dreht und wendet: Sie kann Josef Kiefer den zweiten Mord nicht zuschreiben. Es ergibt keinen Sinn, die Teile fügen sich einfach nicht zusammen. Wenn beide Morde vom selben Täter begangen wurden und Josef Kiefer für den zweiten Mord nicht infrage kommt, dann kann er auch den ersten nicht begangen haben. Ein einfacher logischer Schluss.

Gleiches gilt für die Tötung von Thomas Goldt. Seine Schwiegertochter hat keinen Grund, ihn zu töten. Er hat ihr fast eine halbe Million geschenkt. Und auch sein Sohn besitzt kein nachvollziehbares Motiv. Und selbst wenn es eins gäbe: Dann müsste Julian Goldt auch Selma Kiefer umgebracht haben. Dafür gibt es keine logische Erklärung. Also doch Bichler? Ein entlassener Serienmörder, der einfach da weitergemacht hat, wo er vor über zwanzig Jahren aufgehört hat? Kann es wirklich so simpel sein?

»Ich will Sie ja nicht drängen, Frau Sand, aber ich bin im Dienst.«

»Sekunde!« Sie hebt abwehrend die Hand, die Augen noch immer geschlossen. Du denkst falsch, Katja! Ziehst Schlüsse, ohne die Zusammenhänge zu kennen. Nimmst Zuordnungen vor, ohne die Voraussetzungen dafür zu haben. In ihren Ohren Hannings Worte im Besuchsraum der JVA Straubing: Suchen Sie nach Verbindungen, Frau Sand.

Aber es gibt doch eine Verbindung zwischen den beiden Toten! Eine, die klarer nicht sein könnte: Selma Kiefer war OP-Schwester, Thomas Goldt war Chirurg. Sie haben beide in Krankenhäusern gearbeitet, in derselben Stadt. Und dann ist da Julian Goldts Aussage, dass sein Vater ihm von einem alten Fehler erzählen wollte, der ihn jetzt einholt. Kannte der ehemalige Chirurg die ehemalige OP-Schwester? Haben die beiden irgendwann mal zusammengearbeitet?

Sie öffnet die Augen, blickt Julian Goldt direkt an. »Die alte Frau, die getötet wurde, war früher OP-Schwester. Wussten Sie das?«

»Woher sollte ich das wissen?«, fragt Julian Goldt irritiert zurück. »Davon stand nichts in den Zeitungen.«

»Hat Ihr Vater Ihnen gegenüber irgendwann mal den Namen Selma Kiefer erwähnt?«

»Hieß sie so?«

»Hat er?«

Julian Goldt überlegt, dann schüttelt er den Kopf. »Nein, jedenfalls nicht, dass ich mich daran erinnern würde.«

»Können Sie mir sagen, wo Ihr Vater im Verlauf seines Berufslebens gearbeitet hat? An welchen Kliniken und in welchem Zeitraum?«

»Da fragen Sie mich was«, sagt Julian Goldt. Fängt an nachzudenken. »Studiert hat er in Heidelberg. Seinen Facharzt hat er in Ulm gemacht. Danach war er ein paar Jahre in Augsburg. In der Kinderchirurgie. Dort hat er sich auch habilitiert. Anschließend ging er nach München. Klinikum Schwabing. Da ist er dann bis zum Ende geblieben.«

»Die Zeit in Augsburg«, sagt Katja. »Können Sie die eingrenzen?«

»Das müsste irgendwann in den Achtzigern gewesen sein.«

»Und das Krankenhaus?«

»Soweit ich weiß, die Uniklinik.«

Es klopft an der Tür. Schwester Angelika kommt aufgeregt herein. »Doktor Goldt? Ich bräuchte Sie. Dringend. Die Patientin Wegemann.«

Julian Goldt steht auf. »Tut mir leid, aber da muss ich hin.«

»Natürlich«, sagt Katja. »Danke für Ihre Zeit.«

Er verlässt das Zimmer. Katja wendet sich dem Fenster zu, schaut nach draußen in den Park. Kein Weiß mehr auf den Zweigen der Bäume, alles abgewaschen vom Regen. Der Schnee hat kapituliert.

# 31

Der Weg aus der Station, das Warten auf den Aufzug, die Fahrt hinunter in die Empfangshalle. Der Pförtner winkt ihr zu, ein flüchtiges Wiedererkennen – wie war noch mal sein Name? –, sie nickt fahrig zurück. Sie will nur noch raus hier!

Draußen empfängt sie der Regen, aber das stört sie nicht. Sie schlägt ihren Mantelkragen hoch, hastet zu ihrem Wagen, durch den aufgeweichten Schnee, den Matsch, die zahllosen Pfützen. Sie lässt sich auf den Fahrersitz ihres Wagens fallen, schlägt die Tür zu. Erst jetzt atmet sie durch, ein paar tiefe Züge. Endlich liegt das Krankenhaus hinter ihr.

Sie startet den Motor, steuert den Wagen aus der Parklücke, fädelt sich in den mittäglichen Verkehr ein. Unter den tief hängenden Wolken die Rückleuchten der vorausfahrenden Autos, entgegenkommende Schweinwerfer, vom Regen auf der Windschutzscheibe in zahllose Lichtreflexe zerteilt, zur Seite geschoben von den Blättern des Scheibenwischers und mit dem nächsten Intervall wieder da.

Ihr Handy klingelt, sie aktiviert die Freisprecheinrichtung.

»Sand?«

»Hallo, Katja.«

Eine männliche Stimme, voll und weich. Holger Fink! Sie ist vollkommen überrascht. Mit jedem anderen hat sie gerechnet, nur nicht mit ihm. Seit dem Sommer hat sie nichts mehr von ihm gehört. Seit der Sache mit Josh, bei der er ihr geholfen hat. Es hat sie Überwindung gekostet, ihn zu fragen. Er hat keine Sekunde gezögert, er hat sie verstanden, auch wenn er den vorgetäuschten Zugriff auf den Jungen nicht unbedingt gutgeheißen hat.

»Wollte nur mal hören, wie's dir so geht«, sagt er. »Was machst du?«

»Das, was ich immer mache.«

»Ermitteln.«

»Ja«, sagt sie. »Die Sache in Pasing.«

»Das Sexmonster, das die Rentnerin geschlachtet hat?«

»Was die Presse eben so daraus macht.«

»Das heißt, du bist voll im Stress.«

»Na ja«, sagt Katja. »Entspannung fühlt sich anders an.«

»Und, wie läuft's? Kommt ihr weiter?«

»Wenn du die Anzahl der Toten meinst, dann ja. Gibt seit gestern einen zweiten.«

»Derselbe Täter?«

»Wir gehen davon aus.«

»Ich hab da was von einem entlassenen Serienmörder gelesen. Bichler oder so ähnlich.«

»Und du glaubst alles, was du in der Zeitung liest?«

Sie hört ihn lachen. »Bis eben ja. Jetzt nicht mehr.«

Diese bezwingende Leichtigkeit, die er ausstrahlt. Er nimmt die Dinge, wie sie kommen. Versucht einfach nur klarzukommen mit dem, was ist. Ohne großes Nachdenken. Sie mag das an ihm. Vielleicht, weil es so anders ist als ihre Art, an die Dinge ranzugehen. Dieser innere Zwang, immer alles verstehen zu wollen.

»Und bei dir?«, fragt sie. Und ärgert sich im selben Moment über sich selbst. Weil in ihrer Frage mitschwingt, was immer schon zwischen ihnen mitgeschwungen hat. Von Anfang an. Sie muss an den Sommer denken. Wie er ihr nach der Vernehmung von Jennys Freund Josh sein Herz vor die Füße gelegt hat. Seine unglückliche Ehe. Dieses verrückte Angebot, seine Frau für sie zu verlassen. Sie hat ihn davor bewahrt, Dummheiten zu machen. Und damit sich selbst. Nicht, dass sie ihn nicht begehrt hätte. Im Gegenteil. Aber Auslöser für eine Trennungsgeschichte zu werden, wäre für sie niemals infrage gekommen. Zumal er Kinder hat. Zwei Jungs.

»Hat sich 'ne Menge getan in der letzten Zeit«, sagt er.

»Ich frag lieber nicht nach«, sagt sie.

Und wieder lacht er. »Du bist wunderbar«, sagt er.

»Flirtest du gerade mit mir?«, fragt sie zurück. Sie klappt den Rückspiegel nach unten, dreht ihn so zu sich, dass sie sich selbst sehen kann.

»Ist doch nichts Neues«, erwidert er.

Sie geht nicht darauf ein. Schaut sich im Rückspiegel in die Augen und stellt fest, dass sie leuchten.

Ein kurzer Moment des Schweigens, ehe er fragt: »Hättest du heute Abend Zeit? Eine Kleinigkeit essen, was zusammen trinken. Mal an was anderes als deinen Fall denken. Tut gut, glaub mir.«

Irgendwie hat sie gewusst, dass er mit so was um die Ecke kommen würde. Wenn sie sich selbst gegenüber ehrlich ist, hat sie es sogar gehofft. Trotzdem ist sie verwirrt. Fragt sich, wie sie mit seinem Angebot umgehen soll.

»Bist du noch dran?«, erkundigt er sich.

»Bin ich.«

»Und? Was sagst du?«

Sie weiß nicht, was sie sagen soll, sie muss erst darüber nachdenken. Zeit gewinnen. Sich Klarheit verschaffen, ob sie das wirklich will. »Entschuldige, Holger, aber da klopft jemand an«, sagt sie hastig. »Da muss ich drangehen. Ich ruf dich in ein paar Minuten zurück, okay?«

»Freu mich drauf.«

»Bis gleich.«

Sie drückt das Gespräch weg. Merkt, dass ihre Hände schwitzen. Wieder ein Blick in den Spiegel. Das Leuchten in ihren

Augen ist noch immer da. Sie ertappt sich dabei, dass sie lächelt.

Es ist verrückt: Sie hört Finks Stimme, und die alte Vertrautheit ist sofort wieder da. Und mit der Vertrautheit ihr Verlangen. Es ist nicht das, was er sagt, es ist die Art, wie er es sagt.

Was soll ich machen, denkt sie, absagen oder zusagen?

Er hat gesagt, dass sich eine Menge getan hat. Sie fragt sich, ob er damit seine Ehe meint. Sie hat seine beiden Jungs nie kennengelernt, aber sie mag seine Frau. Melanie. Die sich jahrelang für ihn zurückgenommen hat. Es ist nicht leicht, mit einem Kriminalbeamten verheiratet zu sein. Noch schwerer ist es, wenn er für die Drogenfahndung arbeitet. Immer auf Abruf, ständig unter Strom. Und nichts, was er zu Hause erzählen darf. Abgesehen davon, dass einer wie Holger das sowieso nicht tun würde. Schon, um den eigenen Druck nicht in die Familie zu tragen. Melanie hat jedenfalls eine Menge einstecken müssen. Und dabei ganz nebenbei ihre Söhne großgezogen. Quasi alleine, ohne sich je zu beklagen. Was, wenn Holger sich tatsächlich von ihr getrennt hat? Selbst wenn: Es ist seine Angelegenheit, nicht ihre. Sie hat nichts damit zu tun.

Das Gespräch gestern Abend mit Jenny fällt ihr ein: Es wird Zeit, dass du dich endlich mal verknallst. Ihren Einwand, keinen Bedarf zu haben, hat sie einfach beiseitegewischt: Quatsch, Mama, jeder sehnt sich danach!

Und wie ich mich danach sehne, denkt Katja. Sie wählt Finks Nummer. »Holger?«

»Das ging aber schnell.«

»War nicht so wichtig, wie ich dachte.«

»Hast du's dir überlegt?«

»Hab ich.«

»Und?«

»Wann und wo?«

Er nennt ihr den Namen eines Italieners in der Innenstadt,

hinter dem Sendlinger Tor, sie verabreden sich für zwanzig Uhr. Sie beendet das Gespräch, schaut zum dritten Mal in den Rückspiegel. Aus ihrem Lächeln ist ein breites Grinsen geworden.

Selbst als sie in der Tiefgarage der Mordkommission aus ihrem Wagen steigt, grinst sie noch. Geht beschwingt hinüber zu den Aufzügen. Für ein paar Minuten ist der gesamte Druck von ihr abgefallen.

# 32

Sie kommt an Kollers Büro vorbei. Die Tür steht wie immer offen, aber er ist nicht da. Merkwürdig. Auch Dorfmüller sitzt nicht an seinem Platz. Stattdessen ein Zettel auf ihrem Schreibtisch, in Rudis unbeholfener Handschrift: Kantine!!! Drei Ausrufezeichen, irgendwas muss in der Zwischenzeit passiert sein. Irgendwas mit Josef Kiefer.

Sie legt ihre Tasche ab, zieht ihren Mantel aus und macht sich auf den Weg.

Vielleicht ein Geständnis, aber das kann sie sich nicht vorstellen. Nicht so, wie sie den alten Mann kennengelernt hat. Locker bleiben, Katja, du wirst es gleich erfahren.

Zwanzig nach zwei, die Zeit nach der Mittagspause, die Kantine ist fast leer. Eine Mitarbeiterin, die Haare unter einer Papierhaube, wischt die Tische ab, eine Küchenhilfe räumt die übrig gebliebenen Dessertschalen aus den Fächern an der Selbstbedienungstheke, ersetzt sie durch Teller mit Kuchen. Kirschstreusel und Riemchenapfel. Gegen drei wird es hier wieder voll werden.

Katja schaut sich suchend um. Koller sitzt mit Dorfmüller an einem der Tische am Fenster. Sie holt sich einen Kaffee und geht zu ihnen.

»Da bist du ja endlich«, sagt Koller und beißt in eine Schnitzelsemmel. Verspätetes Mittagessen, nichts Warmes mehr zu kriegen, also eine Schnitzelsemmel. Immer noch besser als die Fleischpflanzerl für den kleinen Hunger zwischendurch, die denen aus der Küche schon seit Jahren regelmäßig missraten, außen verbrannt und innen labberig, mehr Semmel als Fleisch.

»Hab dich noch nie hier was essen sehen«, sagt Katja und setzt sich.

»Kein Wunder«, sagt Koller. »So wie das Zeug schmeckt.«

»Hallo, Katja«, sagt Dorfmüller, der sich klugerweise nichts bestellt hat. Der Blick, mit dem er sie anschaut, verheißt nichts Gutes.

»Hast du dir Kiefer vorgeknöpft?«, fragt sie.

»Hat er«, sagt Koller und beißt erneut voller Verachtung in seine Semmel.

»Und?«

Dorfmüller beginnt zu erzählen: »Ich hab ihn erst mal eine halbe Stunde im Vernehmungsraum schmoren lassen.«

Katja nickt. Das übliche Vorgehen. Den Verdächtigen sich selbst überlassen. Die Zeit für sich arbeiten lassen. Ihn durch Nichtbeachtung verunsichern, den eigenen quälenden Gedanken aussetzen. Ohne den geringsten Hinweis darauf, was ihn in der Vernehmung erwarten wird.

»Er hat ernsthaft geglaubt, dass wir zu blöd sind, seine gelöschten Dateien wiederherzustellen«, fährt Dorfmüller fort: »Und dann lege ich ihm sein Tablet mit der Bestellung der Einwegskalpelle im Internet hin, und er glotzt mich an wie ein Auto.«

Er berichtet, wie Josef Kiefer in sich zusammengefallen ist und seinen Widerstand aufgegeben hat. Dass er den Kauf der Skalpelle ebenso eingeräumt hat wie seine Recherchen über Franz Bichler und dessen Entlassung aus der Haft vor einigen Wochen.

»Er hat zugegeben, dass er seine Ex-Frau töten und Bichler die Tat in die Schuhe schieben wollte. Der hat sich da richtig reingefuchst, hat alles gelesen, was er zu Bichlers Morden im Internet finden konnte. Um das alles genau nachmachen zu können.

Damit keinerlei Zweifel an Bichlers erneuter Täterschaft aufkommen würden. Er hat erzählt, dass er sich im Supermarkt ein Huhn gekauft hat.«

»Warum?«

»Um zu üben«, sagt Dorfmüller. »Die Schnitte und das Abheben der oberen Hautschicht. Er hat behauptet, er habe es nicht über sich gebracht. Nicht mal bei dem Huhn. Seine Hände hätten gezittert wie verrückt. Und dann habe er sich übergeben müssen. Der Gedanke, dass vor ihm kein totes Huhn liegt, sondern der nackte Unterleib seiner Ex-Frau, sei einfach unerträglich gewesen. In dem Moment sei ihm klar geworden, dass er das niemals schaffen würde, ganz abgesehen davon, dass er sie vorher ja noch hätte töten müssen.«

»Und weiter?«, fragt Katja.

»Er hat gesagt, dass er sich einfach nur geschämt hat in dem Moment, vor sich das tote Huhn, in der Hand das Skalpell. Und sich gefragt hat, was aus ihm geworden ist, dass er überhaupt auf eine so kranke Idee kommen konnte. Wie erschrocken er über sich war und wie entsetzt. Und dass er das Huhn und die Einwegskalpelle sofort in den Müll geworfen hat.«

»Hast du ihm geglaubt?«

»Ich kam mir vor wie ein Beichtvater. Er war froh, das er das endlich loswerden konnte. Mit dieser komischen Mischung aus Selbstmitleid und Ekel vor sich selbst. Und dann hat er angefangen zu heulen. Wie ein kleines Kind. Da sitzt so ein alter Mann vor dir, der Rotz läuft ihm aus der Nase, er wischt sich die Tränen aus den Augen und bittet dich um Verzeihung.«

»Er hat dir leidgetan.«

»Irgendwie schon.«

»Hundert Prozent du«, sagt Katja.

»Ich glaube einfach nicht, dass er's war«, sagt Dorfmüller. »So was kann man nicht spielen.«

»Der Mann will seinen Arsch retten, Rudi!«

»Trotzdem.« Dorfmüller schüttelt den Kopf. »Ich trau's ihm nicht zu. Für mich ist er der Falsche.«

»Was ist mit dem Mord an Thomas Goldt? Hast du ihn damit konfrontiert?«

»Natürlich.«

»Und was sagt er dazu?«

»Er wirkte total überrascht.«

»Hast du ihn gefragt, ob er ihn kennt?«

»Hab ich«, sagt Dorfmüller.

»Und?«

»Er hat behauptet, dass er den Namen noch nie gehört hat.«

Wieder eines dieser Seilenden, die aus dem Knoten ins Leere laufen, denkt Katja. Genau wie bei Bichler. Vermutungen, die sich nicht beweisen lassen oder sich als haltlos herausstellen.

»Vielleicht müssen wir uns eingestehen, dass wir uns von Anfang an geirrt haben«, sagt sie in das Schweigen der Runde. »Und alles neu denken.« Sie berichtet von ihrem Gespräch mit Julian Goldt. Der alte Fehler, der seinen Vater eingeholt habe. Ihre Überlegung, dass Selma Kiefer und Thomas Goldt sich kannten und möglicherweise irgendwann im selben Krankenhaus gearbeitet haben. »Vielleicht geht es bei der Tötung der beiden alten Menschen weder um die Verhinderung eines Prozesses durch Josef Kiefer noch um das Wiederauflebenlassen einer alten Mordserie durch Franz Bichler«, sagt sie.

»Sondern?«, fragt Koller.

»Um etwas völlig anderes. Etwas, das wir bisher noch gar nicht auf dem Schirm hatten. Zum Beispiel eine schiefgegangene OP. Ein Kunstfehler oder so was.«

»Professor Goldt hat bei einer Operation Mist gebaut, bei der Selma Kiefer als OP-Schwester dabei war?«

»So was in der Art.«

»Und die ganze Sache wurde vertuscht.«

»Wäre doch naheliegend.«

»Also Rache«, sagt Koller.

»Zum Beispiel«, erwidert Katja.

Koller denkt nach. Schaut aus dem Fenster, hinaus in den Regen, der noch immer den schmelzenden Schnee bearbeitet. Unausgesetzt. Gnadenlos. »Die Sache hat bloß einen Haken«, sagt er schließlich.

»Nämlich?«

»Du sagst, der Fehler, der Goldt eingeholt hat, sei ein alter Fehler gewesen.«

»Das ist das, was sein Sohn mir erzählt hat.«

»Ein alter Fehler heißt doch: Es ist lange her. Zehn Jahre, vielleicht zwanzig oder noch länger.«

»Julian Goldt sagt, dass sein Vater vor seiner Habilitation in Augsburg gearbeitet hat. An der Uniklinik. Kinderchirurgie.«

»Und da war Selma Kiefer auch?«

»Nach ihrer Ausbildung. Anfang der Achtzigerjahre.«

»Aber waren die beiden zur selben Zeit dort? Und haben sie tatsächlich zusammengearbeitet?«

»Ist doch nicht schwer, das zu überprüfen.«

»Selbst wenn«, sagt Koller. »Der Haken bleibt. Und er wird eher größer als kleiner. Denk doch mal nach, Katja. Die Achtziger bis heute. Vierzig Jahre!«

»Worauf willst du hinaus, Reinhard?«

»Ganz einfach«, sagt Koller. »Wieso wartet das Opfer eines Kunstfehlers so lange, bevor es handelt? Erklär mir das. Und dann: Bei so einer OP ist man nicht nur zu zweit. Da ist doch immer ein ganzes Team im Einsatz: Anästhesisten, Assistenten, was weiß ich.«

Katja schaut Dorfmüller an.

Er zieht die Augenbrauen nach oben: Treffer!

Koller legt die Reste seiner Schnitzelsemmel auf den Teller, wischt sich mit der Papierserviette daneben den Mund ab. Langsam und bedächtig. Katja spürt, dass jetzt etwas kommen wird.

Irgendwas, das er schon die ganze Zeit in der Hinterhand hatte. »Ich hab in der JVA Straubing angerufen«, sagt er.

Scheiße, denkt sie und bemerkt, wie Dorfmüller ein paar Zentimeter in sich zusammensinkt.

»Der Direktor hat mir erzählt, dass du zwei Mal in den letzten Tagen da warst«, sagt Koller. »Um Hanning zu besuchen.«

»Ich dachte, er könnte uns helfen.«

»Der Mann ist ein verurteilter Mörder, Katja!«

»Aber auch ein ausgewiesener Fachmann«, erwidert sie. »Einer, der sich mit kranken Typen auskennt.«

»Ach ja? Weil er selber krank ist?«

»Weil er Psychoanalytiker ist, Reinhard. Ich wollte verstehen, was sich im Kopf des Täters abgespielt haben könnte. Was das Motiv dafür gewesen sein könnte, Selma Kiefer so grausam zuzurichten. Was Hanning dazu gesagt hat, war extrem hilfreich. Das hat mich überhaupt erst auf die Spur von Bichler gebracht.«

»Du hättest mich darüber informieren müssen.«

»Du hättest niemals zugestimmt, dass ich da hinfahre.«

»Worauf du deinen Hintern verwetten kannst!«

Sie schaut Dorfmüller an. Hast du mich verraten, Rudi? Ein kaum merkliches Kopfschütteln, eine winzige Geste der Rechtfertigung. Ohne dass Koller das mitbekommt: Ich war's nicht! Wenn Rudi sie aber nicht verraten hat, wieso hat Koller dann in Straubing angerufen? »Warum hast du da angerufen?«, fragt sie.

»Weil ich für diese Mordermittlung verantwortlich bin. Weil ich mir genauso Gedanken mache wie du und jeder andere Kollege, der mit diesem verdammten Fall was zu tun hat. Und weil ich am Ende den Kopf dafür hinhalten muss.«

Das ewig gleiche Spiel zwischen ihnen. Er will sie nicht bremsen, dazu hält er zu viel von ihr. Aber am Ende muss es immer so aussehen, als hätte er die Kontrolle. Jetzt will er einen Rückzieher von ihr. Also bekommt er einen. Aber nur einen halben.

»Tut mir leid, dass ich dir nicht Bescheid gesagt habe, Reinhard. Trotzdem würde ich gerne wissen, warum du in Straubing angerufen hast.«

»Weil ich immer noch glaube, dass es Bichler war.«

»Wir haben das doch ausführlich diskutiert«, entgegnet sie. »Er hat Frauen umgebracht, keine Männer. Der Mord an Professor Goldt passt nicht zu seinem Muster!«

»Vielleicht ja doch«, sagt Koller. Und dann: »Worum geht's im Knast? Was treibt die Häftlinge um?«

»Einsamkeit, Langeweile, Depressionen«, sagt Katja.

»Und die Folgen davon?«

»Gewalt und Drogen.«

»Du vergisst den Sex«, sagt Koller. »Nur weil sie eingesperrt sind, verlieren Gefangene während der Haft nicht ihre körperlichen Bedürfnisse. Und irgendwie müssen die gestillt werden.«

»Du meinst, Bichler ist während der Haft schwul geworden?«

»Genau das habe ich den Direktor gefragt.«

»Und was hat er dazu gesagt?«

»Er hat für mich in der Forensik nachgehört, wo Bichler in den letzten Jahren in der Sicherungsverwahrung war. Bezirkskrankenhaus Straubing/Lerchenhaid. Bichler hat dort verschiedene Therapien durchlaufen. Und dabei wiederholt Andeutungen in diese Richtung gemacht.«

»Andeutungen sind keine Beweise.«

»Aber starke Indizien.«

»Es ging Franz Bichler bei seinen Serienmorden vor allem um seine Mutter«, widerspricht Katja. »Darum, ihr vom Krebs entstelltes Geschlecht symbolisch wiederherzustellen. Deshalb hat er seine Opfer gehäutet.«

»Er könnte im Fall von Professor Goldt auf sein bewährtes Tötungsmuster zurückgegriffen und es modifiziert haben. Quasi auf einen Mann übertragen.«

»Aber warum, Reinhard?«

Koller lässt sich Zeit mit der Antwort. Der Bogenschütze mit dem einen Pfeil im Köcher, der auf jeden Fall treffen wird. Sie kennt das von ihm. Sie wirft Dorfmüller einen fragenden Blick zu. Er zieht die Augenbrauen hoch. Er weiß, was jetzt kommt, er kennt die Geschichte schon. Deshalb die drei Ausrufezeichen auf seiner Notiz.

»Bichler ist während seiner Haftzeit mehrfach vergewaltigt worden«, sagt Koller. Keine Spur von Triumph in seiner Stimme, nur eine ruhige, sachliche Feststellung.

»Wie bitte?«

»Nicht unüblich im Knast«, sagt Koller. »Einer wie er, der sich an alten Frauen vergriffen hat, steht in der Hierarchie ganz unten. Jemand, der nichts zu lachen hat. Ein Opfer, mit dem man tun kann, was immer man will. Es gab Untersuchungen deswegen. Dass die ins Leere gelaufen sind, brauche ich dir nicht zu sagen.«

Sein Pfeil hat getroffen, denkt Katja, aber trifft er auch ins Schwarze? Sie versucht, sich in Bichler hineinzuversetzen. Ein Mann, der hilflos mitansehen musste, wie seine Mutter vom Krebs zerstört wurde. Der nie in seinem Leben eine Frau hatte. Der glaubt, dass er zu Recht verurteilt wurde. Und der dann am Ort der Strafe mehrfach vergewaltigt wird. Von Männern, die seinen Opferstatus zur Befriedigung ihrer eigenen Lust ausnutzen, die ihm Gewalt antun und ihn demütigen, ohne je dafür bestraft zu werden. Dass er sich rächen wollte, ist durchaus denkbar, aber warum sollte er als Opfer für diese Rache ausgerechnet einen alten Mann auswählen? Außerdem wäre das Tatmotiv ein völlig anderes als im Fall seiner ersten drei Opfer und Selma Kiefer, vorausgesetzt, der Mord an der OP-Schwester war wirklich eine Wiederaufnahme der alten Mordserie. Kollers Theorie mag sich auf den ersten Blick durchaus plausibel anhören, aber sie passt hinten und vorne nicht. Nur für einen wird sie in jedem Fall passen: Staatsanwalt Marquart.

»Was sagst du dazu, Rudi?«, wendet sie sich an Dorfmüller.

»Na ja«, erwidert er ausweichend. »Undenkbar ist es jedenfalls nicht.«

Typisch Rudi, denkt sie. Er versucht, sich rauszuhalten. Will nicht hineingezogen werden in diesen Kampf zwischen seiner Vorgesetzten und ihrem gemeinsamen Chef.

»Hast du Marquart schon informiert?«, fragt sie.

»Noch nicht«, erwidert Koller. Was allerdings so klingt, als wäre die Entscheidung, es zu tun, längst gefallen.

Katja weiß: Wenn sie jetzt klein beigibt, ist der Fall erledigt. Staatsanwalt Marquart wird morgen früh seine abgesagte Pressekonferenz abhalten und den anwesenden Journalisten stolz verkünden, dass die Morde an Selma Kiefer und Professor Thomas Goldt von dem entlassenen Serienmörder Franz Bichler begangen wurden, der sich einer Strafverfolgung durch seinen Suizid erfolgreich entzogen hat. Er wird die ermittelnden Beamtinnen und Beamten loben, die durch ihre unermüdlichen und effektiven Ermittlungen diese grausamen Verbrechen aufklären konnten. Er wird selbstkritisch anmerken, dass eine mögliche Fehleinschätzung der Entscheidungsträger, die an Bichlers Entlassung aus der Sicherungsverwahrung beteiligt waren, selbstverständlich von den dafür zuständigen Behörden untersucht werde. Die Sicherheit der Öffentlichkeit müsse immer Vorrang vor den Einzelinteressen verurteilter Straftäter genießen. Und dann wird er den Anwesenden eine friedliche restliche Vorweihnachtszeit und ein frohes Fest wünschen. Halleluja!

»Schöne Theorie, Reinhard«, sagt sie. »Nur leider nicht wirklich überzeugend.«

»Ich finde schon«, erwidert Koller. Zerknüllt demonstrativ seine Papierserviette und lässt sie auf den Teller fallen.

Dorfmüller senkt den Kopf. Versucht, so zu tun, als wäre er nicht da.

»Soll ich dir sagen, was ich finde?«, entgegnet Katja. »Du versuchst, dir einen Tatverdächtigen so zurechtzubiegen, dass Tatablauf und Tatopfer zu einer Motivlage passen, die auf nichts anderem basiert als auf Vermutungen. Beweise: Fehlanzeige. Dass es sich bei den beiden Morden um eine Wiederaufnahme der Mordserie handelt: reine Spekulation. Das Rachemotiv im Fall des Mordes an Goldt: nicht mehr als eine Hypothese. Vor allem aber: keinerlei Antwort auf die Frage, warum Bichler sich ausgerechnet Selma Kiefer und Thomas Goldt als Opfer ausgesucht haben sollte.«

»Du wiederholst dich, Katja.«

»Tue ich das?«, entgegnet sie und hat Mühe, ihre wachsende Wut im Zaum zu halten. »Dann lass es mich anders formulieren. Wenn du jetzt Staatsanwalt Marquart anrufst, dann lieferst du ihm eine Steilvorlage. Dann wird er dafür sorgen, dass der Fall als gelöst zu den Akten gelegt wird. Dann wird Franz Bichler als Fünffachmörder in die Geschichte eingehen, und wir drei – Rudi, du und ich – werden für immer damit leben müssen, dass wir nicht alle offenen Fragen beantwortet haben. Dass wir nicht alles in unserer Macht Stehende getan haben, um den Mörder von Selma Kiefer und Professor Goldt zweifelsfrei zu überführen. Und da draußen wird möglicherweise weiter jemand herumlaufen, der zwei Menschen auf dem Gewissen hat und straflos davongekommen ist. Willst du das, Reinhard? Kannst du das wirklich verantworten – vor Rudi, vor mir, vor dir selbst?«

Koller schweigt. Er schaut sie nicht an. Starrt stattdessen auf die Reste der Schnitzelsemmel und die zerknüllte Papierserviette auf dem Teller vor sich. Seine Kiefer mahlen. Dann sagt er leise: »Du fährst verdammt schwere Geschütze auf, Katja.«

»Nicht, weil ich scharf darauf bin. Weil ich muss!«

»Also gut«, sagt Koller angestrengt. »Du wirst überprüfen, ob Selma Kiefer und der Professor irgendwann mal zusammengearbeitet haben und ob dabei irgendwas schiefgegangen ist. Aber wenn du nichts findest, dann war's das!«

»Danke, Reinhard.«

»Und du wirst die Kollegen in Augsburg mit ins Boot holen.«

»Aber …!«

»Kein aber. Wir räubern nicht in fremden Revieren. Der Stress mit Marquart reicht mir. Ich brauche nicht noch eine zusätzliche Baustelle. Haben wir uns verstanden?«

»Ja, haben wir.«

»Gut«, sagt er, stößt seinen Stuhl nach hinten, steht auf und verlässt die Kantine.

Dorfmüller stöhnt leise auf.

»Was?«, fragt Katja gereizt.

»Nichts«, sagt er kleinlaut.

Dritter Teil

# DU

Du hast damit gelebt, dir selbst ein Rätsel zu sein. Dein Rätsel war dein Geheimnis. Niemand durfte je davon erfahren. Du trugst es mit dir herum, Tag um Tag, Jahr für Jahr. Du tatest alles, um es vor den anderen zu verbergen. Du ahmtest sie weiter nach, imitiertest ihre Verhaltensweisen, kopiertest ihre Gewohnheiten. Deine Unauffälligkeit war wie ein Panzer, deine Durchschnittlichkeit wie eine zweite Haut.

Dann kam die Zeit der ersten Liebe. Um nicht aufzufliegen, machtest du mit. Redetest dir Gefühle ein, wo keine waren. Wurdest geküsst und küsstest zurück. Zogst dich aus, obwohl du dich schämtest. Spieltest Erregung vor, wo keine war. Ließest es über dich ergehen, weil es dazugehörte. Gabst deinen Schmerz als Lust aus. Bis du fast selbst glaubtest, dass Schmerz und Lust dasselbe wären.

Jahre später standest du vor einem Kirchenaltar und sagtest Ja. Der Tag deiner Hochzeit. Ein Mann und eine Frau. Dein größter Triumph. Ihr verspracht euch Treue und füreinander da zu sein in guten wie in schlechten Zeiten, bis an das Ende eurer Tage. Bis dass der Tod euch scheidet.

Der Pfarrer nickte euch zu, ihr küsstet euch. Einen Moment lang glaubtest du, angekommen zu sein. Als könnten dieses Gelöbnis und dieser Kuss dein Geheimnis für immer unter sich begraben. Du dachtest: Vielleicht wird ja doch alles gut. Und zum ersten Mal war deine Hoffnung größer als deine Zweifel. Aber dann schautest du hinüber zu deiner Mutter, die in der ersten Reihe saß. Sie hatte sich die Haare färben lassen. In ihrem

Blick Stolz und eine nicht für möglich gehaltene Erleichterung: Alles ist gutgegangen.

In diesem Augenblick wusstest du, dass sie dich um dein Leben betrogen hatte. Sie und dein toter Vater. Selbst wenn sie es gut gemeint hatten: Sie hatten dich geopfert. Ihr eigenes Kind.

Vor ein paar Tagen wurde deine Mutter beerdigt. Es war kalt, der Pfarrer fror. Er beeilte sich. Der Wind trug seine dürren Worte mit sich fort ins Nichts, inhaltsleere Hülsen ohne jede Bedeutung.

Nur ein paar Menschen rund um das Grab, der dürre Rest deiner Familie. Einer hatte sich kurzfristig entschuldigt. Husten und Heiserkeit, die angebliche Angst vor einer drohenden Lungenentzündung. Du warst froh, dass er nicht dabei war.

Dein Gesicht fühlte sich an wie eine Maske. Du hattest keine Tränen. Es ist so lange her, dass du geweint hast. Manchmal sehnst du dich danach, aber du hast gelernt, dass es nichts nützt. Die Fremdheit lässt sich nicht mit Tränen vertreiben. Sie bleibt, sie ist immer da. Man sieht sie dir nicht an, aber du kannst sie spüren. Genau wie die alte Narbe über deiner Scham.

Deine Mutter hat ihr Schweigen mit ins Grab genommen. Genau wie dein Vater. Es hieß, er habe sich totgesoffen. Er lebte seit Jahren in einer anderen Stadt. Als deine Mutter die Trauerkarte in der Post fand, waren sie schon lange geschieden. Willst du sie lesen, hatte sie dich gefragt. Nicht nötig, hattest du geantwortet. Mehr war dazu nicht zu sagen.

Ihr habt euch in der Wohnung deiner toten Mutter verabredet, um zu verteilen, was zu verteilen ist von ihrem leer geatmeten Leben. Nichts daran interessiert dich, es gibt nichts, was du beanspruchen würdest.

Du stehst zwischen den Möbeln einer Toten. Du hast deine Mutter so wenig verstanden, wie sie dich verstanden hat. Euer ganzes gemeinsames Leben lang wart ihr einander ein Rätsel. So wie du dir selbst immer ein Rätsel warst.

Du gehst hinüber in ihr Schlafzimmer, du öffnest die Schränke. Ihr Geruch strömt dir entgegen, schwer und süß und unerträglich. Du legst deine Hände auf ihre Unterwäsche, du streichst über ihre Kleider. Du wartest darauf, dass sich irgendetwas in dir rührt, aber es rührt sich nichts. Das Einzige, was du spürst, sind die Unterschiede der Materialien, über die deine Hände streichen, die Weichheit der Pullover, das Fließende der Blusen, die Steifheit der Röcke.

Dann bemerkst du die Schachtel. Etwas in dir schreckt zurück, aber deine Arme bewegen sich nach vorne, unwillkürlich angezogen von einer unbekannten Macht in dir.

Deine Hände berühren den Karton, deine Finger legen sich wie von selbst um die Ecken und ziehen die Schachtel hervor. Sie ist unbeschriftet. Du legst sie aufs Bett. Sie drückt sich mit ihrem Gewicht in die Tagesdecke. Du betrachtest sie, deine Neugier siegt über deine Angst, vorsichtig hebst du den Deckel an. Und plötzlich beginnt deine Narbe zu jucken.

Noch könntest du die Schachtel ungeöffnet zurück in den Schrank stellen, aber du weißt, dass du das nicht tun wirst. Stattdessen schließt du deine Augen, während du den Deckel weiter anhebst. Mit geschlossenen Augen legst du ihn auf der Tagesdecke ab, führst deine Hände zurück zu der jetzt offenen Schachtel, deine Finger fahren an ihren Rändern entlang, gleiten hinein, ertasten ein Stück Pappe, den Deckel einer Akte, so scheint es.

Mach deine Augen auf, befiehlst du dir, dann siehst du, was es ist. Aber du traust dich nicht. Stattdessen hebst du die Akte blind heraus.

Du spürst, wie heftig dein Atem geht. Deine Narbe juckt jetzt nicht mehr, sie brennt wie Feuer. Der Schmerz in dir ist kaum zu ertragen, aber die Neugier ist es auch, also öffnest du die Augen, einen Spalt erst und dann vollständig. Du starrst auf blassgelbe Pappe, es ist tatsächlich eine Akte, jetzt bleibt dir nur, sie zu öffnen.

Von Ferne hörst du, wie die Wohnungstür aufgeschlossen wird, das Geräusch erreicht dich kaum, du weißt nur, du musst dich beeilen.

Was tust du da, fragt eine Frauenstimme. Leg es zurück, fleht sie, bitte tu dir das nicht an!

Aber du kannst nicht mehr zurück, jetzt, da du so weit gegangen bist. Also schlägst du den Aktendeckel auf, du zwingst dich, hinzuschauen, während sich eine Hand auf deine Schulter legt und die Stimme flüstert: Bitte, du wirst das nicht aushalten!

Das Brennen deiner Narbe ist jetzt unerträglich, es fühlt sich an, als schöbe sich die Klinge eines Messers in dich hinein, und trotzdem schaust du weiter hin, du beginnst zu lesen, du kannst nicht anders, deine Lippen formen stumm die Worte nach, die da stehen.

Es dauert einen Moment, bis ihre Bedeutung den Weg in dein Gehirn gefunden hat, und dann begreifst du, schlagartig, in einer Sekunde, und dein Kopf explodiert, die Gefäße unter deiner Schädeldecke platzen, eines nach dem anderen, dein Mund öffnet sich zu einem Schrei, du schreist, wie du noch nie geschrien hast, und mit deinem Schreien kommt die Verzweiflung, und mit der Verzweiflung die eine furchtbare Antwort auf all die Fragen, die du dir dein ganzes Leben gestellt hast.

# 33

Kleine weiße Schaumkronen auf ihren Knien, die wie Berggipfel aus dem Wasser emporragen. Katja liegt in ihrer Badewanne, den Kopf an die Kacheln gelehnt, das Haar vom Waschen nass, die Augen geschlossen. Sie genießt die Stille. Jenny ist bei einer Freundin.

Bevor sie nach Hause gefahren ist, hat sie Peter Schäfer angerufen. Die Bitte um Hilfe, ganz offiziell, wie von Koller gefordert. Sie hat ihm von den beiden Morden erzählt, ihm die Namen der Opfer genannt, die Klinik in Augsburg und den Zeitraum, um den es geht.

Er hat sich gefreut, das konnte sie ihm anhören. Natürlich werde er ihr helfen, das sei doch selbstverständlich unter Kollegen, noch heute werde er anfangen zu recherchieren, das sei ja kein großes Ding, ein paar Anrufe, dann werde man mehr wissen. Sie hat sich mit ihm für morgen früh verabredet. Um neun Uhr in seinem Büro. Kriminalpolizeiinspektion Augsburg im Polizeipräsidium Schwaben-Nord, Fachkommissariat K1, Göggingerstraße 43. Die A8 bis Augsburg-West, dann auf die B17 bis zur Ausfahrt Gabelsbergerstraße. Dieser arrogante Unterton in seiner Stimme, während er ihr den Weg beschrieb. Die heimliche Freude darüber, von ihr um Unterstützung gebeten zu werden. Die Macht, die ihm das über sie verlieh.

»Dein Peter Schäfer?«, fragte Dorfmüller, nachdem sie aufgelegt hat.

»Ja«, erwiderte sie. »Genau der.«

»Soll ich dich morgen früh abholen?«

»Ehrlich gesagt, würde ich das lieber allein machen.«

»Ich dachte, wir sind ein Team.«

»Das beste der Welt, aber das hier ist privat.«

»Okay«, entgegnete er enttäuscht. »Deine Entscheidung.«

»Ist nicht gegen dich, Rudi.«

»Weiß ich doch«, sagte er. »Ist trotzdem blöd.« Und dann, mit einem versöhnlichen Grinsen: »Aber tritt ihm richtig in die Eier. Ohne Rücksicht.«

»Ohne Rücksicht. Versprochen!«

Sie liegt in ihrem Schaumbad und versucht sich auszuklinken aus diesem ganzen Wahnsinn. Ein paar Stunden ohne diese beiden grässlich zugerichteten Toten, ohne die ständigen Fragen nach dem Wer und dem Warum. Nur Holger und sie, ein Abend zu zweit. Sie spürt die Aufregung in ihrem Körper. Ihre Fantasie macht sich selbstständig. Gedanken, die durch ihren Kopf flattern wie bunte Schmetterlinge. Die Sehnsucht danach, sich endlich wieder zu verlieben, alles mit anderen Augen zu sehen. Die Schwerpunkte anders zu setzen, sich nicht länger auffressen zu lassen von ihrem Job. Spinn nicht rum, denkt sie. Aber das Rumspinnen macht verdammt viel Spaß.

Sie lässt das Wasser aus der Wanne, streift sich mit den Händen den Schaum von ihrem Körper. Greift nach einem Handtuch und presst damit das Wasser aus ihren nassen Haaren, bevor sie es sich wie einen Turban um den Kopf schlingt. Nimmt ein zweites Handtuch, trocknet sich ab. Klettert aus der Wanne und betrachtet sich im Spiegel über dem Waschbecken. Ihre Schultern, ihre Brüste, ihr Bauch. Der Übergang von der Taille in die Hüfte. Sie ist zufrieden mit dem, was sie sieht. Natürlich gibt es Stellen, die ihr weniger gut gefallen als andere. Außerdem ist sie keine achtzehn mehr. Aber das macht ihr nichts aus, sie hat ihren Körper schon immer gemocht. Sie cremt sich ein. Drückt Bodylotion auf ihre Handinnenfläche und verteilt sie auf der

Haut. Weicher als früher, aber immer noch fest. Sie fühlt sich wie ein junges Mädchen, und sie genießt es.

Nachdem sie sich die Haare geföhnt hat, schminkt sie sich. Aber nur die Augen, und das sehr zurückhaltend. Sie will nicht wie angemalt aussehen. Dann geht sie hinüber ins Schlafzimmer. Sie wählt schwarze Unterwäsche, schlicht, aber nicht unelegant. Peter hatte ihr ein Set aus roter Spitze geschenkt. Er stand darauf, es machte ihn an. Ihm zuliebe hatte sie es ein paar Mal getragen, sich aber nie wohl darin gefühlt. Nach ihrer Trennung hatte sie es sofort weggeworfen.

Sie nimmt verschiedene Kleider aus ihrem Schrank, stellt sich vor den Spiegel, hält sie sich vor den Körper. Probiert erst eins an, dann ein zweites. Verwirft beide, obwohl sie ihr hervorragend stehen. Sie kommt sich verkleidet darin vor, irgendwie aufgesetzt, übertrieben. Sie trägt lieber Hosen. Das war schon als Mädchen so. Ihre Mutter fand, sie kleide sich zu burschikos, nicht weiblich genug. Als hinge Weiblichkeit von der Wahl der Kleidung ab.

Sie hat es schon immer gehasst, festgelegt zu werden. Und tat schon immer, was sie wollte. Spielte in der Schule Fußball mit den Jungs. Ein schmutziger grüner Tennisball auf dem rissigen Asphalt des Schulhofs. Abseits die anderen Mädchen, die sich über sie lustig machten. Und sie heimlich darum beneideten, dass sie sich die Freiheit herausnahm, sich wie ein Junge zu benehmen. Obwohl sie sich nie wie einer fühlte und nie einer sein wollte.

Mit ihrer ersten Regel wurde alles anders. Sie empfand das als demütigend, wehrte sich dagegen. Es machte sie wütend, dass ihr Körper über sie bestimmte, wenn auch nur ein paar Tage lang. Irgendwann begriff sie die ungeheure Stärke, die darin lag. Diese merkwürdige, unerklärliche Fähigkeit, Leben zu schenken. Erst viel später wurde ihr klar, welche geheime Macht ihr das verlieh.

Die Jungs konnten das alles nicht verstehen. Und auch als Männer würden sie es nie verstehen können. Sie taten Katja leid. In Wahrheit waren sie das schwache Geschlecht.

Sie entscheidet sich für eine dunkle Jeans mit engem Schnitt und eine weiße Bluse. Dazu ein schwarzer Gürtel und die schwarzen Stiefel. Das Geheimnis liegt in der Schlichtheit. Was auch für ihr Lieblingsparfüm gilt. Zum Schluss trägt sie Lippenstift auf. Ein kräftiges Dunkelrot. Nicht grell, aber intensiv.

Es klingelt. Das Taxi, das sie gerufen hat. Sie wirft sich ihren Mantel über, greift nach den Schlüsseln. Ein letzter Blick in den Garderobenspiegel. Sie ist bereit.

# 34

Sein Aftershave weht zu ihr herüber. Erdig und herb, kräftig, ohne aufdringlich zu sein, anziehend und sehr verlockend. Ein kleiner Fenstertisch mit einer rot-weiß karierten Tischdecke, Weißwein in einer Karaffe, ein weicher Lugana, im Hintergrund das Plaudern der anderen Gäste, aus den Boxen die Stimmen von Gianna Nannini, Lucio Dalla und Pino Daniele. Der Kellner heißt Giuseppe und reibt sich mit einem Kopfnicken die Hände, nachdem er serviert und *buon appetito* gewünscht hat.

»Lass es dir schmecken«, sagt Holger Fink und lächelt ihr zu.

»Du dir auch«, erwidert sie. Sie hat ein Saltimbocca alla Romana bestellt, er eine gegrillte Dorade.

Sie hat ihm von ihrem aktuellen Fall berichtet. Nicht, weil sie das Bedürfnis dazu hatte, er hat sie danach gefragt. Aus Neugier und um das Eis zu brechen. Der Job ist vertrautes Terrain, die Probleme des anderen sind einem geläufig, man kennt die Sackgassen, in die man beim Ermitteln immer wieder gerät, dieses frustrierende Gefühl der Stagnation, die Angst, dass einem die Zeit davonläuft.

Sie betrachtet ihn, wie er mit dem Fischmesser das weiße Fleisch von den Gräten löst, seine schlanken Hände, feingliedrig, dabei sehr männlich. Er sieht gut aus, ein attraktiver Mann.

Ein Blick aus dem Fenster, gegenüber ein kleines Hotel. Nichts Besonderes, aber auch keine dieser Absteigen, aus denen man sich schon beim Betreten wieder wegwünscht. Saubere kleine Zimmer, denkt sie, ein winziger Aufzug mit polierten Messingbeschlägen, auf den Fluren ein gemusterter Teppichboden, irgendwas Blumiges vielleicht. Sie sieht sich mit ihm das Zimmer betreten, der Duft nach frischer Bettwäsche und darunter der Geruch nach Altem, die Ausdünstungen der wechselnden Gäste, die sich in den Wänden und Möbeln festgesetzt haben. Holgers Hände in ihrem Haar, ihren Wangen, auf ihrer Bluse. Seine feingliedrigen Finger, mit denen er die Knöpfe öffnet, einen nach dem anderen, während er sie küsst, ein Abtasten erst, dann ein Fordern, er weiß genau, was er tut. Begehren, das über sie hereinbricht, kein Platz mehr für igendetwas anderes, nur sie beide und dieser Augenblick zu zweit in diesem kleinen Hotelzimmer, kein Wenn und kein Aber und kein Zurück.

»Und bei dir?«, fragt sie.

»Wie ich dir am Telefon gesagt habe«, erwidert er. »Hat sich 'ne Menge getan.« Er schaut sie an, ein schüchternes Lächeln, darunter kaum zu verbergende Wehmut. Die Trauer darüber, es nicht gemeinsam geschafft zu haben, die Erleichterung über eine endlich getroffene Entscheidung.

»Das, was ich denke?«, fragt Katja.

»Ich weiß nicht, was du denkst.« Wieder dieses Lächeln, während er die vom Fleisch befreite Dorade auf den Teller für die Gräten legt, ein Gerippe aus Fischbein, ein blickloses, milchiges Auge inmitten von Kopfschuppen, ein klebriger Schwanz.

Ein letzter Bissen ihres hervorragenden Saltimbocca, das Verschmelzen von Salbei und Schinken, sie blickt ihn offen an. »Wann?«, fragt sie.

»Vor drei Wochen«, sagt er.

Sie wartet ab. Sie will ihn nicht drängen. Alles, was er dazu sagt, muss von ihm kommen. Sie spürt, dass er zögert, er will den Zauber des Abends nicht zerstören. Er weiß, dass alles, was er darüber erzählt, belastend sein wird.

»Noch ein Dessert?«, fragt er.

»Warum nicht«, sagt sie.

»Die machen hier eine tolle Zabaglione.«

»Hört sich gut an.«

Während er Giuseppe heranwinkt und zwei Mal Zabaglione bestellt, träumt sie weiter. Sieht sich mit ihm auf das Bett in dem kleinen Hotelzimmer sinken, sie ziehen sich hastig die Kleider vom Leib, sie spürt seine wandernden Hände auf ihrer nackten Brust, fühlt sie hinuntergleiten zu ihrer Scham, ihr Begehren wird zu einem heftigen Verlangen, sie will ihn, hier und jetzt und ganz. Er drückt seinen Körper an sie, seine Haut an ihrer Haut, sie fasst ihn an, er wird hart in ihrer Hand, ein Pochen und Pulsieren, sie drückt seine Schulter auf das Laken, setzt sich auf ihn, dann ist er in ihr, sie bewegt sich vorsichtig auf und ab, langsam erst, dann immer schneller, mein Gott, wie sehr hat sie das vermisst, er kommt ihr entgegen, seine Hände, die sie an sich ziehen und von sich wegdrücken, wieder und immer wieder, bis ihre Bewegungen eins werden, sie krallt ihre Finger in seine Schultern, ihr Mund an seiner Halsbeuge, sein Schweiß, der sich mit ihrem vermischt, der Duft seines Aftershaves, ihre Erregung, die sich immer mehr steigert, genau wie sein Drängen, oder ist es ihr Drängen, es spielt keine Rolle, es ist gut wie es ist, komm, mach weiter, Holger, lass es nicht aufhören, lass uns nicht aufhören, ich …

»Es ging von ihr aus«, sagt Holger.

»Bitte?«, fragt Katja.

»Melanie«, sagt Holger. »Sie hat mir die Entscheidung abgenommen.«

Ihre ineinander verschlungenen Körper auf dem Bett des Hotelzimmers. Ein Bild, das sich in seine Einzelteile auflöst. Ein Traum, der zerplatzt.

»Sie hat es mir einfach mitgeteilt«, fährt er fort. »Morgens beim Frühstück. Ruhig und sachlich. Völlig unaufgeregt. Die Jungs waren schon auf dem Weg in die Schule. Sie hätte auch sagen können: Der Wagen muss zur Inspektion. Oder: Wir müssen das Wohnzimmer streichen. Stattdessen einfach nur: Es ist vorbei, Holger!«

»Und du?«, fragt Katja.

»Gar nichts«, sagt Holger. »Hab mir das alles angehört, stimmt auch alles, war ja nicht überraschend. Dann bin ich zur Arbeit gefahren.«

»Und jetzt?«

»Die Jungs wissen es noch immer nicht. Wir haben verabredet, dass es besser ist, wenn ich mir erst eine Wohnung suche. Damit das nicht so eine Hängepartie für sie wird.«

»Ihr wohnt also noch zusammen.«

»Zwangsläufig. Hast du mal versucht, in München eine Wohnung zu finden?«

»Ist nicht einfach, ich weiß.«

»›Nicht einfach‹ ist noch milde untertrieben.«

Katja schaut hinüber zum Hotel. Ein Paar, das auf die Straße tritt. Er scherzt, sie lacht. Die Leichtigkeit einer jungen Liebe. Sie schaut Fink an, der ihrem Blick gefolgt ist, die Augen auf das scherzende Paar gerichtet.

»Tut mir leid«, sagt er.

»Was?«, fragt Katja.

»Ich hab's gerade versaut.«

»Da gibt's nichts zu versauen, Holger.«

»Du bist mir nicht böse?«

»Warum sollte ich? Wir holen es einfach irgendwann nach.«

»Wann irgendwann?«

»Wenn es passt. Wenn es so weit ist.«

»Eccolo lo Zabaglione«, sagt Giuseppe und stellt zwei schaumgefüllte Glasschalen vor ihnen auf den Tisch.

Ein trauriger Abschied vor dem Ristorante. Die Leuchtreklame des Hotels, die sich im nassen Asphalt spiegelt, auf beiden Seiten der Versuch, die Enttäuschung zu überspielen. Fink hat ihr angeboten, sie nach Hause zu bringen, aber sie hat abgelehnt.

»Lieb von dir, Holger, aber ich geh lieber zu Fuß.«

Sie schlendert über den leeren Viktualienmarkt, es hat wieder angefangen zu regnen, ein leichtes Nieseln, es macht ihr nichts aus.

Sie fühlt sich erleichtert. Natürlich hätte sie gerne mit ihm geschlafen, sehr gerne sogar, aber das Ganze hätte im Chaos geendet. Verzweifelt über die Trennung von seiner Frau, hätte er ihr anschließend seine Liebe erklärt. Und sie hätte ihm erklären müssen, dass diese vermeintliche Liebe gar keine ist. Weil sie nichts mit ihr zu tun hat. So wenig, wie ihre heimliche Sehnsucht mit ihm zu tun hat.

Sie mag Fink, sie mag ihn wirklich. Aber sie würde sich nie in ihn verlieben. Und selbst wenn: Sie würden nie eine Beziehung auf Augenhöhe führen. Sie würde sich immer als Stärkere fühlen, und er würde immer die Stärkere in ihr sehen.

Ein alter Depeche-Mode-Song fällt ihr ein: *I want somebody to share, share the rest of my life, share my innermost thoughts, know my intimate details ...*

Sie beginnt zu singen. Leise erst, zögernd, dann immer lauter.

»*Someone who'll stand by my side and give me support, and in return she'll get my support ...*«

Ein Fahrradfahrer kommt ihr entgegen, starrt sie an. Es ist ihr egal. Sie singt einfach weiter.

»*She will listen to me, when I want to speak about the world we live in and life in general ...*«

Sie singt das ganze Lied. Und als es vorbei ist, singt sie es noch einmal. Bis sie vor ihrer Haustür steht, Schultern und Haare vom Nieselregen durchnässt. Sie merkt, dass sie lächelt.

# 35

Donnerstagmorgen, es hat aufgeklart. Am Himmel eine kalte Wintersonne, der Schnee ist vollständig verschwunden. Die Autobahn ist so voll wie erwartet. Hinter Dasing beginnt sich der Verkehr zu verdichten.

Katja ist froh, als sie in Augsburg-West auf die B17 abfährt. Aber da geht es erst richtig los. Mehr ein Schleichen als ein Fahren, bis sie die Bundesstraße endlich verlassen kann. Ein Stück die Gabelsbergerstraße hoch, dann rechts in die Bergstraße bis zur Göggingerstraße und wieder links bis zur Hausnummer 43. Ein großer, kantiger Bau, gelblich verklinkert, auf dem Flachdach eine große Antenne.

Sie schaut auf ihre Uhr. Kurz vor neun, ein paar Minuten hat sie noch. Sie schnallt sich ab und muss an ihre Tochter denken. Als sie gestern nach dem Essen mit Fink nach Hause kam, war Jenny noch wach.

»Wo kommst du her, Mama?«

Natürlich war ihr sofort die weiße Bluse aufgefallen. Ihre geschminkten Augen. Der dunkelrote Lippenstift.

»Jetzt sag nicht, du hattest ein Date!«

»Wie kommst du denn darauf?«

»Erzähl!«

»Gibt nichts zu erzählen.«

»Komm schon, Mama. Wer?«

»Kennst du nicht. Ein Kollege.«

»Und wie war's?«

»Schön.«

»Ist das alles?«

»Wir waren einfach nur essen zusammen, haben uns nett unterhalten.«

»Und sonst?«

»Nichts sonst.«

»Bist du enttäuscht?«

»Wieso sollte ich enttäuscht sein?«

»Ist er verheiratet? Hat er Kinder?«

»Zwei. Hat gerade eine Trennung hinter sich.«

»Tja, Mama, falsches Timing.«

Jenny hatte gelacht, sie hatte das Lachen erwidert und sich dabei gefragt, woher dieses fünfzehnjährige Mädchen das nahm, diese Klarheit, diese Klugheit. Und während sie noch darüber nachdachte, sagte Jenny: »Mach dir nichts draus. Er weiß nicht, was er verpasst hat. Der Richtige kommt schon noch.«

Sie geht zu den Aufzügen und fragt sich, ob Jenny sie einfach nur trösten wollte oder ob sie recht hat.

Sie fährt mit dem Aufzug nach oben, geht durch den Flur des Fachkommissariats K1, schaut auf die Namensschilder neben den Büros. Peter Schäfer hält es genau wie Koller: Seine Tür steht offen. Er sitzt an seinem Schreibtisch. Stahlbeine mit schwarzen Plastikfüßen, die Tischplatte mit grauem Melamin beschichtet. Neben Akten ein Foto aus dem Garten seines Hauses: Alina mit den beiden Kindern. An der Wand hinter ihm Kinderbilder, eine heile Familie. Auf einem der beiden Besucherstühle ihm gegenüber sitzt eine Frau Mitte dreißig. Ein markantes Gesicht unter braunen, schulterlangen Haaren. Durchdringende blaue Augen, eine spitze Nase, dünne, entschlossene Lippen. Eine Kollegin, die vor Ehrgeiz brennt, denkt Katja, wahrscheinlich seine Assistentin. Sie spürt sofort Ablehnung in sich aufwallen.

»Hallo, Peter«, sagt sie.

Er steht auf, kommt lächelnd zu ihr herüber, nimmt sie in den

Arm und gibt ihr einen Kuss auf die Wange, so selbstverständlich, als wären sie die besten Freunde. Ein Schaupiel, das er offenbar für die Frau mit den dünnen Lippen aufführt, oder ein Signal an Katja: Lass uns das hier friedlich über die Bühne bringen.

»Katja«, sagt er jovial und stellt ihr seine Assistentin vor, Lena Franck, die sich ebenfalls erhebt und ihr die Hand reicht. Kein Druck in den Fingern, kein sichtbares Verziehen der Miene, nur dieser zurückweisende Ausdruck in den Augen, irgendwas zwischen: Was willst du hier? Und: Hau ab!

»Freut mich«, sagt sie kühl.

Mich nicht, denkt Katja, ringt sich ein Lächeln ab und sagt: »Ebenso.«

»Er hat mir eine Menge über Sie erzählt«, sagt Lena Franck. Mit diesem Unterton in der Stimme, der sagen soll: Ich weiß über dich Bescheid.

»Ach ja?«, erwidert Katja kühl. »Ich hoffe nur, er hat nicht zu dick aufgetragen.«

»Er hält eine Menge von Ihnen. Er sagte, wenn Sie sich in einen Fall verbeißen, dann lassen Sie nicht mehr los.«

Katja fragt sich, was das soll. Diese in Höflichkeit verpackte Feindseligkeit. Vielleicht liegt es daran, dass sie beide Frauen sind. Vielleicht sieht Lena Franck in ihr eine Konkurrentin. Was lächerlich wäre. Zwischen ihren Dienststellen liegen achtzig Kilometer. Die Chance, sich jemals wiederzusehen, geht gegen null.

Sie wendet sich an Peter. »Habt ihr was rausgefunden?«

»Natürlich«, sagt er. »Die beiden haben tatsächlich zusammengearbeitet. Hier in der Uniklinik. Abteilung für Kinderchirurgie. Herbst 82 bis Frühsommer 84, Selma Kiefer als OP-Schwester, Thomas Goldt als Operateur.«

»Und was haben die da so operiert?«, fragt Katja. »Und wie viele gemeinsame OPs gab es?«

Peter lacht seiner Assistentin zu. »Ich hab dir ja gesagt, dass die Kollegin Sand nicht zur geduldigen Sorte gehört.«

Lena Franck verzieht die schmalen Lippen zu einem überheblichen Lächeln.

»Ihr wisst es also nicht«, sagt Katja und versucht, ruhig zu bleiben. Sie hasst Witze auf ihre Kosten. Sie fragt sich, was er seiner Assistentin alles über sie erzählt hat.

»Noch nicht«, sagt Lena Franck. »Aber wir arbeiten dran.«

Sie arbeitet dran, denkt Katja, ist ja toll!

»Wir haben einen Termin gemacht«, sagt Peter. »Mit dem Verwaltungsdirektor der Uniklinik. Er erwartet uns.«

»Ich brauche die Patientenakten. Jede einzelne.«

»Was bitte soll denn da drinstehen?«, fragt Lena Franck.

»Das Tatmotiv«, erwidert Katja.

»Kennen Sie das nicht? Sie sind doch schon fast eine Woche an dem Fall dran.« Wieder so eine Spitze, garniert mit einem vergifteten Lächeln.

»Vier Tage«, sagt Katja. »Aber jetzt bin ich ja bei Ihnen gelandet. Da kann es nicht mehr lange dauern.« Wie du mir, so ich dir, denkt sie und genießt die versteinerte Miene der Kollegin.

»Dann schlage ich vor, wir machen uns auf den Weg«, sagt Peter.

»Gute Idee«, erwidert Katja. Und zu Lena Franck: »Schönen Tag noch.«

Sie dreht sich um und verlässt das Büro. Sie weiß genau, was jetzt hinter ihr passiert: ein fragender Blick von Lena Franck, die natürlich damit gerechnet hat, mitzukommen, ein ausweichendes Kopfschütteln von Peter, vielleicht noch eine beschwichtigende Geste mit der Hand, und dann, hinter seinem Rücken, die unausweichliche wütende Reaktion seiner zurückgelassenen Assistentin.

»Dein Wagen oder meiner?«, fragt Katja, als sie zusammen auf den Flur treten.

# 36

Sie nehmen ihren Wagen. Was ihr lieber ist. Weil das ein wenig ausgleicht, dass sie sich in Augsburg auf fremdem Terrain befindet.

»Du hättest ruhig ein bisschen sanfter mit ihr umgehen können«, sagt Schäfer, als sie die Tiefgarage verlassen.

»Sie hat angefangen«, erwidert Katja.

»Ihr seid euch sehr ähnlich.«

»Wenn du das sagst.«

»Dieselbe Art. Kein Blatt vor den Mund. Und immer voll drauf.«

»Kann ja sein, dass ich direkt bin. Aber nicht arrogant.«

»Du kommst aus der Landeshauptstadt, Katja. Fünfmal so groß. Da muss sie sich beweisen.«

»Soll sie sich jemand anderen aussuchen. Ich hab weder Lust noch Zeit, Spielchen zu spielen.« Sie sieht aus den Augenwinkeln, dass er lächelt. »Was gibt's da zu lächeln?«, fragt sie.

»Noch immer ganz die alte Katja«, sagt er.

»Und du?«, fragt sie zurück. »Was ist mit dir?«

»Alles wie immer«, sagt er. Und, nach einem Moment des Schweigens: »Hast du einen Freund?«

»Wie bitte?«

»Ist nur eine Frage.«

Sie antwortet nicht. Sie ist irritiert. Erst das Theater bei ihrer Begrüßung und jetzt so was. Warum tut er das?

»Die nächste rechts«, sagt er.

Ein paar Minuten fahren sie wortlos weiter. Es ist komisch,

ihn an der Seite zu haben, seine Schulter nur ein paar Zentimeter von ihrer entfernt. Erinnerungen, die in ihr hochkommen. Der Urlaub am Gardasee, die Fahrt mit dem gemieteten Cabrio am Ostufer entlang. Der Wechsel von Sonne und Tunneln, flirrender Hitze und kühlem Dunkel. Wasser, das von den Felswänden tropfte, dann wieder gleißendes Licht, ihr Körper randvoll mit Glück.

»Bist du glücklich?«, fragt er, während sie an der Schranke der Klinikgarage ein Parkticket zieht.

»Was soll das, Peter?«

»Ich wünsch mir nur, dass es dir gut geht, das ist alles.«

»Und du? Bist du glücklich?«

»Nein«, sagt er. »Nicht wirklich.«

Seine Offenheit überrascht sie. Sie verzichtet auf eine Erwiderung. Die Schranke öffnet sich, sie steuert den Wagen die Rampe hinunter. Sie denkt an den Sommer, als sie auf der Suche nach Jenny in seinem Haus aufgetaucht ist. Der runde Pool in seinem Garten, seine beiden kleinen Kinder, wild und ausgelassen, seine junge Frau Alina. Pflaumenkuchen auf der Terrasse, gezwungene Sätze unter einer riesigen gelben Markise. Dieses merkwürdige Gefühl, auf eine Familie zu schauen, die ihre eigene hätte sein können. Und Jenny, der das alles furchtbar unangenehm war. Das Leben geht seltsame Wege.

Der frisch gebohnerte Linoleumboden im Verwaltungstrakt reflektiert das Licht, das durch ein Fenster am Ende des Flures hereinfällt. Peter überfliegt die Namensschilder neben den Türen, bleibt schließlich an der vorletzten stehen, klopft und drückt die Klinke herunter.

»Grüß Gott«, sagt er zu der blondierten Mittfünfzigerin, die an ihrem Vorzimmerschreibtisch sitzt und auf den Computerbildschirm vor sich schaut.

»Sekunde«, sagt sie, während ihre sorgfältig manikürten

Fingernägel im Zehnfingersystem blind auf die Tasten vor sich einhämmern. Ein entsetzliches Geräusch.

Katja würde ihr am liebsten die Tastatur unter den Händen wegziehen.

»Schäfer«, sagt Peter. »Kripo Augsburg. Wir haben telefoniert.«

Die Sekretärin unterbricht ihr nervtötendes Tippen. »Der Mann mit den Arztwitzen«, sagt sie. Ihr Gesicht hellt sich auf. »Was ist der Unterschied zwischen einem Chirurgen und Gott, richtig?«

»Richtig«, sagt Peter und zuckt Katja gegenüber mit den Schultern.

»Der war wirklich gut«, sagt die Sekretärin und deutet auf die geöffnete Tür zum Büro ihres Chefs. »Dr. Seebohm erwartet Sie.«

Der Verwaltungsdirektor ist Katja auf den ersten Blick unsympathisch. Ein modischer Bürokrat, eitel vom Scheitel bis zur Sohle. Schüttere Haare, die mit einer Schneidemaschine bis auf wenige Millimeter heruntergetrimmt sind, ein schmales Gesicht, blassblaue Augen hinter einer Brille aus echtem Horn. Der Anzug, den er trägt, ist modisch eng geschnitten, die weißen Hemdmanschetten ragen ein Stück aus den Jackettärmeln heraus. Unter dem Kentkragen eine unifarbene Strickkrawatte, dazu ein bunt gemustertes Einstecktuch. Schuhe aus Pferdeleder, die Socken farblich auf das Einstecktuch abgestimmt.

»Bitte«, sagt er, nachdem Peter sie einander vorgestellt hat, und deutet auf eine Le-Corbusier-Sitzecke aus schwarzem Leder. Er wartet, bis Katja und Peter sich gesetzt haben, ehe er ebenfalls Platz nimmt.

»Eine scheußliche Sache«, sagt er.

»Grauenhaft wäre eine bessere Bezeichnung«, erwidert Katja und schaut sich in dem Büro um. Eine Einbauschrankwand, wahrscheinlich für die Akten. Hinter dem Schreibtisch Edelstahlregale mit Einlegeböden aus dunklem Holz, darauf medizinische und juristische Fachbücher. An den Wänden Druckgrafiken mit abstrakten Motiven. Sie wendet sich wieder Seebohm zu. »Professor Goldt war in den frühen Achtzigerjahren als Kinderchirurg hier tätig.«

»Das ist richtig.«

»Ich brauche die Patientenakten sämtlicher Operationen, die er durchgeführt hat und an denen die OP-Schwester Selma Kiefer beteiligt war.«

»Ich fürchte, da kann ich Ihnen nicht helfen.«

»Dürfen Sie nicht oder wollen Sie nicht?«

»Ich kann nicht«, sagt Seebohm. »Selbst wenn ich wollte.«

»Warum nicht?«

»Weil es keine Akten mehr gibt.«

Katja schaut ihn ungläubig an.

»Der Gesetzgeber hat festgelegt, dass Patientenakten zehn Jahre lang aufbewahrt werden müssen«, fährt Seebohm fort. »Röntgenaufnahmen dreißig Jahre. Die Fälle, über die wir hier reden, liegen deutlich länger zurück.«

»Heißt das, die Akten wurden vernichtet?«

»Exakt das heißt es.«

Katja ist sprachlos. Mit allem hat sie gerechnet, nur nicht damit. Als würde der Strohhalm, an den sie sich geklammert hat, unter ihren Fingern zerbröseln.

»Tut mir wirklich leid«, sagt der Verwaltungsdirektor. Und klingt dabei erleichtert. So als hätte sich die Sache damit erledigt.

Katja beschließt, ihn nicht so einfach davonkommen zu lassen. »Was ist mit den übrigen Mitgliedern von Goldts OP-Team?«, erkundigt sie sich. »Anästhesisten, Assistenzärzte, wer so alles bei einer OP dabei ist.«

»Das weiß ich nicht«, sagt Seebohm.

»Wissen Sie nicht, oder wollen Sie nicht wissen?«

Seebohms Mundwinkel zucken. Er fühlt sich offensichtlich provoziert. »Vielleicht sollten Sie Ihrer Kollegin klarmachen, dass Ihr Besuch hier ein reines Entgegenkommen meinerseits darstellt«, sagt er zu Peter.

»Vielleicht legen Sie Ihre Eitelkeit beseite und machen sich klar, dass es hier um zwei Morde geht«, sagt Katja. »Da draußen läuft jemand frei herum, der seine Opfer mit einem Skalpell verunstaltet!«

»Woher soll ich wissen, welche Kollegin oder welcher Kollege damals dabei war?«, sagt Seebohm gereizt.

»Finden Sie es heraus!«

»Jetzt hören Sie mal zu …«

»Nein«, unterbricht Katja. »Sie hören zu!« Sie zieht eine Visitenkarte aus ihrer Manteltasche, reicht sie dem Verwaltungsdirektor. »Ich erwarte, dass Sie mich heute noch anrufen. Mit sämtlichen infrage kommenden Namen. Wenn nicht, steht morgen in der Zeitung, dass beide Mordopfer hier gearbeitet haben. Ich kann mir kaum vorstellen, dass so was in Ihrem Interesse wäre.« Sie erhebt sich. »Und danke für Ihre Zeit.«

Sie nickt Peter zu, dem nichts anders übrig bleibt, als ebenfalls aufzustehen.

»Du musst ganz schön unter Druck stehen«, sagt er, als sie mit dem Aufzug in die Tiefgarage fahren. »So wie du mit ihm umgesprungen bist.«

»Unter Druck zu stehen, ist das eine«, erwidert sie. »Druck zu machen, das andere.« Und dann, wie aus dem Nichts: »Was war die Pointe von dem Witz?«

»Bitte?«, fragt er irritiert zurück.

»Der Unterschied zwischen einem Chirurgen und Gott.«

»Gott weiß, dass er kein Chirurg ist«, sagt Peter.

Katja verzieht das Gesicht. »Und darüber hat sie gelacht?«

»Wie verrückt«, erwidert Peter. »Konnte sich gar nicht einkriegen.«

# 37

Sie fahren durch die Stadt. Peter sitzt schweigend neben ihr, in Gedanken versunken, genau wie sie selbst. Als wäre alles zwischen uns gesagt, denkt sie, dabei ist nichts gesagt. Die Vergangenheit steht zwischen ihnen wie eine Wand.

»Warum hast du mich damals verlassen?«, fragt er in die angespannte Stille hinein.

Das gleichmäßige Brummen des Motors, die kalte Wintersonne zwischen den Häusern, sie weiß nicht, was sie antworten soll.

Sie sieht ihn vor sich stehen, in ihrer kleinen Wohnung, auch an diesem Tag schien die Sonne, sie hat ihm gerade gesagt, dass es vorbei ist. Er schaut sie an mit dieser Mischung aus Verletztheit und Unverständnis, er versteht das alles nicht, wie soll er auch, sie versteht es ja selbst kaum. Sie liebt diesen Mann, aber sie kann ihm nicht sagen, warum sie ihn verlässt, sie hat es tagelang in sich herumgewälzt, das Für und das Wider gegeneinander abgewogen, bis ihr klar wurde, dass es keine Alternative gibt. Sie liebt ihn, aber sie kann keine Familie auf einer Lüge aufbauen.

»Aus Liebe«, sagt sie und weiß, dass er das nicht begreifen kann.

»Aus Liebe«, wiederholt er und schaut dabei aus dem Beifahrerfenster. Und dann: »Muss ich das verstehen?«

»Nein«, sagt sie. »Musst du nicht.«

Wieder ein Moment des Schweigens, das Verstreichen von Zeit auf einer Innenstadtstraße von Augsburg.

»Du wärst es gewesen«, sagt er. »Das weißt du.«

»Ja«, erwidert sie. »Das weiß ich.«

Die alte, nie wirklich vernarbte Wunde. Das Leben, das einfach weitergegangen ist. Ihre Entscheidung, Jenny alleine großzuziehen, sein Entschluss, nach Augsburg zu gehen und neu anzufangen.

»Man glaubt, man wäre der Fahrer«, sagt er. »Und dann stellt man fest, dass der Platz am Steuer leer ist. Man sitzt auf der Beifahrerseite und schaut staunend zu, wie sich das Lenkrad dreht, und fragt sich, wie das alles sein kann.«

Sie blickt zu ihm hinüber. Sein abgewandtes Gesicht. Der Schatten seiner Barthaare auf der glatt rasierten Haut, die ausgeprägten Wangenknochen, sein muskulöser Hals.

»Sie ist ein wirklich tolles Mädchen«, sagt er. »Fünfzehn Jahre, und dann steht sie plötzlich vor dir, und es ist, als ob sie schon immer da gewesen wäre. Keinerlei Fremdheit zwischen uns. Als wäre das alles selbstverständlich.«

»Ja, so ist sie.«

»Liegt auch an dir. Du hast das verdammt gut hingekriegt. Kannst stolz auf dich sein.«

Es gibt keinen Grund, stolz zu sein, denkt Katja, ich habe einfach nur versucht, das Richtige zu tun. Aber wie soll man das Richtige tun, wenn es aus dem Falschen kommt? Das Leben steckt voller Entscheidungen. All die Abzweigungen, die sie genommen hat, keine davon klar und eindeutig. Geboren aus dem Moment, basierend auf einer früheren Entscheidung, hinführend zur nächsten Entscheidung. Die Vergangenheit lässt sich nicht mehr verändern, die Zukunft nicht planen. Schaut man nach vorne, sieht man nur bis zur nächsten Kurve. Erst, wenn man sich umdreht und zurückschaut, sieht man den ganzen Weg. Zwischen ihr und ihren Träumen liegt eine Scheune. Sie versperrt den Blick auf das, was davor war, sie hat alles verändert, was danach kam. Wie oft hat sie sich gefragt: Warum ich?

Das ganze Leben steckt voller Fragen. Und über allem die eine Frage: Was wäre, wenn? Sie hat sich immer verboten, sie zu stellen, aber sie ist trotzdem da. Eine Glut, die im Untergrund schwelt, bis sie irgendwann erstickt oder zu einem Feuer wird.

»Es ist mir nicht leichtgefallen, das damals zu akzeptieren«, sagt er. »Ich bin bis heute sicher, wir hätten das hingekriegt.«

Hätten wir nicht, denkt sie. Wie oft hat sie sich vorgestellt, sie hätte ihm alles erzählt. Die ganze schreckliche Wahrheit. Was wäre, wenn? Vielleicht hätte er sie geheiratet. Aber irgendwann wäre das alles über ihnen zusammengekracht. Ihre Beziehung hätte das nicht ausgehalten. Sie ist dem zuvorgekommen.

Sie biegt in die Göggingerstraße ein, noch ein paar Hundert Meter, dann hat sie es geschafft.

»Kommst du noch mit hoch?«, fragt er. »Auf einen Kaffee in der Kantine?«

»Ich muss zurück«, erwidert sie. »Den Fall lösen.«

»Natürlich«, sagt er.

Sie fährt rechts ran. Auf der gegenüberliegenden Straßenseite die gelblich verklinkerte Fassade des Polizeipräsidiums Schwaben-Nord. Sie wartet darauf, dass er aussteigt.

»Glaubst du, dass Seebohm dich anruft?«, fragt er.

»Auf jeden Fall.«

In seinen Augen ein Staunen. »Woher nimmst du das?«

»Was?«

»Diese Sicherheit.«

Welche Sicherheit, fragt sie sich und bleibt ihm die Antwort schuldig.

Er steigt aus. Sein breiter Rücken, der Ansatz seiner Haare im Nacken, sie hat noch nie einen Mann so sehr geliebt wie ihn.

»Was ist mit Weihnachten?«, fragt er. »Nur wegen der Planung.«

»Du kannst uns einplanen«, sagt Katja so beiläufig wie möglich. Für Jenny, denkt sie und schaut ihm nach, wie er die Straße überquert, federnd und leicht. Sie hat sich damals auch in seinen Gang verliebt.

Auf dem Weg in Richtung Autobahn lässt sie die Scheibe herunter, um die Vergangenheit aus dem Wagen zu scheuchen. Kalter Wind weht herein, sie fröstelt.

Ihr Handy klingelt. Eine unbekannte Nummer. Sie aktiviert die Freisprecheinrichtung. »Sand?«

»Seebohm hier.«

»Das ging aber schnell.«

»Je schneller man anfängt, desto schneller hat man es hinter sich.«

»Haben Sie einen Namen für mich?«

»Ja, habe ich. Doktor Marek Spitzer. Facharzt für Anästhesie.«

»Und die übrigen?«

»Sie sollten froh sein, dass ich überhaupt einen gefunden habe.«

»Wissen Sie, was dieser Doktor Spitzer heute macht?«

»Ich bin Verwaltungsdirektor eines Universitätsklinikums, Frau Sand, kein Privatdetektiv.«

»Trotzdem danke.«

»Ich gehe davon aus, dass wir damit quitt sind. Und dass unser Klinikum aus den Medien rausgehalten wird.«

»Wenn ich noch Fragen haben sollte, melde ich mich.«

Sie drückt das Gespräch weg und ruft Dorfmüller an. Bittet ihn, Doktor Marek Spitzer zu überprüfen. Alles, was er kriegen kann, so schnell wie möglich.

Sie merkt, wie durchgefroren sie ist, und fährt die Scheibe hoch. Keine Zeit mehr für die Vergangenheit. Jetzt zählt nur noch die Gegenwart. Endlich hat sie eine erfolgversprechende Spur.

# 38

Sie fährt durch eine schmale Straße rechts der Loisach. Einfamilienhäuser, die großzügigen Grundstücke mit Mauern oder Hecken eingefasst. Dr. Marek Spitzer lebt in Wolfratshausen, Rudi hat ihr die Adresse telefonisch durchgegeben. Sie haben sich vor dem Haus des ehemaligen Anästhesisten verabredet, jetzt hält sie Ausschau nach Rudis Granada. Der goldfarbene Lack, das schwarze Vinyldach, die Fahrertür öffnet sich. Während sie hinter ihm einparkt, schält Dorfmüller sich aus seinem Sitz und steigt aus.

»Da drüben«, sagt er. »Hausnummer zwölf.«

»Weiß dieser Doktor Spitzer, was wir von ihm wollen?«

»Er hat in der Zeitung von den Morden gelesen. Er sagt, er hat eine Theorie.«

»Wie bitte?«

»Mehr war am Telefon nicht aus ihm rauszukriegen.«

Spitzers Haus stammt aus der Vorkriegszeit, schätzt Katja, es muss irgendwann in den Dreißigerjahren gebaut worden sein. Eine klare, funktionale Form, weiß verputzt. Spitzgiebel mit roten Ziegeln, die Regenrinne aus Kupfer, die Fenster mit grünen Schlagläden eingefasst. Der Weg durch den Vorgarten ist mit Bruchsteinplatten belegt, rechts und links Hortensien, die Blütenstile für den Austrieb im Frühling heruntergeschnitten.

Dorfmüller klingelt.

Nach einer Weile öffnet sich die Haustür, und vor ihnen steht ein Mann jenseits der siebzig, offen und freundlich, nicht groß, aber in auffallend aufrechter Haltung, lebendige Augen in einem weichen Gesicht, die rosigen Wangen überzogen von einem Geflecht aus blassblauen Adern. »Frau Sand und Herr Dorfmüller, richtig?«, sagt er und wedelt mit den Händen. »Ich habe Sie schon erwartet. Kommen Sie rein. Der Kaffee ist gerade durchgelaufen, ich hoffe, Sie mögen Marmorkuchen.«

Das Haus strahlt Wärme und Behaglichkeit aus. Die Liebe zu alten Dingen, das Bewahren aus Leidenschaft. Auf den Sandsteinfliesen in der Diele eine Standuhr aus Walnussholz, das Ziffernblatt aus Messing, die Glaseinsätze an den Rändern geschliffen. An den Wänden Bilder aus Familienbesitz, Landschaftsstücke in Öl. Eine Obstwiese, ein Alpensee, Heustadel vor schneebedeckten Berggipfeln. Keine große Kunst, aber auch kein Kitsch, geschmackvoll gerahmt.

Spitzer schickt Katja und Dorfmüller ins Wohnzimmer, während er in der Küche den Kuchen aufschneidet und dabei unaufhörlich redet. Wie sehr ihn das alles aufgewühlt habe und dass er seine Frau nach seinem Telefonat mit dem Herrn Dorfmüller zu einer Freundin geschickt habe, das Thema sei nichts für ihr zart besaitetes Gemüt. Dass er die beiden Toten von früher kenne, habe er ihr verschwiegen, sie hätte sich sonst nur unnötig aufgeregt, das habe er ihr ersparen wollen. Sie sei mit den Jahren immer ängstlicher geworden, eines jener unerfreulichen Dinge, die das Alter bedauerlicherweise mit sich bringe.

Katja und Dorfmüller setzen sich an den mit Kaffeegeschirr eingedeckten Esstisch, während Spitzer einen Teller mit dem aufgeschnittenen Marmorkuchen auf die Durchreiche zum Wohnzimmer stellt und den Kaffee aus der Maschine in eine Thermoskanne umgießt.

»Wenn Sie so nett wären«, sagt er zu Dorfmüller und deutet auf den Kuchenteller und die Kanne. Dorfmüller greift mit seinen langen Armen danach und stellt beides auf den Tisch.

»Selbst gemacht«, sagt Spitzer, während er sich dazusetzt. »Von meiner Frau. So gut kriegen Sie ihn sonst nirgendwo.«

»Da bin ich sicher«, sagt Katja und nimmt sich ein Stück. Seit dem Frühstück hat sie nichts mehr gegessen, sie stirbt vor Hunger.

Dorfmüller gießt Kaffee ein.

»Zu viel versprochen?«, fragt Spitzer und schaut Katja beim Kauen zu.

»Köstlich«, erwidert sie. »Zergeht auf der Zunge.«

»Das ist eben der Unterschied«, sagt Spitzer. Er lächelt stolz.

»Also«, bringt Katja ihn auf den Grund ihres Besuches zurück. »Professor Thomas Goldt und Selma Kiefer.«

»Ich habe nach der Facharztausbildung im Uniklinikum Augsburg angefangen«, erwidert Spitzer. »Ich hatte gerade geheiratet, es war eine aufregende Zeit. Die Kinderchirurgie ist herausfordernd, das ist etwas ganz anderes als bei Erwachsenen.«

»Wieso?«, fragt Dorfmüller.

»Es hängt so viel daran«, sagt Spitzer. »Für mich jedenfalls. Bis heute.«

»Wie meinen Sie das?«

»Ich rede nicht über einen gebrochenen Arm oder eine Handgelenksfraktur. Das ist Routine. Kinder spielen, Kinder haben Unfälle. Aber wenn vor Ihnen auf dem Tisch ein Neugeborenes liegt mit einem Herzfehler oder einer Spina bifida, wenn es um Leben und Tod geht bei einem kleinen Menschen, der das ganze Leben noch vor sich hat, und Sie stellen die Weichen und wissen nicht, ob es gut ausgehen wird oder nicht, und da draußen sitzen die Eltern voller Angst und Sorge … Das geht Ihnen nahe, das verändert vieles. Vor allem den Blick auf das eigene Leben. Ihnen wird klar, wie fragil alles ist. Da werden Sie demütig.«

»Oder übermütig«, sagt Katja. »Berauscht von der eigenen Macht.«

»Ja«, sagt Spitzer nachdenklich. »Solche gibt es auch.«

»Gehörte Professor Goldt dazu?«

Spitzer lässt sich Zeit mit der Antwort. Katja kann ihm beim Abwägen der Worte in seinem Kopf zuschauen. »Wissen Sie«, sagt er nach einer längeren Pause, »Professor Goldt war ein außergewöhnlich begabter Chirurg. Durch nichts aus der Ruhe zu bringen, fachlich wahrscheinlich der Beste, mit dem ich je zusammengearbeitet habe.«

»Aber?«, fragt Katja. »Ich höre da doch ein Aber, oder nicht?«

Spitzers Miene verschattet sich. »Ja«, erwidert er. »Sie hören tatsächlich eines. Für ihn war seine Arbeit wie eine Droge, er hat sich berauscht an der Macht, die sein Können ihm verlieh. Er hat sich nicht als Diener verstanden, eher als Künstler, deswegen hat er auch Kinder operiert, je jünger, desto besser. Weil die winzigen Organe und Gefäße für ihn die größere Herausforderung darstellten. Vielleicht ist das alles auch nur eine Frage des Charakters, ich weiß es nicht, jedenfalls besaß er neben seiner ausgeprägten Eitelkeit ein übersteigertes Selbstbewusstsein bis hin zur Hybris. Der kleine Mensch auf dem OP-Tisch war für ihn nichts weiter als ein Objekt, an dem er seine chirurgischen Fähigkeiten beweisen konnte. Eine würdelose Degradierung der Patienten, die ich nicht gutheißen konnte.«

»Haben Sie ihm das gesagt?«

»Natürlich«, erwidert Spitzer. »Und natürlich habe ich ihn damit nicht erreicht. Im Gegenteil. Ich fiel durch sein Raster, er entzog mir seine Gunst und arbeitete lieber mit anderen Kollegen.«

»Die ihn nicht infrage gestellt haben.«

»Ja«, sagt Spitzer. »Was selbstverständlich auch nicht schwierig war, denn fachlich war er eben absolut herausragend.«

»Und Selma Kiefer? Was war mit ihr?«

»Sie war auf ihrem Gebiet ebenfalls außerordentlich gut. Wenig warmherzig, sehr rational. Einfach nur fokussiert auf das, was sie tat. Die beiden passten gut zusammen.«

Katja betrachtet den ehemaligen Anästhesisten voller Sympathie. Ein ausnehmend guter Beobachter, denkt sie, jemand, dem man sofort vertraut. Einer, der die Menschen liebt und die Dinge in einen größeren Zusammenhang stellt.

»Ich war heute im Uniklinikum in Augsburg«, sagt sie. »Ich habe versucht, an die alten Patientenakten zu kommen. Aber die existieren nicht mehr. Das Einzige, was ich bekommen habe, war Ihr Name.«

»Ihr Kollege Dorfmüller hat es mir am Telefon erzählt.«

»Und Sie haben ihm gesagt, dass Sie eine Theorie haben, was hinter den Morden an Selma Kiefer und Professor Goldt steckt.«

»Stecken könnte«, schränkt Spitzer ein. »Mehr als eine Vermutung ist es ja nicht.«

»Und wie sieht diese Vermutung aus?«

Spitzers Gesicht nimmt einen ernsten Ausdruck an. »Dazu muss ich weiter ausholen. Ich nehme nicht an, dass Sie wissen, was eine komplette Androgenresistenz ist.«

»Nein«, sagt Katja, und auch Dorfmüller schüttelt den Kopf.

»Woher auch«, erwidert Spitzer. »Die meisten Betroffenen wissen es ja oft selbst nicht.« Und, nach einer kurzen Pause: »Es handelt sich dabei um einen genetisch bedingten Rezeptordefekt der Zielzellen für Testosteron.«

»Das Testosteron kann nicht an die Zellen andocken, und die Wirkung verpufft?«

»So könnte man sagen, ja. Zwar sind die im Körperinneren des Embryos gelegenen Gonaden zu Hoden differenziert, aber durch die gestörte Testosteronwirkung bildet sich trotz eines männlichen Geschlechtschromosomenmusters ein pseudoweibliches Erscheinungsbild aus. Ein männliches äußeres Genital kann sich nicht entwickeln, die Hoden verbleiben im Körperinneren. Bei der Entbindung deutet in der Regel alles darauf hin, dass es sich bei dem Neugeborenen um ein normal entwickeltes Mädchen handelt. Die betroffenen Kinder wachsen äußerlich weiblich auf und werden auch entsprechend sozialisiert. Allerdings sind sie unfruchtbar, da ihnen Gebärmutter und Eileiter fehlen.«

»Was hat das alles mit Professor Goldt zu tun?«

»Eine OP im Mai 84, bei der ich für eine erkrankte Kollegin einspringen musste. Selma Kiefer war als OP-Schwester dabei und Goldt als Operateur. Er stand zu dieser Zeit kurz vor seiner Habilitation. Die Patientin war ein kleines Mädchen, vielleicht anderthalb Jahre alt. Die Diagnose lautete auf Leistenbruch, aber Goldt hatte sofort gesehen, womit er es in Wahrheit zu tun hatte.«

»Mit einer kompletten Androgenresistenz«, sagt Katja.

Spitzer nickt. »Die Hoden hatten sich in die Leistengegend abgesenkt, deshalb die Fehldiagnose des Kinderarztes. Goldt sah die Chance für eine außergewöhnliche Operation, bei der er nicht nur Herr über Leben und Tod sein würde, sondern der Patientin auch das Geschlecht zuweisen konnte.«

»Hört sich schrecklich an«, sagt Katja.

»Wie Frankenstein«, ergänzt Dorfmüller.

»Ja«, erwidert Spitzer. »Genau daran habe ich damals auch gedacht. Goldt hat die Eltern dazu überredet, ihrer Tochter die Hoden zu entfernen. Er hat darauf hingewiesen, dass eine solche Gonadektomie spätestens im jungen Erwachsenenalter sowieso unausweichlich sei, um der erhöhten Gefahr bösartiger Tumore zu begegnen.«

»Und die Eltern haben seinem fachlichen Urteil vertraut.«

»Er hat ihnen Angst gemacht und an ihre Fürsorge appelliert. Er konnte sehr überzeugend sein, wenn er wollte. Aber in Wahrheit ging es ihm nur um sein aufgeblasenes Ego. Um die außergewöhnliche Gelegenheit, eine Kastration durchzuführen.«

»Ist das nicht ein wenig hart formuliert?«, fragt Dorfmüller unbehaglich.

»Nein«, sagt Spitzer. »Das ist nichts weiter als die exakte

Beschreibung dessen, was Goldt gemacht hat: ein kleines Mädchen kastriert!«

»Haben Sie nicht versucht, ihn davon abzuhalten?«, fragt Katja.

»Ich habe ihn darauf hingewiesen, dass es dem Mädchen vorbehalten bleiben müsse, eine Entscheidung von solcher Tragweite selbst zu treffen – irgendwann jenseits ihrer Pubertät, nach reiflicher Überlegung und Beratung. Natürlich hat er abgelehnt. Und natürlich führte meine anschließende Beschwerde bei der Leitung des Klinikums nur dazu, dass man mir eine freiwillige Kündigung nahegelegt hat. Der ich gerne nachgekommen bin, das können Sie mir glauben. Eine der besten Entscheidungen meines Lebens.«

Katja schaut Dorfmüller an. Er ist genauso fassungslos wie sie selbst. In ihrem Kopf tauchen Bilder auf, gegen die sie sich nicht wehren kann: ein Skalpell, blutige Latexhandschuhe, zwei winzige Hoden. Sie zwingt sich dazu, ihre Gefühle zu unterdrücken, sie muss sachlich bleiben.

»Wenn ich Sie richtig verstehe«, sagt sie, »dann vermuten Sie, dass hinter dem Mord an Selma Kiefer und Professor Goldt diese Patientin steckt?«

»Ja«, sagt Spitzer, »das vermute ich. Sie suchen keinen männlichen Täter, Frau Sand, Sie suchen eine Frau!«

Katja atmet tief durch. »Haben Sie einen Namen für uns?«

Spitzer schüttelt niedergeschlagen den Kopf. »Ich wünschte, ich könnte Ihnen helfen, aber wie die Patientin damals hieß, weiß ich beim besten Willen nicht.«

Katja blickt ihn nachdenklich an. Ein beunruhigender Gedanke macht sich in ihr breit.

»Ich mache mir ernsthafte Sorgen«, sagt sie.

»Worüber?«

»Um Sie.«

»Um mich?«

»Zwei Menschen, die an der damaligen OP beteiligt waren, sind bereits tot.«

»Sie glauben, dass ich der Nächste bin?«

»Welche Kollegen waren noch dabei?«

Spitzer überlegt. »Die Kollegen Brand und Wellinghoff.«

»Wissen Sie, was aus denen geworden ist?«

»Brand ist nach Amerika gegangen. Ein Forschungsstipendium. Hat da geheiratet und Karriere gemacht. Und Wellinghoff lebt nicht mehr. Flugzeugabsturz. Die Air-France-Maschine von Rio nach Paris 2009, Sie erinnern sich vielleicht.«

»AF 447«, sagt Dorfmüller. »Über zweihundert Tote.«

Rudi und sein Gedächtnis, denkt Katja, ein echtes Wunder.

»Dann sind Sie derjenige, der noch übrig ist«, sagt sie zu Spitzer.

# 39

Koller schaut sie ungläubig an. »Du willst ihn überwachen lassen?«

»Wir müssen ihn überwachen lassen, Reinhard!«

Katja steht am Fenster seines Büros, schaut hinaus auf die kahlen Äste der Bäume. Nackt und bloß wie das kleine Kind, das vor so vielen Jahren auf einem Operationstisch des Universitätsklinikums Augsburg lag, ein winziger Körper, angestrahlt vom gleißenden Licht der OP-Lampen, umgeben von Ärzten und Schwestern in sterilen Kitteln, Latexhandschuhe an den Händen und Masken auf den konzentrierten Gesichtern. Der Schnitt eines Skalpells, eine dünne Blutspur auf der Haut eines unschuldigen Kinderkörpers. Dr. Thomas Goldt, kurz davor, sich Professor nennen zu dürfen.

Sie sehnt sich danach, dass dieser grauenhafte Fall einen Abschluss findet, dass das Wühlen in fremden Abgründen und Vergangenheiten endlich vorbei ist. Josef Kiefer und Franz Bichler. Täter und Opfer zugleich. Beschädigte, kranke Seelen. Genau wie die Frau ohne Namen, der ein machtbesessener Chirurg vor Jahrzehnten die Identität geraubt hat.

»Du willst diesen Doktor Spitzer zum Lockvogel machen?«, fragt Koller.

»Ich will ihn einfach nur beschützen«, erwidert Katja.

»Wie soll das gehen?«

»Ein Wagen vor seinem Haus, jeweils zwei Beamte in Wechselschichten, bis diese Frau bei ihm auftaucht.«

»Und wenn sie nicht auftaucht?«

»Hast du eine Alternative?«, fragt Katja knapp. Mehr eine Feststellung als eine Frage. Sie will Koller zwingen, aber es darf sich nicht nicht wie ein Zwingen anhören, deshalb das Fragezeichen am Ende des Satzes.

Koller windet sich. »Wie soll ich das Marquart erklären? Der plant noch immer seine verdammte Pressekonferenz.«

»Damit schießt er sich ein Eigentor. Wenn er den toten Bichler öffentlich als Täter präsentiert und anschließend ein weiterer Mord passiert, hat er ein echtes Problem. Wird ein schönes Weihnachtsfest für ihn.« Komm schon, Reinhard, denkt sie. Sie hat ihm gerade einen Ausweg aus seinem Dilemma geliefert. Nun wartet sie ungeduldig darauf, dass er anbeißt.

Er tut ihr den Gefallen. »Verstehe«, sagt er, und seine Miene hellt sich auf. »Ich kümmere mich darum. Um den Staatsanwalt und den Personenschutz für Spitzer.«

»Danke, Reinhard!«

»Und sag bloß nicht so oft danke zu mir. Verliert sonst seine Wirkung.«

»Ich werd's mir merken.« Sie verlässt Kollers Büro, überquert den Flur.

Dorfmüller schaut von seinem Schreibtisch auf, als sie hereinkommt. »Und? Hast du's ihm verkauft?«

»Ja«, sagt Katja. »Hab ich.«

»Hat er gemeckert?«

»Nicht mehr als üblich.«

Dorfmüller entspannt sich. »Also Füße hochlegen und abwarten.«

»So nah, wie wir dran sind, Rudi?«

»Hast du 'ne bessere Idee? Keine Akten, kein Name.«

»Irgendeine Möglichkeit muss es geben!«

»Vielleicht bin ich ja blind, aber ich seh keine.« Er lehnt sich in seinem Bürostuhl zurück.

Sie fragt sich, wie er das macht. Einfach dazusitzen und seelenruhig zuzuschauen, wie die Zeit verrinnt. Sie kann das nicht, sie hat es noch nie gekonnt. Zur Untätigkeit verdammt zu sein, ist eine Qual für sie, nichts zu tun, ist keine Option, sie muss immer in Bewegung bleiben.

Sie kommt sich vor, als befände sie sich auf einem Boot, das sich Meter für Meter durch eine Nebelbank tastet. Irgendwo vor ihr im feuchten, undurchdringlichen Grau befindet sich ein zweites Boot. Sie steuert darauf zu, aber sie kann es nicht sehen oder hören. Sie kann es nur spüren, es ist da. Es wartet auf sie, da draußen, unsichtbar, unhörbar, in dieser milchigen Grenzenlosigkeit, und sie muss es finden, sie darf es nicht verpassen! Sie weiß: Ein Moment der Unachtsamkeit, und es fährt unerkannt an ihr vorbei und verschwindet im Nichts. Lass nicht nach, Katja, denkt sie, bleib dran!

»Angenommen, Spitzer hat recht, und die Mörderin ist diese ehemalige Patientin von Goldt«, folgt sie der Spur eines flüchtig auftauchenden Gedankens. »Wie ist sie auf Bichler gekommen?«

»So wie Josef Kiefer auch«, erwidert er. »Über die Zeitung.«

»Und was bringt sie auf die Idee, seine Morde zu imitieren?«

»Das Häuten seiner Opfer? Das Entfernen des Geschlechtes mit einem Skalpell?«

Katja nickt, und ihr Gedanke nimmt Form an. »Genau das. Weil sie das an ihre eigene Kastration erinnert. Weil sie Selma Kiefer und Thomas Goldt auf diese Weise das Gleiche antun kann, was ihr als kleines Kind angetan wurde.«

»Auge um Auge?«

Wieder nickt Katja. »Mit dem Nebeneffekt, dass ihre eigenen Morde Bichler zugeschoben werden. Damit das funktioniert, müssen seine Morde und ihre so identisch wie möglich ausgeführt werden. Also muss sie recherchieren. So viele Details sammeln, wie sie kriegen kann.«

»An der Stelle waren wir bei Josef Kiefer auch schon«, entgegnet Dorfmüller.

»Genau darauf will ich hinaus«, sagt Katja. »Kiefer hat das Internet durchforstet. Sie muss dasselbe getan haben. Jeden Artikel, den sie kriegen konnte. Die Frage dabei ist nur: Stand in diesen Artikeln auch alles drin?«

»Was willst du damit sagen?«

»Du wolltest eine Möglichkeit. Hier ist eine.«

»Moment mal! Heißt das, du willst sämtliche Artikel über Bichlers Morde auf die darin beschriebenen Tatabläufe hin überprüfen?«

»Genau das heißt es, Rudi!«

»Weißt du, wie viel Arbeit das ist?«

»Je eher wir anfangen, desto schneller sind wir durch.«

# 40

Schweigend wühlen sie sich durch die Untiefen des Internets. Sie haben sich die Arbeit aufgeteilt. Dorfmüller nimmt sich die Zeit der Bichler-Morde und des anschließenden Prozesses vor, Katja die Zeit nach Bichlers Entlassung aus der Sicherungsverwahrung.

Die Artikel, die sie liest, gleichen einander wie ein Ei dem anderen. Als hätten ihre Verfasser voneinander abgeschrieben. Die Nachricht von Bichlers Entlassung, die Beschreibung seiner Morde und ihrer Wirkung auf die Bevölkerung, und am Ende entweder die bange Frage, ob er seine Taten wiederholen wird, oder die schmale Hoffnung, dass er sie nicht wiederholen wird. Was beides auf dasselbe hinausläuft: das Schüren von Angst zugunsten der Auflage.

Das alles geht ihr zu langsam. Seit knapp zwei Stunden sitzen sie jetzt schon vor ihren Computern, und nichts, was ihnen weiterhilft, nur wiedergekäute Phrasen. Ungeduldig schaut sie zu Dorfmüller hinüber, der sich eifrig Notizen zu den von ihm durchforsteten Artikeln macht. »Und?«, fragt sie. »Bist du weitergekommen?«

»Und du?«, fragt er zurück.

»Kein bisschen.«

»Ebenso«, sagt er.

Sie spürt, wie ihre Ungeduld in Frustration umschlägt, wie der Wunsch in ihr wächst, den Dingen einfach ihren Lauf zu lassen, sich einzureden, alles getan zu haben. Aber das darf sie nicht, und das kann sie nicht!

»Lass es uns gemeinsam durchgehen«, fordert sie Dorfmüller auf. »Jedes noch so kleine Detail zu den Tathergängen von Bichlers Morden, das du gefunden hast. Und erzähl mir das Ganze so, dass eine Geschichte daraus wird.«

Dorfmüller schaut erschöpft auf seine Notizen. »Das erste Tatopfer ist die alleinstehende, todkranke Martha Stein. Franz Bichler besucht sie am 13. August 1996 in ihrer kleinen Wohnung in der Dahlmannstraße im Ingolstädter Stadtteil Haunwöhr. Er sticht ihr eine Spritze mit Insulin in den Hals, die sie tötet. Anschließend entblößt er sie und häutet mit einem Skalpell ihren Unterleib. Den herausgeschnittenen Hautlappen nimmt er als Trophäe mit und konserviert ihn später in Formalin. Kleidung und Schuhe der Toten platziert er neben der Leiche. Auf ihrem Bauch hinterlässt er einen Dornenkranz.«

»Das ist alles?«, fragt Katja gereizt »Mehr steht da nicht? In keinem der Artikel?«

»Ich hab sie nicht geschrieben«, wehrt sich Dorfmüller und fährt fort: »Opfer Nummer zwei ist die ledige Veronika Kalthoff, die an Knochenkrebs leidet. Bichler sucht sie am 19. Januar 1997 in ihrer ausgebauten Dachwohnung in der Eckiusstraße auf. Auch ihr sticht er eine tödliche Insulinspritze in den Hals. Wie das erste Opfer entblößt er sie anschließend, häutet mit einem Skalpell ihren Unterleib und nimmt den herausgeschnittenen Hautlappen als Trophäe mit, um ihn später in Formalin zu konservieren. Kleidung und Schuhe der Toten platziert er neben der Leiche. Auf ihrem Bauch hinterlässt er einen Dornenkranz. Alles genau wie bei der ersten Tat.«

»Und der dritte Mord?«, fragt Katja.

»Dorothee Fleisser«, sagt Dorfmüller. »Erkrankt an einer unheilbaren amyotrophen Lateralsklerose. Bichler tötet sie am Abend des 7. Mai 1998 in ihrem Haus in der Hubmaierstraße im Stadtteil Unterbrunnenreuth mit einer Überdosis Insulin. Anschließend …«

Katja unterbricht ihn wütend. »… entblößt er sie und häutet mit einem Skalpell ihren Unterleib. Scheiße, Rudi!«

»Ich kann nichts dafür, dass sich das alles wiederholt.«

»Sagt doch niemand.«

»So wie du mit mir redest.«

»Tut mir leid, Rudi. Ehrlich.«

Sie muss sich beherrschen, einen kühlen Kopf bewahren. Sie geht es in Gedanken erneut durch. Einmal, zweimal, irgendetwas muss es geben! Und dann wird sie plötzlich fündig. »Fällt dir an den Artikeln irgendwas auf?«, fragt sie.

Dorfmüller zuckt mit den Schultern und zieht die Augenbrauen hoch. »Ich wüsste nicht, was mir daran auffallen sollte.«

»Es fehlt ein entscheidendes Detail!«

»Nämlich?«

»Dass Bichler nach dem Tod seiner Opfer gewartet hat, bevor er sie gehäutet hat. So lange, bis ihr Blut geronnen war. Und dass er sie anschließend mit Alkohol gereinigt hat.«

»Und was heißt das für uns?«, erkundigt sich Dorfmüller.

»Denk nach!«, fordert Katja. Seine Begriffsstutzigkeit macht sie wahnsinnig. »Auch bei Selma Kiefer und Professor Goldt kam das Skalpell erst zum Einsatz, nachdem ihr Blut geronnen war. Und beide sind anschließend mit Alkohol gereinigt worden.«

Endlich begreift Dorfmüller. Sein Unterkiefer klappt herunter, er starrt Katja mit offenem Mund an. »Du fragst dich, woher unsere mutmaßliche Täterin das wusste, wenn es doch nicht in den Zeitungen stand.«

»Ganz genau, Rudi«, erwidert Katja. »Wie kommt sie an dieses Wissen, wenn es nirgendwo auftaucht?«

»Und die Antwort?«

Katja atmet tief durch. »Sie muss diese Informationen aus derselben Quelle haben wie wir.«

»Das Intranet der Polizei?«, fragt Dorfmüller ungläubig.

»Ja, Rudi«, sagt Katja. »Sieht so aus, als wäre sie eine von uns!«

# 41

Es dauert ewig, bis sie einen Parkplatz findet. Äußerlich ruhig, steuert sie ihren Wagen in die enge Lücke in der Tattenbachstraße, scheinbar geduldig und gelassen. Aber das täuscht. In ihrem Inneren herrscht Chaos. Die neuen Erkenntnisse waren ein Schock, die Konsquenzen sind nicht abzusehen. Wenn sich ihr Verdacht bestätigt, wird das ein Beben auslösen. In der Polizei, in der Staatsanwaltschaft, in der Öffentlichkeit. Also hat sie sich entschieden, Koller vorläufig nicht zu informieren. Erst braucht sie Gewissheit. Einen unwiderlegbaren Beweis.

Fieberhaft hat sie mit Dorfmüller überlegt, wie sie am besten vorgehen. Eine offizielle Anfrage kam nicht infrage. So etwas würde nur Staub aufwirbeln und die verdächtige Kollegin möglicherweise warnen. Außerdem würde Staatsanwalt Marquart davon erfahren und die Sache torpedieren.

Schließlich sprang Dorfmüller über seinen Schatten. Das hier war wichtiger als seine Angst vor drohenden Konflikten. Er erinnerte sich an einen Kollegen aus der IT-Abteilung der KTU, der ihm noch einen Gefallen schuldig war. Was genau dahintersteckte, wollte er Katja nicht sagen, einen Gefallen eben, das musste reichen. Er rief ihn an und schilderte ihm das Problem: War es möglich, diskret und ohne jedes Aufsehen herauszufinden, ob und von welchem Rechner der bayerischen Polizei es zwischen Bichlers Entlassung aus der Sicherungsverwahrung und dem Mord an Selma Kiefer einen Zugriff aus dem Intranet auf seine Akte gegeben hat? Und wenn ja, würde der Kollege ihm dann einen Namen liefern können?

Der Kollege hatte gezögert. Er war sich natürlich im Klaren, dass er sich damit auf verdammt dünnes Eis begab. Dorfmüller schaffte es schließlich, ihn zu überreden.

Katja steigt aus, geht die Tattenbachstraße hinunter bis zur Robert-Koch-Straße und weiter in die Sternstraße. Zieht vor der Haustür ihre Schlüssel aus der Tasche und schließt auf.

Sie fühlt sich furchtbar. Zur Untätigkeit verdammt. Koller hat die Überwachung von Spitzers Haus in Wolfratshausen eingeleitet, Dorfmüller das heimliche Eindringen seines KTU-Kollegen in das Intranet der bayerischen Polizei. Ihr bleibt nichts anderes übrig als abzuwarten. Es gibt wenig, was sie mehr hasst.

Das Erste, was sie beim Betreten ihrer Wohnung bemerkt, ist der Geruch nach Tannennadeln, erdig und frisch. Dorfmüllers alberne Duftbäume kommen ihr in den Sinn, dann hört sie die ausgelassene Stimme von Jenny und das Lachen ihrer Mutter.

Sie findet die beiden im Wohnzimmer, vor ihnen die Kiste aus dem Keller mit dem Weihnachtsschmuck und den Kerzenhaltern. Sie schmücken einen riesigen Weihnachtsbaum.

An den Zweigen hängen die kleinen Holzengel aus einem Laden für Hobbybedarf, die Katja vor vielen Jahren mit Jenny bemalt hat. Bunte Gewänder und winzige Gesichter aus Plakafarbe, aufgeklebte Glasperlen als Kronen, Flügel aus goldglänzender Dekofolie. Daneben rot schimmernde Christbaumkugeln und selbst gemachte Strohsterne, aus platt gedrückten Halmen zusammengefügt und mit roten Bindfäden fixiert.

Eine Enkelin und ihre Großmutter, die scherzen und lachen, ein Herz und eine Seele. Katja betrachtet sie und kommt sich wie eine Fremde vor, wie ein unerwünschter Eindringling. Sie ertappt sich bei der Frage, ob sie nicht besser wieder gehen sollte, um die beiden nicht zu stören in ihrer Zweisamkeit, aber dazu kommt es nicht. Weil Jenny sie im selben Moment entdeckt und auch Monika Sand sich zu ihr umdreht.

»Hey«, sagt Katja.

»Hallo, Katja«, sagt ihre Mutter.

»Wieso bist du schon so früh zu Hause?«, fragt Jenny enttäuscht.

Katja deutet auf den Baum. »Wo habt ihr den her?«

»Sankt-Anna-Platz«, sagt Monika Sand. »Eine Nordmanntanne. Die nadeln weniger und halten länger.« Und mit einem Blick zu Jenny: »Es war ihre Idee. Sie wollte dich überraschen und hat mich um Hilfe gebeten.«

In ihrer Stimme Zurückhaltung und Vorsicht. Sie hat Angst vor mir, denkt Katja, sie versucht sich für ihr unangemeldetes Hiersein zu rechtfertigen.

»Schön, dass du da bist«, sagt sie.

»Wirklich?«

»Ja, Mama, wirklich.«

Sie lächelt ihrer Mutter zu. Es dauert einen Moment, ehe Monika Sand das Lächeln erwidert. Sie wirkt erleichtert. Und auch Katja spürt eine Last von ihren Schultern fallen. Irgendetwas zwischen ihnen hat sich verändert. Keine unausgesprochenen Vorwürfe mehr, keine gegenseitigen Provokationen. Sie ist über ihren Schatten gesprungen und auf ihre Mutter zugegangen. Es ist ihr nicht leichtgefallen, aber sie ist froh, dass sie es getan hat. Ein kleiner Schritt mit einer großen Wirkung.

»Dann wäre das ja geklärt«, sagt Jenny und zwinkert ihrer Großmutter zu. Und zu Katja: »Also, Mama, was sagst du?«

»Sieht toll aus«, erwidert Katja und nimmt einen der kleinen Engel aus der Kiste. Zwei schwarze Punkte als Augen, ein breiter, lachender Mund. »Darf ich?«, fragt sie.

»Klar«, sagt Jenny. »Dafür sind sie da.«

Katja hängt den Engel an einen der Zweige, er schwingt hin und her, sie nimmt einen zweiten, einen dritten. Und mit jedem weiteren, den sie an die Nordmanntanne hängt, verfliegt das Gefühl von Fremdheit immer mehr. Jenny, Katja und Monika.

Ein Mädchen, ihre Mutter und ihre Großmutter, die einen Weihnachtsbaum schmücken und dabei herumalbern, bis sämtliche Kugeln und Sterne und Engel am Baum hängen und sie stolz und andächtig davorstehen und sich einander verbunden fühlen.

»Ich hab heute noch mal mit Papa telefoniert«, sagt Jenny mitten hinein in die Stille zwischen ihnen.

»Und?«, fragt Katja und spürt, wie sich ihr Magen zusammenzieht.

»Ich hab ihm abgesagt.«

»Du hast was?«

»Wegen Weihnachten«, sagt Jenny. »Macht echt keinen Sinn, da hinzufahren.«

»Aber ich hab doch zugestimmt.«

»Und ich hab mich dagegen entschieden. Das hätte nur Krampf gegeben, Mama, und das weißt du.«

Ja, das weiß ich, denkt Katja.

»Stattdessen hab ich mir was anderes überlegt«, sagt Jenny.

Katja ist gespannt, was jetzt kommt.

»Du und ich und Oma«, sagt Jenny. »Und da musst du nicht zustimmen, das beschließe ich einfach. Alles klar?«

»Glasklar«, bestätigt Katja und merkt, dass sie grinsen muss. Sie schaut ihre Mutter an. »Mama?«

»Klarer geht's nicht«, sagt Monika Sand.

Jenny verkündet, dass sie Riesenhunger hat und dass Oma zum Essen bleibt und dass sie jetzt kochen wird. Penne all'arrabbiata, extra scharf.

»Aber so was von«, sagt sie und verschwindet gut gelaunt in der Küche.

»Jetzt erklär mir nicht, dass ich stolz auf sie sein kann«, sagt Katja.

»Kannst stolz auf sie sein«, sagt ihre Mutter.

Sie machen es sich auf dem Sofa bequem, betrachten den

geschmückten Weihnachtsbaum, genießen den Duft von angebratenem Speck, der aus der Küche herüberweht. Katja hat sich schon lange nicht mehr so wohlgefühlt. Bis ihre Mutter sie mit einer einfachen Frage in den anderen Teil ihres Lebens zurückkatapultiert: »Was macht dein Fall?«

»Das willst du nicht wissen, Mama.«

»Ich hab die Zeitungen gelesen. Und die Nachrichten verfolgt.«

»Du weißt, dass ich nicht darüber reden darf.«

»Ich seh dir doch an, wie dich das alles quält.«

»Bitte, Mama, es geht nicht!«

Aber dann geht es doch. Es platzt einfach aus ihr heraus. Weil es zu viel ist, weil sie diesen ganzen kranken Mist endlich loswerden muss. Sie redet und redet, sie hört Jenny in der Küche leise singen, sie hört das Nudelwasser blubbern und erzählt ihrer Mutter vom Verdacht gegen Josef Kiefer, von den Misshandlungen seiner Ex-Frau, von seinem Plan, sie zu töten. Sie berichtet von ihren Schuldgefühlen gegenüber Franz Bichler, der sich an einem Kellerfenster aufgehängt hat, weil er die Verdächtigungen der Polizei nicht länger ertragen konnte. Schließlich spricht sie von der mutmaßlichen Mörderin, die vielleicht aus den eigenen Reihen kommt, dieser noch immer unbekannten Frau, die als kleines Kind kastriert wurde, weil ein machtbesessener und von seinem eigenen Ego berauschter Chirurg das so wollte.

»Sie tut dir leid«, sagt Monika Sand.

Katja nickt traurig. »Ja.«

»Du versuchst dir vorzustellen, wie sich das anfühlt: zwei Geschlechter in einem Körper.«

Wieder nickt Katja. »Nicht wirklich Frau zu sein und nicht Mann. Beides zu sein und gleichzeitig nichts von beidem.« Sie hebt ihren Kopf, schaut ihre Mutter fragend an. »Wer bin ich dann, Mama?«

»Du«, sagt Monika Sand. »Du bist immer du!«

# 42

Katja liegt in ihrem Bett und versucht einzuschlafen, aber sie schafft es nicht. Die Worte ihrer Mutter gehen ihr durch den Kopf: Du bist immer du! Ist das wirklich so? Wer ist man, wenn man genetisch als Junge zur Welt kommt und äußerlich wie ein Mädchen aussieht?

Alles beginnt mit einer Geburt. Eine Mutter, die ihre Tochter in den Armen hält, erschöpft, aber glücklich. Ein kleines Bündel Mensch, violett angelaufen von den Strapazen der Geburt, das Gesicht zerknautscht, auf dem Kopf ein verklebter Flaum aus Haaren. Ein unbegreifliches Wunder, das Schönste, was die junge Mutter je gesehen hat. Sie schaut ihren Mann an, der genauso überwältigt ist wie sie. Jetzt sind sie endlich komplett, die kleine Familie, von der sie immer geträumt haben. Ab jetzt hat das Wort »zu Hause« eine andere Bedeutug, einen ganz neuen Klang, warm und weich. Die Zukunft ist ein Versprechen, ein offenes Fenster, hinter dem Erfüllung auf sie wartet.

Katja stellt sich vor, wie die Eltern ihrem Kind beim Wachsen zugeschaut haben. Sie wechseln seine Windeln, baden es in einer kleinen Wanne. Sie lesen ihm vor, sie füttern es mit Worten und Liebe. Sie betrachten beglückt, wie es sich am Gitter seines Kinderbettes emporzieht und kurz darauf die ersten eigenen Schritte macht, unbeholfen, aber voller Stolz, seine Kinderaugen strahlen, die Welt ist groß und weit.

Immer tiefer taucht Katja ein in die Welt dieser fremden Eltern. Sie sieht die Mutter zu einer Untersuchung beim Kinderarzt fahren, ihre Tochter ist jetzt anderthalb. Der Arzt tastet das plappernde kleine Mädchen ab, das lacht, wenn es gekitzelt wird, und dann findet er diese beiden kleinen Beulen in der Leistengegend, eine Hernie, nichts Schlimmes, aber etwas, das man besser operieren sollte. Er beruhigt die aufgebrachte Mutter: ein reiner Routineeingriff, kein Grund, sich Sorgen zu machen, die Chirurgen im Augsburger Uniklinikum machen so etwas ständig.

Dann sitzen die jungen Eltern Thomas Goldt gegenüber, der kurz davorsteht, sich zu habilitieren, und ihre Welt bricht von einer Sekunde zur anderen zusammen. Weil die Diagnose des Kinderarztes falsch war. Weil die Beulen in den Leisten ihrer Tochter zwei Hoden sind, die sich gesenkt haben. Weil ihr kleines Mädchen, medizinisch betrachtet, ein Junge ist.

Der Schock ist unbegreiflich. Und wächst mit jedem neuen Satz, den Goldt zu ihnen sagt: Ihre Tochter wird nie ein eigenes Kind bekommen können, weil sie weder einen Uterus noch Eileiter besitzt. In ihren Hoden werden sich mit hoher Wahrscheinlichkeit irgendwann bösartige Tumore bilden. Also rät er dringend dazu, sie zu entfernen. Er tröstet die weinende Mutter, den fassungslosen Vater. Ich bitte Sie, so schlimm ist das doch alles gar nicht. Ihre Tochter wird weiter wie ein ganz normales Mädchen aufwachsen, sie wird Brüste bekommen, wenn auch keine großen. Gut, ihre Vagina ist ein wenig verkürzt, aber doch nicht so, dass sie nie Geschlechtsverkehr wird haben können. Ein erfülltes Sexualleben ist durchaus denkbar.

Wie hat Spitzer gesagt: Er konnte sehr überzeugend sein, wenn er wollte. Katja stellt sich vor, wie Thomas Goldt von einem notwendigen Eingriff spricht, von medizinischer Verantwortung und mütterlicher und väterlicher Fürsorge und wie er verbindlich lächelt, als die verzweifelten Eltern endlich die geforderten Unterschriften unter das ihnen vorgelegte OP-Formular setzen.

Ein Mädchen mit XY-Chromosomen. Ihre Eltern werden

versucht haben, ihr Schicksal anzunehmen. Aber von einem Tag zum anderen ist da plötzlich dieser Riss, die Zukunft ein schwarzes Loch voller Angst und Ungewissheit. Und eine Liebe, die plötzlich unrein geworden ist, beschmutzt, befleckt, verunstaltet durch einen Makel. Scham und Schuldgefühle, mit denen die Eltern nicht umgehen können. Ihre Kleine ist noch immer dieselbe, die sie bei ihrer Geburt gewesen ist, aber sie, ihre Eltern, sind nicht mehr dieselben. Sie haben jetzt ein Geheimnis, das sie unter allen Umständen bewahren müssen. Auch vor ihrem Kind.

Was hättest du an ihrer Stelle getan, denkt Katja.

Die Eltern des Mädchens müssen sich in einem furchtbaren Teufelskreis befunden haben. Nach der Operation haben sie wahrscheinlich noch geglaubt, sie würden ihre Tochter spätestens mit dem Einsetzen der Pubertät und dem Ausbleiben ihrer Monatsblutung über das aufklären, was in ihrem Körper anders ist als bei anderen Mädchen ihres Alters. Aber als es so weit war, verschoben sie das Gespräch, wieder und immer wieder, ließen die Heranwachsende im Ungewissen, wichen ihren drängenden Fragen aus. Gefangen in einem Geflecht aus Erfundenem und Verschwiegenem wuchs mit jeder verweigerten Antwort ihre eigene Schuld, und mit der Schuld die Unfähigkeit, die Wahrheit zu benennen – bis aus ihrer Unfähigkeit irgendwann eine Unmöglichkeit geworden war.

Das kleine Mädchen, das genetisch als Junge zur Welt kam, ist inzwischen erwachsen und hat zwei Menschen getötet.

Wer zum Teufel bist du, fragt Katja sich, bevor sie endlich einschläft.

# 43

Als sie am nächsten Morgen gegen acht in ihr Büro kommt, ist Dorfmüller schon da. Sitzt bestens gelaunt an seinem Schreibtisch, die Arme hinter dem Kopf verschränkt, und deutet auf die Kaffeemaschine. »Nimm dir einen«, sagt er. »Ist gerade frisch durchgelaufen.«

»Hat der Kollege aus der IT-Abteilung sich schon gemeldet?«

»Und wenn du schon mal dabei bist: Schenk mir auch einen ein.«

»Rudi!«

»Ja, hat er.«

»Und?«, fragt sie ungeduldig, während sie den Kaffee in zwei Tassen gießt.

»Es gab tatsächlich einen weiteren Zugriff auf Bichlers Akte.«

»Wann?«

»Zwischen seiner Entlassung aus der Sicherungsverwahrung und dem Mord an Selma Kiefer. Genau wie du vermutet hast.«

»Und wo?«

»Augsburg.«

Katja hat Mühe, die Kanne ruhig zu halten. »Wie bitte?«

»Ein Rechner aus der Mordkommission.«

»Nicht dein Ernst, Rudi!«

»Mein voller Ernst. Was ist jetzt? Krieg ich endlich einen Kaffee oder nicht?«

Sie reicht ihm aufgeregt eine der vollen Tassen. »Hat dein Freund dir einen Namen genannt?«

Dorfmüller nimmt einen Schluck des heißen Kaffees. Dann nickt er.

Anderthalb Stunden später fährt sie von der Tiefgarage des Augsburger Polizeipräsidiums mit dem Aufzug hoch in den dritten Stock. Noch immer ist sie fassungslos. Sie will das einfach nicht glauben. Peter Schäfers Assistentin! Die ihr von Anfang an mit unverhohlener Feindseligkeit entgegengetreten ist. Die von der ersten Sekunde an keinen Hehl aus ihrer Ablehnung ihr gegenüber gemacht hat. Jetzt ist ihr klar, warum. Nicht etwa, weil da aus dem fünfmal so großen München eine Kollegin gekommen war, vor der sie sich beweisen musste, wie Peter vermutet hat. Nein, weil da jemand vor ihr stand, der ihr auf die Spur zu kommen drohte.

Der verwaiste Flur des K1. Vereinzelt Stimmen aus den angrenzenden Büros. Dienstbesprechungen und Telefonate, Behördenalltag. Katjas Herz pocht.

Die Tür zu Peters Büro steht wie erwartet offen, aber sein Schreibtisch ist leer. Katja geht weiter, sucht auf den Schildern neben den Türen den Namen, der sie hergeführt hat. KK Schoppe, KK Giesinger, KHK Breitling, dann endlich: KK Franck. Sie klopft und stößt die angelehnte Tür auf.

Peters Assistentin sitzt an ihrem Schreibtisch, vor sich eine Ermittlungsakte, in ihrem Ohr ein Bluetooth-Headset zum Telefonieren. Die Befragung von Zeugen, das Abarbeiten von Spuren, die übliche Routine.

»Hallo, Frau Franck.«

Lena Franck blickt auf. Ein winziger Moment der Überraschung und des Misstrauens. In ihren Augen die Frage: Was will die hier? Dann, mit derselben Überheblichkeit wie bei ihrer ersten Begegnung: »Frau Sand. Schon wieder hier? Kommen Sie mal wieder nicht weiter?«

»Vielleicht bin ich ja hier, weil ich weitergekommen bin.«

»Ach ja?«

»Ja.« Katja verzieht keine Miene, betrachtet sie abwartend.

Lena Franck erwidert ihren ausdruckslosen Blick mit einem spöttischen Lächeln. »Ich bin gespannt«, sagt sie.

Sie will mich herausfordern, denkt Katja, mir den Wind aus den Segeln nehmen.

»Es geht um Ihren Computer«, sagt sie so sachlich wie möglich.

»Was ist denn damit?«

Katja legt den Köder aus. »Ich gehe davon aus, dass er passwortgeschützt ist.«

»Selbstverständlich.«

»Und dass niemand Ihr Passwort kennt.«

»Natürlich nicht. Macht ja sonst keinen Sinn.«

»Dann hat also außer Ihnen niemand Zugriff darauf.«

»Ich bin die Einzige«, sagt Lena Franck.

»Dachte ich mir«, erwidert Katja und wundert sich, wie leicht Schäfers Assistentin in die Falle getappt ist. Sie muss sich sehr sicher fühlen. Andererseits: Woher soll sie auch wissen, dass in der IT-Abteilung der Münchner KTU jemand sitzt, der seinem Freund Rudi noch einen Gefallen schuldig war.

»Was soll dieses Theater?«, fragt Lena Franck.

»Was denn für ein Theater?«, fragt Katja zurück.

»Sie tauchen hier unangemeldet auf, fragen mich über meinen Passwortschutz aus. Was wollen Sie von mir?«

»Die Frage ist, was Sie Ende November im Intranet wollten.«

»Wie bitte?«

»Kurz nach der Entlassung von Franz Bichler.«

»Ich weiß nicht, wovon Sie reden.«

»Netter Versuch, Frau Franck, aber das passt nicht zu Ihnen.«

»Was passt nicht zu mir?«

»Diese gespielte Ahnungslosigkeit. Macht Sie dümmer, als Sie sind. Und dumm sind Sie doch nun wirklich nicht, oder?«

»Dafür sind Sie unverschämt, Frau Sand!«

»Manchmal muss man unverschämt sein«, erwidert Katja. »Kennen Sie doch von sich selbst.«

Lena Francks spöttisches Lächeln ist verschwunden, stattdessen zeigt sich in ihrem Gesicht unverhohlene Feindseligkeit. »Raus aus meinem Büro!«, sagt sie mühsam beherrscht. »Verschwinden Sie. Sofort!«

»Und wenn nicht?«, gibt Katja zurück. »Wollen Sie den Kollegen Schäfer zu Hilfe rufen? Ich kann das gerne für Sie übernehmen. Ich bin sicher, dass ihn sehr interessieren wird, was wir beide hier zu besprechen haben.«

Lena Franck antwortet nicht.

Katja kann ihr ansehen, dass sie nach einem Ausweg sucht, ihre Chancen abwägt.

»Sie haben sich Zugang zu meinem Computer verschafft?«

»Sieht ganz so aus.«

»Ich kann nur für Sie hoffen, dass Sie sich das haben genehmigen lassen.«

»Wollen Sie mir drohen?«

»Wenn nicht, mache ich Ihnen die Hölle heiß!«

»Nur fürs Protokoll«, sagt Katja. »Sie wollen mir also tatsächlich drohen.« Sie zückt ihr Handy, wählt Marquarts Nummer, hält Lena Franck das Telefon hin. »Einfach nur die grüne Taste drücken, und Sie haben den zuständigen Staatsanwalt am Apparat.«

Lena Franck starrt auf das Mobiltelefon. Katja spürt, wie sich ihr Puls erhöht. Was sie da macht, ist riskant. Wenn Lena Franck auf ihr Angebot eingeht und die grüne Taste drückt, hat Katja ein ernstes Problem. Nicht nur mit Marquart, auch mit Koller. Und mit Dorfmüller.

Lena Franck mustert sie, versucht, in ihren Augen zu lesen.

Sie fragt sich, ob ich bluffe, denkt Katja, aber sie ist sich nicht sicher. »Na los, fragen Sie ihn«, sagt sie. »Sein Name ist Marquart.«

»Lassen Sie diesen albernen Mist«, erwidert Lena Franck.

Erleichtert steckt Katja das Handy wieder ein. Sie spürt kalten Schweiß auf ihren Händen. »Gut«, sagt sie. »Dann erklären Sie mir, warum Sie sich kurz nach Bichlers Entlassung die kompletten Ermittlungsakten angesehen haben.«

Wieder dieser Blick aus kalten Augen. Hass und Verunsicherung, beides gleichzeitig. Lena Franck wirkt jetzt wie ein angeschossenes Tier. Angriff oder Flucht. Der verzweifelte Versuch, die Kontrolle zurückzuerlangen. »Ich habe in der Zeitung darüber gelesen«, sagt sie. »Ich bin Ermittlerin, genau wie Sie, Frau Sand. Der Fall hat mich interessiert, das ist alles.«

»Und ein paar Wochen später werden eine ehemalige OP-Schwester und ein renommierter Kinderchirurg ermordet. Auf exakt die gleiche Weise wie Bichlers Opfer von damals.«

»Vielleicht hat er seine Serie wieder aufgenommen.«

»Das können wir ausschließen.«

»Dann eben ein Nachahmungstäter.«

Und wieder ist sie Katja in die Falle gegangen.

»Ganz genau, Frau Franck, ein Nachahmungstäter. Die Frage dabei ist nur: Woher hatte er seine Informationen über den Tathergang?«

»Der Fall Bichler ging damals durch die gesamte Presse. Die Zeitungen haben das haarklein ausgebreitet.«

»Haben Sie eben nicht«, sagt Katja. »Und genau das macht die Sache zu einem ernsten Problem für Sie.«

»Tut mir leid«, sagt Lena Franck. »Aber der Zusammenhang erschließt sich mir leider nicht.«

»Komisch«, sagt Katja. »Dabei sind Sie doch Ermittlerin. Genau wie ich. Nicht auf den Kopf gefallen und ganz sicher besonders ehrgeizig. Sie müssen doch wissen, dass es vor allem auf die Details ankommt.«

»Wollen Sie mich provozieren?«

»Nein«, sagt Katja. »Aber Sie wollen mich ganz offensichtlich für dumm verkaufen. Würde ich wahrscheinlich im umgekehrten Fall auch versuchen, wenn ich mit dem Rücken zur Wand stehe.«

»Ich wüsste nicht, wieso ich mit dem Rücken zur Wand stehen sollte.«

»Wie gesagt, Frau Franck, es sind immer die Details, auf die es ankommt. In diesem Fall die zum Tathergang. Um genau zu sein, die Zeit, die Bichler zwischen dem Eintreten des Todes und dem Häuten seiner Opfer verstreichen ließ. Damit das Blut in den Leichen gestockt war und es keine Sauerei gab, wenn er das Skalpell ansetzte. Davon stand nichts in den Zeitungen, in keiner einzigen, nur in Bichlers Akte. Trotzdem findet sich dieses wesentliche Detail der Tatausführung sowohl beim Mordfall Selma Kiefer als auch im Fall Thomas Goldt wieder. Und Sie, Frau Franck, sind die Einzige, die von diesem Detail gewusst haben kann. Weil sie die Einzige sind, die sich vor den aktuellen Morden Einblick in die Akte verschafft hat. Können Sie mir folgen?«

Eine rhetorische Frage. Natürlich kann Lena Franck ihr folgen. Und sie weiß genau, was das für sie bedeutet.

»Sie glauben, dass ich Selma Kiefer und Thomas Goldt ermordet habe?«

»Ja, Frau Franck, das glaube ich.«

»Und warum sollte ich das tun?«, fragt Lena Franck. »Aus Spaß am Töten oder einfach nur, weil ich es kann?« Wieder macht sich um ihren Mund ein spöttisches Lächeln breit, die bekannte Herablassung.

»Aus Rache«, sagt Katja.

»Rache wofür?«, fragt Lena Franck.

»Für das, was die beiden Ihnen angetan haben.«

»Mir angetan?«

»Vor sehr langer Zeit. Auf einem OP-Tisch in Augsburg. Als Sie ein kleines Kind waren. Wehrlos und unschuldig.«

Lena Franck lehnt sich in ihrem Stuhl zurück. Der Versuch, entspannt zu wirken, in ihrem Gesicht eine Mischung aus Unglauben und Amüsiertheit. »Die beiden haben mich operiert?«

»Ja«, sagt Katja. »Im Mai 84. Eine Gonadektomie.«

»Eine bitte was?«

»Die Entnahme Ihrer Hoden aus dem Bauchraum. Oder, um es deutlicher zu sagen: Thomas Goldt hat Sie damals kastriert.«

»Ich wusste gar nicht, dass man Frauen kastrieren kann.«

»Wenn Sie genetisch ein Mann sind, dann schon.«

»Jetzt bin ich plötzlich auch noch ein Mann? Das ist doch absurd.«

»Ist es das?« Katja mustert Lena Franck durchdringend. Versucht, hinter ihre Fassade zu blicken. Wartet darauf, dass sie ihren Widerstand aufgibt und die Maske fallen lässt.

Aber das passiert nicht. Stattdessen greift Lena Franck wortlos in ihre Handtasche, die über der Stuhllehne hängt. Nimmt ihr Portemonnaie heraus, klappt es auf. Zieht ein Foto heraus und legt es vor Katja auf den Schreibtisch. »So viel zum Thema Kastration, Frau Sand.«

Katja blickt auf das Foto. Ein Mädchen in einem Kleid, ein Junge in kurzen Hosen, Arm in Arm in einem kleinen Garten. Ein Sommeridyll.

»Meine beiden Kinder«, sagt Lena Franck. »Mira und David. Sechs und acht. Beide hier in Augsburg geboren. Von mir. In der Uniklinik. Auf die Welt gebracht von Professor Wegener.« Erneut greift sie in ihre Handtasche, zieht ihr Handy hervor. Geht die Kontaktliste durch, wählt eine Nummer aus und hält Katja das Telefon entgegen. Sie gibt sich jetzt keinerlei Mühe mehr, die Verachtung in ihrer Stimme zu unterdrücken. »Ein alter Freund meines Mannes«, sagt sie. »Na los, rufen Sie ihn an, er wird Ihnen das gerne bestätigen.«

Katja ist fassungslos. Starrt auf das hingehaltene Mobiltelefon und weiß im selben Moment, dass sie verloren hat. Dass sie sich gerade bis auf die Knochen blamiert hat. Und dass Lena Franck die Geschichte brühwarm Schäfer servieren wird: Sag mal, deine Ex-Freundin – stimmt irgendwas nicht mit der? Taucht hier auf und erzählt merkwürdige Märchen. »Ich hab mich getäuscht«, ringt sie sich mühsam ab, jedes Wort eine Qual. »Ich muss mich bei Ihnen entschuldigen.«

Lena Franck gibt sich großzügig, spielt die Gönnerin. »Ich bitte Sie, Frau Sand. Wir sind Kolleginnen. Wir wissen doch beide, welchen Druck so eine Mordermittlung mit sich bringt. Wenn Sie mal wieder nicht weiterkommen, zögern Sie nicht, rufen Sie mich einfach an.«

Katja weicht ihrem triumphierenden Blick aus, verlässt wortlos das Büro. Schleicht über den Flur wie ein geprügelter Hund, erreicht ungesehen den Aufzug, drückt den Knopf ins Untergeschoss. Wartet verzweifelt darauf, dass sich die Türen schließen. Und ergibt sich ihrer Niedergeschlagenheit.

# 44

Um zehn ist sie zurück im Büro. Die ganze Fahrt über hat sie sich Vorwürfe gemacht. Achtzig verregnete Kilometer lang. Hat sich gefragt, wie ihr das passieren konnte. Sich selbst so weit aus dem Fenster zu lehnen, nur um dann vorgeführt zu werden wie eine blutige Anfängerin. Dazu die unerträgliche Vorstellung, Peter wiederzubegegnen, wenn auch nicht Weihnachten, dann irgendwann später, es wird sich auf Dauer nicht vermeiden lassen. Er wird das Thema nicht anschneiden, aber es wird zwischen ihnen stehen, sein Respekt ihr gegenüber wird nur noch vorgeschoben sein, eine Höflichkeit, mehr nicht.

Erschöpft lässt Katja sich auf ihren Schreibtischstuhl fallen. Das Gefühl vollkommener Leere.

Dorfmüller sieht ihr sofort an, was los ist. »Schiefgegangen«, kommentiert er trocken.

Sie antwortet nicht. Was auch eine Antwort ist.

Er fragt nicht nach, wartet ab, bis sie von selbst zu reden beginnt. Er kennt sie so gut wie niemand sonst, er weiß, dass sie ihm alles erzählen wird. Und sie weiß, dass sie um einen Bericht nicht herumkommt, auch wenn es ihr schwerfällt. Sie hasst es, Fehler zu machen. Noch mehr hasst sie es, Fehler zu machen, die vermeidbar gewesen wären. Anstatt Lena Franck in Ruhe zu überprüfen, hat sie sich dazu hinreißen lassen, sie ohne Beweise mit Schlussfolgerungen zu konfrontieren, die in sich zusammenfielen wie ein Kartenhaus. Und wieder eine Sackgasse in diesem unseligen Fall, dessen Spuren sich wieder und wieder im Nichts verlieren.

»Tut mir echt leid«, sagt Dorfmüller hilflos, als sie geendet hat.

Sie erhebt sich müde, die Hände auf die Stuhllehne gestützt wie eine alte Frau. »Ich geb Koller Bescheid«, sagt sie und tritt hinaus in den Flur.

Ihr ist klar, was jetzt passieren wird. Er wird sie erst ganz ruhig anschauen und sie dann zusammenfalten. Nach allen Regeln der Kunst. Wird sie wütend daran erinnern, dass er sich dem Staatsanwalt gegenüber schützend vor sie gestellt hat, dass er sich angreifbar gemacht hat, nur um für sie Zeit herauszuschinden. Und alles nur, um jetzt erfahren zu müsssen, dass die Ermittlung im Sand verlaufen ist.

Sie war sich so sicher. Alles schien sich plötzlich zusammenzufügen. All die unsortierten Puzzlestücke, die sich wie von selbst an den richtigen Platz schoben. Die Verbindung zwischen Selma Kiefer und Professor Goldt, ihre gemeinsame Zeit im Universitätsklinikum Augsburg. Der Besuch bei Doktor Spitzer. Seine Vermutung, die Lösung des Falles liege in der Operation eines kleinen Mädchens, das in sich den Chromosomensatz eines Jungen trug. Alles schien so logisch, alles machte auf einmal Sinn. Und jetzt bricht es in sich zusammen. Einfach so.

Aber tut es das wirklich?

Kurz vor Kollers Büro hält Katja inne. Da ist etwas an ihrer Begegnung mit Lena Franck, das sie irritiert. Die Ahnung einer Idee, verschwommen, kaum greifbar. Vielleicht nur ein Strohhalm, nach dem sie greift, um sich zu retten, vielleicht aber auch mehr. In Gedanken geht sie das Gepräch noch einmal durch, Wort für Wort: die verlogene Begrüßung, die Falle mit dem Passwort, in die Lena Franck blind hineingetappt ist. Ihre Begründung, warum sie sich für Bichlers Akte interessiert hat zu einem Zeitpunkt, als Selma Kiefer noch lebte und nichts darauf hindeutete, dass sie kurz darauf ermordet werden würde: Ich bin Ermittlerin, genau wie Sie, Frau Sand! Und plötzlich wird die Idee greifbar.

Katja dreht sich um und stürmt zurück in ihr Büro.

»Das ging aber schnell«, sagt Dorfmüller. »Hat er dich gefeuert?«

»Computer an, Rudi!«

»Ist schon an.«

»Wo ist Lena Franck geboren worden?«

»Woher soll ich das wissen?«

»Dann schau nach.«

Er starrt sie verständnislos an.

»Na los!«, sagt sie und deutet auf seinen Computer. »Und hör auf, mich anzuglotzen.«

»Der Ton macht die Musik«, gibt Dorfmüller beleidigt zurück, während er die Abfrage startet. Und beim Warten mit den Fingerkuppen auf die Schreibtischplatte trommelt, weil er genau weiß, wie sehr Katja das hasst. Und schließlich mit Blick auf seinen Monitor feststellt: »Königsbrunn, südlich von Augsburg.«

»Kommst du in das dortige Geburtsregister rein?«

»Was willst du da?«

»Keine blöden Fragen, Rudi«, schnauzt sie ihn an. »Mach einfach!« Ungeduldig schaut sie zu, wie seine riesigen Finger auf die Tastatur einhämmern, die viel zu klein für ihn ist. Der konzentrierte Gesichtsausdruck, mit dem er sich von einer Datei zur nächsten vorarbeitet, Lena Francks Namen in eine Suchmaske eingibt. Schließlich: sein zufriedenes Nicken.

»Hab sie«, sagt er. »16. April 1979.«

»Eltern?«, fragt sie und spürt, wie ihr Pulsschlag steigt.

»Martha und Anton Franck, die Mutter Hausfrau, der Vater Maurer.«

»Geschwister?«

»Eine Schwester.«

»Wann geboren?«

»12. November 1982.«

»Name?«

»Miriam.«

Katja greift ihm über die Schulter, dreht den Monitor zu sich. Sie will nicht glauben, was er da gerade gesagt hat. Sie muss sich selbst ein Bild davon machen. Vor ihr sechs Buchstaben, drei Silben: Miriam.

»Denkst du, was ich denke, Rudi?«

Dorfmüller ist skeptisch. »Wäre mehr als ein Zufall.«

»Wie finden wir das raus?«

»Übers Ehestandsregister München«, sagt Dorfmüller.

»Und worauf wartest du?«, fragt Katja.

»Jetzt mach dich mal locker, ich bin dabei!«

Wieder fliegen seine riesigen Finger über die Tastatur, wieder arbeitet er sich durch eine Reihe Dateien. Gibt Miriam Goldts Namen ein und wartet auf das Ergebnis der Abfrage.

»Leck mich am Arsch«, sagt er überrascht.

»Mit anderen Worten: Sie ist es!«

Dorfmüller nickt. »Miriam Goldt, geborene Franck!«

# 45

Katja parkt ihren Wagen in der Clemensstraße. Ihr Blick wandert über die Fassaden, bleibt auf einem der gegenüberliegenden Hauseingänge hängen.

Ihre Finger wandern über die Klingelschilder. Schmidt, Wagner, Rüning. Das oberste linke ist das einzige ohne Namen. Sie drückt auf den Knopf, wartet auf das Summen des Türöffners. In ihr keinerlei Erleichterung oder Triumph. Im Gegenteil. Sie ist einfach nur traurig. Das Ende eines Weges.

Müde geht sie die Treppe hinauf.

Miriam Goldt steht in der Wohnungstür im vierten Stock. Wie bei ihrer letzten Begegnung stecken ihre Füße in handgestrickten Wollsocken. Darüber eine Jogginghose und ein Sweatshirt. Wieder ist Katja überwältigt von ihrer eigentümlichen Schönheit, dem blassen Teint, der androgynen Ausstrahlung, aber jetzt weiß sie, was dahintersteckt.

»Frau Sand«, sagt Miriam Goldt lächelnd. »Was wollen Sie denn hier?«

Katja übergeht die Frage. »Kann ich reinkommen?«

»Tut mir leid«, sagt Miriam Goldt. »Aber im Moment passt es nicht so gut. Können wir das vielleicht verschieben?«

»Nein«, erwidert Katja. »Ich fürchte, das können wir nicht.«

Sie betritt die Wohnung. Der schmale Flur steht voller gestapelter Umzugskisten. Dahinter, in der Tür zum Wohnzimmer, Lena Franck. Ihr Gesicht eingefroren, der Blick eisig.

»Und die große Schwester ist auch da«, sagt Katja zu Miriam Goldt. Und zu Lena Franck: »Hätte ich mir ja denken können.«

Sie schaut sich um. Das, was man von einer eilig angemieteten möblierten Zweizimmerwohnung erwarten kann. Eine geschmacklose Mischung aus abgenutzten, gebrauchten Möbeln, bedrückend in ihrer Unpersönlichkeit. Das Minimum dessen, was man als Vermieter investieren muss, um einen unverschämten Mietpreis wenigstens ansatzweise zu rechtfertigen.

Sie wendet sich wieder an Lena Franck. »Sie haben das clever gemacht, wirklich. Den Spieß einfach umzudrehen. Mich dastehen zu lassen wie eine Vollidiotin.«

»Sie haben es mir angeboten«, erwidert Lena Franck. »Auf dem Silbertablett.«

»Ich habe mich hinreißen lassen«, sagt Katja. »Selbst schuld.«

»Trotzdem sind Sie jetzt hier.«

»Weil Sie sich zu sicher waren. Ihr überflüssiger Hinweis darauf, dass Sie Ermittlerin sind, genau wie ich. Dabei gab es zu dem Zeitpunkt überhaupt noch nichts zu ermitteln, da hat Selma Kiefer noch gelebt. Es sei denn, Sie hätten einen Grund gehabt. Und den hatten Sie. Ihre kleine Schwester.«

Sie schaut Miriam Goldt an, die stumm dasteht in ihrem Sweatshirt und der Jogginghose und den handgestrickten Wollsocken.

»Das sind doch alles nur haltlose Spekulationen«, sagt Lena Franck. »Ohne jeden Beweis.«

»Wirklich?«, entgegnet Katja und deutet auf die Umzugskisten. »Ist doch alles hier: Irgendwo in diesen Kartons steckt eine alte Patientenakte aus den Achtzigerjahren. Mai 84, um genau zu sein. Eine Operation im Universitätsklinikum Augsburg. Ein alter Mann hat mir davon erzählt. Er war damals als Anästhesist dabei. Weil er sich anschließend bei der Klinikleitung beschwert hat, wurde ihm die Kündigung nahegelegt.«

Sie nickt in Richtung Küche und fährt fort. »Wenn ich Ihren Kühlschrank aufmache, finde ich darin neben den Lebensmitteln Ampullen mit Insulin. Und wenn ich weitersuche, stoße ich auf die Einwegskalpelle, die Sie im Internet bestellt haben.«

Zwischen ihnen macht sich Schweigen breit. Weder Miriam Goldt noch Lena Franck sagen ein Wort. Aber Katja sieht ihnen an, dass sie wissen, dass sie verloren haben.

»Und jetzt möchte ich, dass Sie mir alles erzählen«, sagt sie zu Miriam Goldt. »Die ganze Geschichte.«

# 46

Sie sind hinüber ins Wohnzimmer gegangen. Lena Franck steht reglos am Fenster und starrt hinaus. Katja hat in einem verschlissenen Sessel Platz genommen, Miriam Goldt sitzt ihr gegenüber auf einem zweisitzigen Rattansofa, die Polster tragen einen floralen Stoffbezug, hinter ihr an der Wand die Reproduktion eines berühmten Van-Gogh-Gemäldes, die *Brücke von Arles.* Katja weiß nicht, was sie trostloser finden soll: die Frau mit dem zerstörten Leben auf dem Sofa oder das Bild hinter ihr an der Wand.

Miriam Goldt erhebt kein einziges Mal die Stimme. Nüchtern und monoton erzählt sie von dem, was vorbei war, bevor es beginnen konnte: ihrem Leben. In dem von Anfang an eines immer da war: das beängstigende Gefühl, anders zu sein als die anderen, die fürchterliche Ahnung, niemals ganz dazuzugehören. Als sie ein Kind war, verabreichten die Eltern ihr Vitaminpräparate zum Knochenaufbau, die in Wahrheit Östrogen enthielten und ihre weibliche Entwicklung sicherstellen sollten. Als die von ihr so sehnlich erwartete Menstruation ausblieb und sie anfing, Fragen zu stellen, nahm die Mutter sie mit zu ihrem Gynäkologen, den sie eingeweiht hatte und der seiner jungen Patientin erklärte, dass ihre Eierstöcke nicht normal entwickelt seien und sie deshalb nie eigene Kinder bekommen würde. Die Wahrheit verschwieg auch er. Auf Anraten der Mutter blieb Miriam auch später seine Patientin, bis heute.

Kurz nach ihrem siebzehnten Geburtstag ließen ihre Eltern sich scheiden. Ihr Vater hatte ein massives Alkoholproblem.

Drei Jahre später erfuhr Miriam, dass er sich totgesoffen hatte. Über sich erfuhr sie nichts. Auch danach nicht.

»Ihre Eltern haben es Ihnen also nie gesagt«, stellt Katja fest.

»Nein.«

»Und Ihr Frauenarzt auch nicht.«

»Nein.«

Katja wendet sich an Lena Franck. »Haben Sie es gewusst?«

»Ja«, sagt Lena Franck. »Meine Mutter hat es mir irgendwann erzählt. Nach dem Tod unseres Vaters. Ich musste ihr versprechen, es für mich zu behalten.«

»Und das haben Sie?«

»Was hätte ich denn sonst tun sollen?«, sagt Lena Franck tonlos und blickt dabei weiter hinaus auf die Straße, als gäbe es irgendwo da draußen einen Ausweg aus ihrer schuldhaften Verstrickung.

Ihre Mutter hat sie erpresst, denkt Katja. Ihr das ganze Schicksal ihrer Schwester auf die Schultern geladen. Plötzlich ist da so etwas wie Mitleid. Sie muss es von sich wegdrängen, sie darf sich nicht davon mitreißen lassen, auch wenn das kaum möglich ist. »Erzählen Sie weiter«, fordert sie Miriam Goldt auf.

Die folgt ihrer Bitte. Berichtet, wie sie ihren Mann kennengelernt hat, Julian Goldt, den Sohn eines berühmten Chirurgen, der nicht wusste, wer sie war, und von dem sie nicht wusste, wer er war.

Sie schlief mit ihm, es war ihr erstes Mal. Der Schmerz war kleiner als befürchtet, und mit jedem neuen Mal wuchs die Lust. Und mit der Lust die Liebe und das Gefühl, dass er der Richtige war. Schließlich vertraute sie sich ihm an, erzählte ihm von ihrer Unfruchtbarkeit, weinte in seinen Armen. Er fing sie auf. Und anstatt die Beziehung zu beenden, wie sie erwartet hatte, fragte er sie, ob sie ihn heiraten wolle.

Sie wunderte sich, dass ihre Mutter ihn nicht mochte, sie verstand nicht, warum sie ihr davon abriet, sich dauerhaft an ihn zu binden. Sie hatte ja keine Ahnung, dass es allein Julians Name war, der ihre Mutter misstrauisch gemacht hatte: Goldt.

Erst am Tag der Hochzeit lernte Miriams Mutter Julians Vater kennen, der in ihr die Mutter des kleinen Mädchens erkannte, das er damals operiert hatte, so wie sie in ihm den Chirurgen von einst erkannte.

»Woher wissen Sie das alles?«, fragt Katja geschockt.

»Unsere Mutter hat meiner Schwester alles erzählt.«

Katja begreift. »Und die hat es später Ihnen erzählt. Nachdem alles aufgeflogen war.«

»Ja.«

Katja schaut zu Lena Franck, die noch immer reglos am Fenster steht, ein abwesender Blick in einem leeren Gesicht. »Und wie ist das Ganze aufgeflogen?«

»Durch den Tod unserer Mutter. Vor zwei Monaten.«

Katja ist fassungslos. »Sie wussten bis zum Lebensende Ihrer Mutter nicht, was mit Ihnen wirklich los ist?«

Miriam Goldt schüttelt den Kopf. Wie schon gesagt, da war immer nur diese Ahnung, seit sie denken konnte, dieses unbestimmte Gefühl, dass irgendwas nicht stimmte mit ihr, diese unbegreifliche Fremdheit gegenüber der Welt. Aber alle haben immer so getan, als ob alles in Ordnung wäre, ihre Eltern, ihre Schwester, ihr Frauenarzt. Selbst Julian hat nie ernsthaft nachgefragt. Ihre Eierstöcke waren nicht richtig ausgebildet, sie war unfruchtbar, na und? Sie waren ein glückliches Paar, das war alles, was zählte.

Es zählte so lange, bis sie von ihrem Wunsch sprach, ein Kind zu adoptieren. Erst war Julian einverstanden, aber dann mischte sich sein Vater ein. Er bezweifelte Miriams Fähigkeiten, ein Kind großzuziehen, bezeichnete sie als unreif, stellte ihr Verantwortungsgefühl infrage. Er bearbeitete seinen Sohn so lange, bis sein Gift zu wirken begann und Julian seine Zustimmung zu einer Adoption zurückzog. Ihre Ehe wurde immer schlechter, bis sie nur noch ein langsames Dahinsiechen war, zu jenem Scheitern verurteilt, zu dem es mit ihrer Trennung schließlich kam.

Katja ist fassungslos. »Dann hat Ihr Schwiegervater also bewusst versucht, Sie und Ihren Mann auseinanderzubringen?«

»Ja«, sagt Miriam. »Von Anfang an. Und mit der gescheiterten Adoption hat er es dann endlich geschafft.«

»Aber warum das alles?«, fragt Katja.

»Meinen Sie die Frage ernst?«, entgegnet Miriam Goldt. »Er hatte Angst, seinen Sohn zu verlieren. Wenn rausgekommen wäre, wer ich wirklich bin und dass er darin verstrickt war und es die ganze Zeit gewusst und verschwiegen hat, dann hätte Julian den Kontakt zu ihm abgebrochen. Sein Sohn! Das Einzige, was von seinem selbstsüchtigen, verlogenen Leben noch übrig war.«

»Haben Sie ihn deshalb umgebracht?«

Miriam Goldt antwortet nicht sofort. In sich versunken sitzt sie da, die Hände reglos in ihrem Schoß.

Als schaute sie in sich hinein, denkt Katja, als durchforstete sie ihr Gehirn nach den richtigen Worten, die es nicht geben kann nach allem, was ihr passiert ist.

»Jeder Mensch will glücklich sein«, sagt Miriam Goldt schließlich. »Und jeder Mensch will ein ganzer Mensch sein.« Sie hebt ihren Blick, schaut Katja direkt an. »Sie wissen nicht, wie sich das anfühlt, nichts zu sein.«

»Nein«, sagt Katja vorsichtig. »Das weiß ich nicht. Aber Sie können versuchen, es mir zu beschreiben.«

»Dafür gibt es keine Worte«, erwidert Miriam Goldt. »Nicht für dieses Gefühl! Ihr ganzes Leben lang glauben Sie, eine Frau zu sein. Sie sehen aus wie eine Frau, Sie kleiden sich wie eine Frau. Sie fühlen wie eine Frau, Sie sind erzogen worden wie eine Frau, die Welt nimmt Sie als Frau wahr. Selbst wenn Sie keine Kinder bekommen können – und das ist wesentlich schlimmer, als Sie sich vorstellen können –, sind Sie doch eine Frau. Sie verlieben sich als Frau, Sie heiraten als Frau, alles, was Sie sind, Ihre ganze Identität basiert darauf, dass Sie eine Frau sind. Dann droht Ihre Ehe zu scheitern. Na gut, denken Sie, so was passiert eben. Sie sind verzweifelt, aber Sie zerbrechen nicht daran. Dann stirbt Ihre Mutter, und Sie denken: Auch das werde ich überstehen. So wie ich schon den Tod meines Vaters überstanden habe. Ich habe ja noch meine Schwester, wir werden das gemeinsam schaffen! Nach der Beerdigung lösen Sie die Wohnung Ihrer toten Mutter auf. Und dann, hinten im Schrank, ist da auf einmal diese Schachtel. Sie öffnen sie, völlig ahnungslos, ohne sich irgendwas dabei zu denken. Und plötzlich halten Sie Ihre eigene Patientenakte in der Hand. Sie beginnen zu lesen, Sie trauen Ihren Augen nicht, weil das, was Sie da lesen, das Ende eines Lebens bedeutet, das es nie gegeben hat. Was Sie waren oder sind, hat nie existiert. Alles war nur eine Lüge, Sie selbst sind nichts weiter als eine Lüge. Die ganze Welt hat sie betrogen: Ihre Eltern, Ihr Frauenarzt, Ihr Schwiegervater. Sie schauen Ihre Schwester an, sie bricht in Tränen aus. Und Sie begreifen: Auch Ihre Schwester hat Sie betrogen. Sie wollen wissen, was ich in dem Moment gefühlt habe? Nichts, gar nichts. Ich habe geweint und geschrien, aber gefühlt habe ich nichts. Das kam erst später. Nachdem ich die Akte wieder und wieder gelesen hatte und meine Schwester mir den Rest erzählt hat. Mein Schwiegervater hat mich kastriert, Frau Sand! Haben Sie eine Vorstellung, was das bedeutet? Wer bist du, habe ich mich gefragt. Und wissen Sie, was die Antwort war? Ich bin nichts! Weder ein Mann noch eine Frau, nur ein kümmerlicher Rest von beidem irgendwo dazwischen. Ein Monster, ein Homunkulus, von einem Chirurgen zurechtgeschnitten, ein armseliger, lächerlicher, kaputter Freak.«

»Das stimmt nicht, Frau Goldt«, sagt Katja hilflos.

»Wollen Sie mir erzählen, was ich bin oder nicht bin?«, entgegnet Miriam Goldt aufgebracht.

»Nein«, sagt Katja. »Aber ich würde gerne begreifen, warum Sie getan haben, was Sie getan haben.«

»Sie wissen nicht, was Wut ist, Frau Sand, Sie haben keine Ahnung, was Hass aus Ihnen machen kann. Das eine ist, dass jemand Sie kastriert hat, mit Billigung Ihrer Eltern und ohne dass Sie je eine Wahl gehabt hätten. Das andere ist der Wunsch, ein Kind großzuziehen, auch wenn es nicht Ihr eigenes ist. Mein Schwiegervater hat mir nicht nur meine Hoden aus dem Leib geschnitten, er hat auch noch alles andere in mir zerstört: meine Liebe, meine Ehe – alles, was noch übrig war. Als ich erfahren habe, was er damals mit mir gemacht hat, bin ich zu ihm gefahren. Ich habe ihm meine Patientenakte gezeigt und ihm beschrieben, wie ich mich mein Leben lang gefühlt habe. Aber er hat es einfach nur heruntergeredet. Ich solle mich nicht so anstellen, meine Hoden hätten irgendwann sowieso entfernt werden müssen. Ich war außer mir vor Wut, ich hab ihm gedroht, Julian alles zu erzählen. Und wissen Sie, wie er reagiert hat?«

»Er hat versucht, Sie mit der Überschreibung seines Depots ruhigzustellen.«

»Können Sie sich das vorstellen?«, fragt Miriam Goldt angewidert. »Eine halbe Million, um die Beziehung zu seinem Sohn zu retten. Liebe gegen Geld. Er hat mich dafür bezahlt, dass ich ›unser kleines Geheimnis‹ nicht verrate. So hat er das genannt: ›unser kleines Geheimnis‹. Da wusste ich, dass ich ihn töten würde.«

»Sie wollten ihn bestrafen?«

»Ich wollte alle bestrafen, die damit zu tun hatten. Meine Eltern waren tot. Aber mein Schwiegervater lebte. Und seine OP-Schwester auch.«

»Also mussten sie sterben«, sagt Katja.

Miriam Goldt nickt. »Mein verpfuschtes ungelebtes Leben gegen ihre längst gelebten Leben. Ich finde, Sie sind dabei besser weggekommen als ich.«

»Als Sie in der Zeitung von Bichlers Entlassung gelesen haben, wussten Sie, wie Sie es tun würden«, sagt Katja. »Weil seine Morde perfekt zu dem passten, worum es Ihnen ging: denen das Geschlecht zu nehmen, die Ihnen das Geschlecht genommen hatten. Und damit kommt Ihre Schwester ins Spiel.«

»Ja«, sagt Miriam Goldt.

Katja wendet sich an Lena Franck. »Sie hätten sich weigern können.«

»Nachdem ich jahrzehntelang tatenlos zugesehen habe, was meiner Schwester angetan wurde. Sie werden das vielleicht nicht verstehen, aber ich war ihr das schuldig.«

»In der Patientenakte Ihrer Schwester stand, wer bei der OP damals dabei war.«

Lena Franck nickt. »Der Rest war reine Ermittlungsroutine. Einer war mit einem Forschungsstipendium nach Amerika ausgewandert, ein zweiter bei einem Flugzeugabsturz ums Leben gekommen.«

»Und der Anästhesist?«

»Der hatte wegen seiner Beschwerde über die OP seinen Job verloren.«

»Und schied damit als Opfer aus. Genau wie Ihre Eltern, die ja beide schon tot waren.«

»Ja«, sagt Lena Franck.

Katja betrachtet die beiden Schwestern. Die eine hat zwei Menschen getötet, die andere hat ihr geholfen. Katja kann die Morde nicht gutheißen, natürlich nicht. Aber ein kleiner Teil von ihr, tief in ihrem Inneren vergraben und bis ins Mark verletzt, kann diese grausamen Taten trotz allem nachvollziehen. »Eins würde ich am Ende gerne wissen«, sagt sie zu Miriam Goldt. »Sind Sie noch immer nichts?«

»Nein«, erwidert Miriam Goldt. »Jetzt bin ich wieder etwas. Ein Mensch. Wenigstens das.« Sie wirft ihrer Schwester einen Blick zu und steht auf.

»Wo wollen Sie hin?«, fragt Katja.

»Nur ein paar Sachen zusammenpacken, dann können wir gehen. Sie müssen mich jetzt doch festnehmen, oder nicht?« Sie wartet Katjas Antwort nicht ab, geht hinaus.

Katja hört, wie sich eine Tür öffnet und wieder schließt, dann dreht sich ein Schlüssel im Schloss. Miriam Goldt hat sich im Bad eingeschlossen.

»Frau Goldt?«, ruft Katja. Und dann: »Was machen Sie denn da?«

»Lassen Sie sie«, sagt Lena Franck. Ihr Gesicht voller Trauer. Die Ahnung eines Abschieds.

Katja begreift und springt auf.

»Sie sollen Sie in Ruhe lassen!«, wiederholt Lena Franck und hält plötzlich ihre Dienstwaffe in der Hand.

Katja starrt auf das schwarze Metall, das auf sie gerichtet ist, und verflucht sich dafür, dass sie sich die Pistole beim Betreten der Wohnung nicht von Lena Franck hat aushändigen lassen. Wieder einer dieser vermeidbaren Fehler. Und diesmal einer mit tödlichem Ausgang. »Sie wollen tatenlos zusehen, wie Ihre Schwester sich umbringt?«

»Es ist ihre Entscheidung, nicht meine.«

»Und danach erschießen Sie mich. Mit meiner eigenen Waffe. Die Sie anschließend Ihrer toten Schwester in die Hand legen.«

»Auch das war Miriams Idee«, sagt Lena Franck. »Damit ich mich weiterhin um meine beiden Kinder kümmern kann.«

»Damit kommen Sie nicht durch!«

»Setzen Sie sich wieder hin.«

»Nein«, sagt Katja. »Das werde ich nicht tun!« Sie führt ihre Hand langsam zu ihrem Holster. »Ich werde jetzt meine Dienstwaffe ziehen, und dann werde ich Ihre Schwester da rausholen. Ich werde nicht zulassen, dass sie sich das Leben nimmt. Wenn Sie mich erschießen wollen, bitte. Aber dann mit Ihrer eigenen Pistole.«

Die Augen auf Lena Franck gerichtet, öffnet sie den Sicherungsknopf des Holsters. Ihre Hand umschließt den Griff ihrer Dienstwaffe. Sie zieht sie langsam heraus. »Das ist der Moment«, sagt sie ruhig. »Treffen Sie Ihre Wahl.« Sie dreht Lena Franck den Rücken zu. Sie kann ihren heftigen Atem hören.

Aber nichts passiert.

»Ich gehe jetzt los«, sagt Katja und beginnt, sich auf die Tür zuzubewegen, einen Schritt nach dem anderen. Sie sieht Franz Bichler vor sich, wie er am Kellerfenster hängt, die Schlaufe des Gürtels um seinen Hals. Sie hat keine Angst, sie ist mit sich im Reinen. Jeder Selbstmord ist einer zu viel!

Sie erreicht den Flur, ohne dass Lena Franck sich rührt. Kein Schuss, nur ihr heftiger Atem, dann ein leises Wimmern.

Katja wendet sich der Badezimmertür zu, klopft. »Frau Goldt!«

Keine Reaktion.

Sie hebt ihre Waffe, legt sie schräg auf das Schloss an, von oben, damit der Schuss Miriam Goldt nicht versehentlich trifft. Dann drückt sie ab.

Ein ohrenbetäubender Knall, splitterndes Holz, sie drückt die Tür auf.

Miriam Goldt sitzt auf dem gekachelten Boden, den Rücken an den Rand der Badewanne gelehnt. In ihrer rechten Hand ein blutiges Skalpell, aus ihrer linken Pulsader sprudelt Blut. Sie wirkt abwesend, irgendwie entrückt, auf ihren Lippen ein Lächeln. »Einmal eine Entscheidung für mich treffen«, flüstert sie. »Ganz allein für mich!«

Katja nimmt ihr das Skalpell aus der Hand, greift nach einem Handtuch, presst es auf die blutende Wunde. Dann zieht sie ihr Handy aus der Tasche und ruft Dorfmüller an.

# 47

In der Stadt ist die Hölle los. Samstagvormittag, die letzte Chance, fehlende Geschenke zu besorgen. Im Fall von Katja die einzige Chance, irgendwelche Geschenke zu besorgen. Für Jenny hat sie die versprochene Daunenjacke gekauft, für ihre Mutter ein teures Parfüm. Ihre Tüten unter dem Arm, läuft sie durch die Kaufingerstraße und denkt an den letzten Blick, den Miriam Goldt ihr gestern zugeworfen hat, als sie vor ihrer Wohnung in den Streifenwagen stieg, der sie und ihre Schwester abgeholt hat. Eine Mischung aus Verlorenheit und Stolz. Und dieser merkwürdige Eindruck von Klarheit, den sie ausstrahlte. Als wäre sie mit sich im Reinen.

Katja fühlt sich hin- und hergerissen. So tief berührt sie von dem ist, was Miriam Goldt in ihrem Leben bislang ertragen musste, so heftig ist sie angewidert von dem, was sie getan hat. Insgeheim beneidet sie Miriam Goldt – um die Entschlossenheit, die ihr fehlt, um die Konsequenz, mit der sie in ihrem Leben aufgeräumt hat.

Sie betrachtet die vorbeihastenden Gesichter der Passanten. Männer und Frauen. Das Dazwischen hat sie nie wahrgenommen. Jetzt ist es vor allem das Dazwischen, das sie interessiert. Wenn die Begegnung mit Miriam Goldt sie irgendetwas gelehrt hat, dann das: Identität ist keine Frage von Geschlecht.

In Gedanken versunken, schlendert sie zurück nach Hause.

Jenny hat Vanillekipferl gebacken, die ganze Wohnung ist von ihrem Duft erfüllt.

Katja freut sich auf morgen. Heiligabend zu dritt. Oma,

Mutter, Tochter. Auch das hat sich verändert. Der Groll ihrer Mutter gegenüber ist verschwunden. Sie ist dankbar dafür.

Jenny und sie kuscheln sich unter der Wolldecke auf dem Sofa aneinander. Sie schauen eine Serie, für die Katja sich nicht interessiert. Aber das ist völlig egal. Hauptsache, sie spürt den warmen Körper ihrer Tochter an ihrer Seite. Sie merkt, wie sie langsam wegdöst, sie wehrt sich nicht dagegen.

»Mama!«, hört sie Jenny leise rufen.

Sie schlägt die Augen auf, versucht, sich zu orientieren, und weiß überhaupt nicht, was los ist, bis Jenny ihr das Handy ans Ohr drückt und ihr dabei zuflüstert: »Dein Freund Dorfmüller. Er sagt, es ist dringend.«

Sie unterdrückt ein Gähnen. »Was ist los, Rudi? Sehnsucht nach deiner Chefin?«

»Notfall«, sagt Dorfmüller. »Du musst herkommen.«

»Wie bitte?«

»Sofort!«

»Wohin?«

»Zu mir.«

Sie traut ihren Ohren nicht. »Zu dir nach Hause?«

»Wie gesagt, ein Notfall.«

Sie kann das einfach nicht glauben. In all den Jahren, seit sie Dorfmüller kennt, war sie noch nie bei ihm zu Hause. Keine Einladung, kein Abholen in seiner Wohnung, nichts. Das Innere seiner vier Wände ist wahrscheinlich ähnlich geheim wie der begehbare Kleiderschrank von Lady Gaga.

»Ich glaub's nicht, Rudi!«

»Schwing deinen Hintern ins Auto und komm her.«

Er teilt ihr seine Adresse mit und gibt ihr zwanzig Minuten. Maximum! Angeblich zählt jede Minute.

»Mach auf jeden Fall Fotos«, sagt Jenny grinsend, als Katja kurz darauf die Wohnung verlässt. »Ich will wissen, wie's bei dem in der Bude aussieht.«

Siebzehn Minuten später sprintet Katja die Treppen eines Mietshauses in Thalkirchen empor. Es ist kurz vor acht, und Dorfmüller erwartet sie in heller Aufregung an der Wohnungstür. Er riecht nach Aftershave.

»Rein mit dir«, fordert er hektisch. »Und keine blöden Fragen!«

Katja ist sprachlos. Seine Wohnung ist das pure Chaos. Überall Zeitschriften, Bücher, dazwischen Klamotten. Der Staubsauger läuft, auf dem Herd in der Küche stehen Töpfe, aus denen es verführerisch duftet. Irgendwas mit Curry und Huhn, denkt Katja.

Dorfmüller drückt ihr einen riesigen schwarzen Müllsack in die Hand. »In fünf Minuten muss das hier aussehen wie geleckt«, befiehlt er.

»Ich wusste gar nicht, dass du kochen kannst«, sagt Katja.

»Du weißt vieles nicht«, erwidert Dorfmüller, während er den Staubsauger mehr oder weniger hilflos über die wenigen freien Stellen auf dem Boden steuert.

Katja atmet tief durch und legt los. Stapelt Bücher in die Regale, stopft die Zeitschriften in den Müllsack, bindet ihn zu, nimmt eine Wolldecke vom Boden, schüttelt sie aus und legt sie auf dem Sofa im Wohnzimmer zusammen. Beobachtet dabei die ganze Zeit Dorfmüller und fragt sich, was an ihm anders ist als sonst. Bis ihr klar wird, dass er beim Friseur war. Und dass er sorgfältiger als sonst gekleidet ist. Jedenfalls für seine Verhältnisse. Und plötzlich weiß sie, was das hier alles zu bedeuten hat und wen er mit dem Curryhuhn beglücken will. »Verstehe«, sagt sie grinsend. »Deine Susi Deluxe aus der Metzgerei Zoller.«

»Kein Kommentar«, entgegnet Dorfmüller und lässt das Kabel des Staubsaugers in die Trommel schnellen.

»Ich hab einen Riesenhunger«, provoziert Katja ihn. »Und jede Menge Zeit.«

»Ich nicht«, sagt Dorfmüller und öffnet die Wohnungstür. »Raus mit dir!«

»Und danke«, sagt Katja.

»Und danke«, wiederholt Dorfmüller. Und setzt nach einem zufriedenen Blick durch seine in fünf Minuten grundsanierte Wohnung hinterher: »Hast mir den Arsch gerettet.«

»Mach ich gerne für dich, Rudi!« Katja zwinkert ihm zu und schnappt sich den gefüllten Müllsack.

Er reicht ihr seinen Kellerschlüssel. »Nummer 5«, sagt er. »Letztes Kellerabteil links.«

Die Tür fällt hinter ihr zu, sie wuchtet den Müllsack die Treppe hinunter bis in den Keller, verstaut ihn in dem angegebenen Abteil. Als sie hochkommt, sieht sie einen Schatten hinter der Haustür. Oben bei Dorfmüller klingelt es.

»Hallo, Susi«, sagt sie leise vor sich hin und denkt: Maßarbeit, Kollege!

Sie öffnet die Haustür. »Guten Abend«, sagt sie zu Susi, die sich ganz eindeutig Mühe gegeben hat, verführerisch zu wirken.

»Servus«, gibt die junge Frau zurück und geht die Treppe hinauf.

Katja schaut ihr lächelnd hinterher.

Guten Appetit, ihr zwei, denkt sie, aber lass mir bloß meinen Rudi ganz!

# 48

Heiligabend. Sie geht mit Hanning über den Hof der JVA Straubing. Der Direktor hat einem Spaziergang zugestimmt. Ohne Aufsicht. Christi Geburt, da macht er selbstverständlich gern eine Ausnahme, umso mehr, als sie ja diesen spektakulären Fall gelöst hat, und ganz unter uns, wenn er gewusst hätte, dass einer seiner Häftlinge da professionelle Hilfe geleistet hat, mein Gott, Frau Sand, da hätte er ihr selbstverständlich keine Steine in den Weg gelegt. Kurzum: Ich muss mich bei Ihnen entschuldigen, Frau Sand, die bayerische Polizei und die Justizbehörden können ungeheuer stolz auf Sie sein!

Sie hat einen Flachmann eingeschmuggelt. Gefüllt mit einem Grappa aus dem Piemont. Ihre ganz persönliche Antwort auf die unerträgliche Schleimerei des Direktors.

Dann hat sie Hanning alles erzählt. Das traurige Leben und Töten der Miriam Goldt. Er unterbricht sie nicht ein einziges Mal. Sie kann ihm ansehen, dass er beeindruckt ist. »Ohne Sie hätte ich das nicht geschafft«, sagt sie, nachdem sie geendet hat.

»Sie unterschätzen sich«, sagt Hanning. »So wie die meisten Menschen.«

»Und Sie?«, fragt sie. »Unterschätzen Sie sich auch?«

»Ich habe mich immer überschätzt, Frau Sand. Deshalb bin ich hier.«

Für einen winzigen Augenblick verdüstert sich seine Miene, dann lächelt er wieder, dieses für ihn so typische Lächeln, in dem immer eine Spur Überheblichkeit mitschwingt.

»Ich glaube, Sie müssen jetzt gehen«, sagt er. »Ihre Tochter wartet bestimmt schon auf die Bescherung.«

Er reicht ihr die Hand zum Abschied, die Fingernägel wie stets sorgfältig geschnitten. Bläuliche Adern unter heller Haut, in die Jahre gekommen, aber noch immer straff.

Katja ergreift diese hingehaltene Hand, sie fühlt sich warm an und vertraut. Sie wundert sich. Über das, was sie Hanning gegenüber empfindet. Sie fühlt sich aufgehoben in seiner Gegenwart, wie bei einem guten Freund. Und das alles kein halbes Jahr, nachdem er versucht hat, sie zu töten.

»Werden wir uns wiedersehen?«, fragt er.

»Ich weiß es nicht«, sagt sie.

»Na ja«, erwidert er. »Sie haben jedenfalls meine Adresse, für den Fall, dass Sie reden wollen. Sie wissen schon, die Scheune am Waldrand, das verschlossene Tor, der Schlüssel, den Sie schon so lange in der Hand halten.«

»Sie geben wohl niemals auf«, sagt sie.

»Sie doch auch nicht«, erwidert er.

Sie spürt seinen wohlwollenden Blick in ihrem Rücken, als sie zurück an die Pforte zum Haupttrakt kommt. Sie drückt die Klinke hinunter, will das Gebäude betreten, als sie zwei Füße vor sich bemerkt. Alte, ausgetretene Turnschuhe, weiße Tennissocken, der Saum einer zu kurzen Anstaltshose. Der Geruch nach kaltem Zigarettenrauch schlägt ihr entgegen.

Sie fühlt sich wie erstarrt, sie weiß nicht, warum. Ihr ist plötzlich eiskalt. Sie fühlt sich hilflos und ausgeliefert. Sie will ihren Kopf nicht heben, aber dann, wie von einer magischen Kraft dazu gezwungen, tut sie es doch, sie kann nicht anders.

Langsam wandert ihr Blick an den ausgebeulten Hosenbeinen empor, vorbei an dem grauen Sweatshirt, unter dem sich eine breite Brust spannt, verharrt für eine Sekunde auf der Gliederkette aus Gold, dem faltigen Hals mit dem herausstehenden Adamsapfel, streift das Kinn mit den grauen Bartstoppeln, bis er schließlich im Gesicht ihres Gegenübers landet, fixiert von diesen stahlblauen Augen, die kälter sind als alles, was sie je gesehen hat.

Martin Wolf lächelt sie an. »Wie schön, dich zu sehen«, sagt er und entblößt seine schadhaften grauen Zähne. »Ich freu mich schon darauf, dich draußen wiederzutreffen.«

Katja hält seinem Blick stand. »Keine Sorge, dazu wird es niemals kommen!«

»Glaubst du das wirklich?«, fragt er, und aus seinem Lächeln wird ein bösartiges Grinsen. Er tritt an ihr vorbei hinaus in den Hof und hebt dabei zum Abschied winkend seine Hand. »Frohe Weihnachten, Katja!«

# Danksagung

Ich danke meinem Agenten Felix Rudloff, der da ist, wenn ich ihn brauche.

Ich danke meiner Lektorin Hanne Hartmann, die den Überblick behält, wenn ich ihn verliere.

Ich danke meiner Tochter Antonia, die an der richtigen Stelle die richtigen Anmerkungen macht.

Ganz besonders danke ich der Mitbegründerin von »Intergeschlechtliche Menschen e.V.« Lucy Veith für den Einblick, den sie mir in die Lebenswirklichkeit gleichgeschlechtlicher Menschen gewährt hat.

Leseprobe

Christoph Wortberg

# KEIN ERBARMEN

Katja Sands dritter Fall

Kriminalroman

ISBN der gedruckten Ausgabe 978-3-423-21854-2
eBook ISBN 978-3-423-44015-8

Dorfmüller stoppt den Granada am Ende des Feldweges an der Einmündung in eine Nebenstraße. Ihnen gegenüber das Waldstück, eine Wand aus Bäumen, dunkle Schatten zwischen den hoch aufragenden Stämmen, zum Süden hin Felder, der Blick hinüber nach Großhartpenning, rote Dächer, der Turm der Pfarrkirche. Dahinter wieder Wald, sanfte Hügel, ein Voralpenidyll.

Es regnet nicht mehr, beim Aussteigen zieht Katja der Geruch nach feuchter Erde in die Nase, verdunstendes Wasser auf den Halmen der Felder. Ein paar Kilometer weiter ist die Sonne durch die Wolken gebrochen, vereinzelt strahlende Flecken auf dem Grün der Landschaft, die Vorahnung des Sommers.

Der JVA-Transporter steht am Rand des Waldstücks, die Beifahrerseite den Bäumen zugewandt. Uniformierte Beamte haben mit zwei Streifenwagen die Nebenstraße weiträumig abgesperrt, der eine hundert Meter vor dem Transporter, der andere hundert Meter dahinter. Dazwischen ein Wagen der Spurensicherung und ein dunkelgrüner Alfa Spider mit beigefarbenem Stoffverdeck. Leah Levy ist also schon da.

Die Gerichtsmedizinerin steht in der geöffneten Fahrertür des Transporters, beugt sich über den toten Justizbeamten am Steuer, wie immer passt ihre Kleidung nicht zum Anlass und schon gar nicht zum Ort. Und wie immer ist ihr das völlig egal. Sie hat sich Latexhandschuhe über die Hände und Plastiküberzieher über die hochhackigen Stiefel gezogen, auf dem Saum ihres Mantels Erdspritzer, sie muss ihn anschließend eigentlich reinigen lassen. Aber so, wie Katja sie kennt, wird sie sich damit begnügen, die eingetrocknete Erde herauszubürsten, oder die Flecken ganz einfach hinnehmen und ignorieren.

»Hallo, Leah.«

»Sekunde.« Levy winkt ab, ohne sich zu ihr oder Dorfmüller umzudrehen. »Bin sofort bei euch.«

Katja nutzt die entstehende Pause, um sich ein Bild zu verschaffen. Hinschauen, ohne zu bewerten, wahrnehmen, was ist. Das große Ganze, nicht die Einzelteile. Ein Gefühl für die Atmosphäre des Ortes gewinnen und die Stimmung, die das in ihr auslöst.

Sie blendet alles Überflüssige aus: die uniformierten Kollegen und die Streifenwagen, die Spurensicherer in ihren weißen Overalls, die den Tatort untersuchen, die über die Leiche gebeugte Leah Levy, selbst Dorfmüller, der neben ihr steht, sein schütteres Haar im Wind, die riesigen Hände in den ausgebeulten Taschen seines Parkas vergraben.

Sie denkt sich all diese Menschen weg und konzentriert sich auf den Transporter. Den Moment, in dem er zum Stehen kam, am Rand einer Nebenstraße, die an einem Wald nordwestlich von Großhartpenning entlangführt. Sie schaut in das Innere des Wagens. Das Gitter, das die vorderen Sitze vom hinteren Teil des Wagens trennt, der Rückraum ein Käfig, der das Entkommen für die transportierten Gefangenen unmöglich machen soll. Die Windschutzscheibe ist von innen mit Blut befleckt, genau wie das Armaturenbrett. Neben dem toten Fahrer sitzt der zweite Justizbeamte, die Haut seiner Hände wächsern, bläulich hervortretende Adern unter einer blassen Hülle. Er trägt ein Uniformhemd, die dazugehörige Jacke hängt rechts neben ihm am Haken eines Haltegriffs. Sein noch immer angeschnallter Körper ist in sich zusammengesackt, der Kopf auf die Brust gefallen. Dunkelblondes, kurz geschnittenes Haar, in seinem Hinterkopf eine blutige Schusswunde. Blut, das ihm über den Haaransatz am Hals in den Kragen gesickert ist. Sein

Hemd, das sich vollgesaugt hat, ehe das Blut geronnen und eingetrocknet ist. Aufgerissene Augen, eine schmale Nase, der Mund halb geöffnet. Katja schätzt ihn auf Anfang vierzig. Wie immer, wenn sie einen Toten sieht, spürt sie Wut in sich und Hilflosigkeit, wie immer versucht sie, beides zu unterdrücken. Sie kann sich keine Gefühle leisten, nicht jetzt.

Die Schiebetür hinter der Beifahrertür des Transporters ist aufgezogen, das Schloss von innen aufgeschossen, die vergitterte Tür des Käfigs steht offen, die Sitzbank ist leer. Sie wendet sich um und betrachtet den toten Fahrer, der von Levy untersucht wird. Die Wucht des Schusses hat seinen Oberkörper nach vorne gerissen, das Gesicht liegt zwischen den Speichen des Lenkrads, Arme und Hände hängen herunter. Die schwarzen Haare rund um das Einschussloch in seinem Hinterkopf sind grau meliert, er ist älter als sein Kollege, Katja schätzt ihn auf Ende vierzig.

»Also?«, fragt sie.

Leah Levy schaut sie an, ihre Betroffenheit versteckt hinter einer ausdruckslosen Miene, der jahrelang eingeübte professionelle Umgang mit dem Tod, die einzige Möglichkeit, das alles zu ertragen. »Aufgesetzter Schuss«, sagt sie nüchtern. »Eine Hinrichtung, kalt und präzise. Die Kugel ist oberhalb des ersten Wirbels in den Hirnstamm eingedrungen. Spontaner Exitus, da war sofort Feierabend.«

»Er hat also nichts mehr gespürt.«

»Gar nichts. Macht es aber nicht besser.«

»Nein«, sagt Katja. »Natürlich nicht.« Und dann: »Was ist mit dem anderen?«

»Vom Prinzip her dasselbe, Einschussloch hinter dem linken Ohr, vermutlich Kaliber .22. Die Waffe war nicht aufgesetzt, der Schusskanal verläuft von unten nach oben. Der Täter muss beim Schuss also auf der linken Fahrzeugseite hinter dem Fahrer gesessen und aus Höhe der Hüfte gezielt haben.«

»Dann war der Beifahrer das erste Opfer?«

»Ich schätze, ja.«

»Erschossen während der Fahrt?«

»Halte ich für wahrscheinlich.«

Katja versucht, sich ein Bild vom Tathergang zu machen. Die Morde müssen auf der Rückfahrt erfolgt sein. Martin Wolf, eingeschlossen in seinem Käfig, vor ihm die beiden Justizbeamten, der Blonde und der Graumelierte, arglos und darüber erleichtert, dass der schwierigste Teil ihrer Aufgabe hinter ihnen liegt. Am Morgen sind sie aus der JVA losgefahren, hundertachtzig Kilometer bis Großhartpenning, knapp zwei Stunden Autobahn und Landstraße. Zuvor haben sie den Gefangenen auf mögliche Waffen durchsucht, eine unter der Achsel versteckte Rasierklinge oder einen in seinen Schuhen verborgenen Schlagring. Sie haben nichts gefunden.

Die Trauerfeier und die anschließende Beerdigung sind komplikationslos verlaufen. Ein Gefangener, der sich von seiner toten Mutter verabschiedet, durch Handschellen an einen seiner Bewacher gefesselt, während der andere ihn absichert. Die Worte des Pfarrers am Grab, ausgehobenes Erdreich, eine Schaufel Sand, die auf dem Sarg landet, ein letzter Blick in die lehmige Grube. Vielleicht haben die beiden Beamten Wolf noch eine letzte Zigarette gegönnt, ein paar tiefe Züge mit Blick auf die Berge im Süden zwischen Schlieren aus Regen. Dann das Einsteigen in den bereitstehenden Transporter, das Einschließen in den Sicherheitskäfig, das Starten des Motors.

Die Fahrt zurück nach Straubing. Vorne der Blonde und der Graumelierte, Wolf in ihrem Rücken, durch Stahldraht von ihnen getrennt. Die beiden Beamten sind guter Laune, noch zwei Stunden, dann haben sie Feierabend, es hätte nicht besser laufen können, für sie ebenso wie für Wolf. Er hat sich während des gesamten Ausflugs vorbildlich verhalten, hat jede ihrer Anweisungen befolgt, widerspruchslos, ohne jeden Protest. Er hat sie mit seiner Gefügigkeit eingeschläfert und ihre Vorsicht mit seiner Unterwerfung aufgeweicht. An seinem Körper hat er die Tatwaffe versteckt, die er irgendwann im Verlauf der Beerdigung an sich gebracht hat, eine Kleinkaliberpistole, handlich und unauffällig, das kühle Metall auf seiner Haut. Sie hat an einem geheimen Platz auf ihn gewartet, in der Kirche oder davor, das Versteck war sorgfältig ausgesucht und sicher vor ungewollter Entdeckung.

Jemand hat die Waffe dort deponiert, denkt Katja. Was bedeutet, dass es Mittäter gegeben haben muss, mindestens einen.

Der Graumelierte steuert den Transporter in Richtung Holzkirchen. In Höhe des Parkplatzes – dort, wo Dorfmüller sich später bei einem uniformierten Kollegen nach dem Tatort erkundigt hat – zückt Wolf die handliche, kleinkalibrige Pistole. Er schaut zu dem blonden Beamten auf dem Beifahrersitz, er braucht jetzt Kaltblütigkeit und Glück. Vor ihm der Käfig, die Kugel muss durch das Gitter gehen und den Kopf des Beamten treffen.

Wolf hebt die Waffe, schiebt den Lauf durch den Käfig, stützt ihn auf dem stählernen Gitter ab. Er richtet die Pistole auf den Kopf des Blonden, er ist ganz ruhig dabei, dann drückt er ab. Kaltblütigkeit und Glück, die Kugel dringt hinter dem linken Ohr in den Hinterkopf des Beamten ein, er sackt leblos in sich zusammen. Der Graumelierte reißt erschrocken das Lenkrad herum, der Transporter gerät ins Schlingern, aber er kann ihn abfangen und schließlich zum Stehen bringen.

Im Leerlauf steht der Wagen da, mitten auf der Straße. Der Graumelierte starrt auf seinen leblosen Kollegen, die pulsierende Wunde in seinem auf die Brust gesackten Kopf, blonde Haare voller klebrigem Blut, das ihm den Hals hinunter in den Kragen läuft, rote Spritzer auf den Scheiben, dem Armaturenbrett, überall.

Rüber auf den Parkplatz, sagt Wolf kalt, und dann weiter den

Feldweg entlang. Ist ja gut, erwidert der Graumelierte geschockt, oder vielleicht: Verlieren Sie bloß nicht die Nerven, oder einfach nur: Bitte! Dann steuert er den Wagen in die geforderte Richtung, das Geräusch der kleinen Steine unter den Reifen – genau wie eben, als Dorfmüller den Granada über denselben Feldweg gesteuert hat –, Grasbüschel, die über den Unterboden kratzen.

Anhalten, sagt Wolf an der Einmündung zu der kleinen Nebenstraße. Also hält der Graumelierte an, die linken Räder noch auf dem Asphalt, die rechten Räder im Gras. Motor aus, sagt Wolf und dann: Schlüssel!

Der Graumelierte zögert. Wenn ich Ihnen den gebe, bin ich tot, sagt er leise.

Und wenn nicht? Wolf lächelt böse: Vielleicht überlege ich's ja mir nochmal.

Also reicht ihm der Beamte den Schlüssel durch das Gitter, was soll er auch sonst tun. Seine Hände zittern.

Geht doch, sagt Wolf und schließt den Käfig auf. Ein gezielter Schuss auf das Schloss der Schiebetür, und er zieht sie auf. Aber er steigt nicht aus, wendet sich stattdessen an den Justizbeamten auf dem Fahrersitz.

Bitte, sagt der Graumelierte.

Kopf nach vorne, sagt Wolf.

Der Justizbeamte starrt ihn an.

Nach vorne, wiederholt Wolf.

Der Beamte hebt die Arme, als würde das irgendetwas ändern, seine zitternden Finger vor dem Grün der Bäume hinter den Scheiben. Die Angst färbt sein Uniformhemd dunkel, unter den Achseln und am Rücken. Die Kälte des nahenden Todes, die Pistole in Wolfs Hand. Der metallene Lauf, der sich hebt, die Mündung, die sich gegen seinen grau melierten Hinterkopf drückt.

Ein Schuss, das Zusammenzucken eines Körpers, fallende

Arme, der Aufprall eines toten Gesichtes auf dem Lenkrad. Danach: Stille.

Hätte ich Wolf damals erschossen, denkt Katja, dann würden diese beiden Männer noch leben.

»Okay«, sagt sie.

»Was meinst du damit?«, fragt Leah Levy.

»Weiß auch nicht«, sagt Katja. »Nur so.«

Sie wendet sich Dorfmüller zu, der ein paar Meter weiter auf der Straße steht. Er hat ihr den Rücken zugewandt, telefoniert.

»Danke, Leah«, sagt Katja.

»Ich beeil mich mit der Obduktion«, gibt Levy zurück.

Brauchst dich nicht zu beeilen, denkt Katja, ist ja längst alles klar.

Sie geht zu Dorfmüller, der sein Telefonat beendet hat und selbstvergessen auf das Display seines Handys starrt. »Mit wem hast du gesprochen?«, fragt sie.

Er blickt auf. »Die JVA in Straubing. Der Direktor sagt, dass er Rücksprache mit der Anstaltspsychologin genommen hat, bevor er Wolfs Ersuchen auf Freigang stattgegeben hat. Die Akte gab einen negativen Bescheid nicht her. Fünfzehn Jahre lang tadellose Führung. Dazu ein laufender Antrag auf vorzeitige Haftentlassung und ein Gutachten, das ihm eine positive Prognose bescheinigt hat. Und dann natürlich die besondere Härte der Situation. Die eigene Mutter stirbt nur einmal.«

»Jetzt ist nicht nur die Mutter tot«, erwidert Katja.

»Der Direktor wäscht seine Hände in Unschuld.«

»Sternzeichen Arschloch«, sagt Katja trocken. Und fügt düster hinzu: »Haben die toten Beamten Familien?«

»Haben sie«, erwidert Dorfmüller. »Beide verheiratet. Der Beamte auf dem Beifahrersitz heißt Robert Belling, neununddreißig, hat einen Sohn und eine Tochter, neun und zwölf. Der andere, Andreas Meissner, ist sechsundvierzig. Hat erst vor Kurzem zum zweiten Mal geheiratet. Eine Kollegin aus der

Justizverwaltung.« Er schaut sie an. Mit diesem ganz speziellen Dorfmüller-Blick. Eine Mischung aus Sorge und Mitleid. Er weiß nur das, was alle wissen: dass Katja Martin Wolf damals festgenommen hat und dass er wegen ihr jahrelang in Straubing gesessen hat, ein skrupelloser Gewalttäter, der einen Geldtransportfahrer erschossen hat, verurteilt zu lebenslanger Haft unter Feststellung der besonderen Schwere der Schuld.

Schau mich nicht so an, Rudi, denkt sie. Worauf er sofort den Blick senkt. Als hätte er ihre Gedanken gelesen. Er spürt immer, wenn er ihre Grenzen überschreitet.

Danke, denkt sie. Und zuckt erschrocken zusammen, weil sie für eine Sekunde das Gefühl hat, dass Martin Wolf hinter Dorfmüller steht und sie mit seinen schadhaften Zähnen voller Spott und Verachtung angrinst.

»Alles klar?«, fragt Dorfmüller.

Sie ignoriert die Frage. »In welcher Kirche in Großhartpenning fand die Beerdigung seiner Mutter statt?«

»Mariä Heimsuchung.«

»Passt ja super«, sagt Katja. »Hast du den Namen des Pfarrers?«

Dorfmüller nickt. »Er heißt Angermaier.«